U0350019

如何活过 100 岁

——减缓衰老速度,延长寿命周期的 198 种科学养生方式

亦 平◇著

中国出版集团　研究出版社

图书在版编目（CIP）数据

如何活过 100 岁 / 亦平著. -- 北京 : 研究出版社 , 2017.8
ISBN 978-7-5199-0057-1

Ⅰ . ①如… Ⅱ . ①亦… Ⅲ . ①长寿–保健–基本知识
Ⅳ . ①R161.7

中国版本图书馆 CIP 数据核字（2017）第 051556 号

如何活过 100 岁

出 品 人	赵卜慧
作　　者	亦　平著
责任编辑	寇颖丹
责任校对	张　琨
发行总监	黄绍兵
出版发行	研究出版社
地　　址	北京市东城区沙滩北街 2 号中研楼
邮政编码	100009
电　　话	010-63292534　63057714(发行部)
	63055259(总编室)
传　　真	010-63292534
网　　址	www.yanjiuchubanshe.com
电子邮箱	yjcbsfxb@126.com
印　　刷	北京柯蓝博泰印务有限公司
开　　本	710mm×1000mm　1/16
印　　张	23.75
版　　次	2017 年 8 月第 1 版　2017 年 8 月第 1 次印刷
书　　号	ISBN 978-7-5199-0057-1
定　　价	49.90 元

序

在人的一生中，职务也好，收入也好，地位也好，名誉也好，只有健康才是最为重要的。有些人刚过中年就把自己打拼成个小老头，有了钱，没了身体；有了理想，没了精力……因为之前他们可能不太在意健康问题，等他们身体上的"零件"出现问题，或许会豁然醒悟：有什么别有病，长寿的人才最有福气。年轻时用身体赚钱，老了用钱买身体，这样的买卖无论如何都是不划算的。

"生死有命，富贵在天"。这是很多中国人都信奉的一句话，为了改变命运、为了长寿，古代帝王尝尽了各种方法却收效甚微，那人的寿命到底是由什么决定的，人如何才可以活到100岁？这是一个涉及科学养生的现实问题。

养生，什么是养生？

两千多年前的《吕氏春秋》中有专门探讨养生问题的篇章，其中《尽数》篇中有这样一段话："长也者，非短而续之也，毕其数也。毕数之务，在乎去害。"就是说，长寿之道，并不是寿命本来短而硬要把它加长，只不过是让寿命达到它应达到的数儿。而要达到这应达到的数儿的办法，就是坚决去掉危害它的东西。"去害"，就是指去掉人的不良习惯、嗜好、情绪和行为。人要长寿，就必须与危害自己身心健康的心理和行为决裂。

有些人觉得：养生很深奥，只有行家才懂。所以，不管身体舒不舒服，好迷信于一些专家、学者、权威，最后好端端一个人成了药罐子、对方的病人与潜在客户。本来可以实现的长寿梦想，结果成了梦。其实，养生并不难，也不复杂，关键是要养成良好的生活习惯，并持之以恒。不是今天听这个专家吃红薯，明天听那个教授喝绿豆汤，后天跟风似的买一堆保健品。最后病没治，钱却没少花，还要生一顿闷气。

现在，人们的生活环境、经济条件都大为改善，稍加注重科学养生之道，活八九十岁也不算"古来稀"，年过百岁也不是天方夜谭。关键是你想不想活一百岁，要不要活一百岁，敢不敢活一百岁。只要深得养生精髓，把目标定在一百岁也不算出格。为什么？因为人的理论寿命要比这长得多。

科学研究证实，哺乳动物的理论寿命是它的生长周期的5-7倍，也就是说，它从出生到发育完全成熟这样一个过程叫作一个周期。那么，我们人从出生到25岁就全面进入了成熟时期，如果按5-7个生长周期推断，我们至少要活到125岁，甚至要活到175岁，所以人类理论上应该活到125-175岁。125岁的老人，现实中有吗？有，130岁的也有！所以，活到100岁只算一个小目标。

将来如何轻松活过100岁，做个惬意的老寿星呢？

《怎样活过100岁》从近百位长寿老人的饮食、运动、心态、环境等多角度进行分析，借鉴《本草纲目》等传统医学精髓，以及国内外较前沿的科学养生保健方法，梳理了百岁老人历经实践验证的养生之道，将其浓缩为简单实用的长寿秘籍。内容全面，方法实用，观点权威，科学性和实用性并存，是居家必备的养生保健全书。

无论你是朝气蓬勃的年轻人，还是退休在家，不论你身材傲人，还是臃肿老态，请记住：在健康之路上，人生永远没有太晚的开始。从今天开始，就让该书成为你贴心的养生博士，帮助你预防衰老、延年益寿吧。

目　录

第一篇　世界长寿地区

第二篇　居住环境与长寿

第三篇　起居与长寿

第四篇 食养与长寿

第五篇 饮食方式与长寿

第六篇 药物调养与长寿

第七篇 运动与长寿

第八篇 情志调养与长寿

第九篇 人际关系与长寿

第十篇 兴趣爱好与长寿

如何活过 100 岁

——减缓衰老速度,延长寿命周期的 198 种科学养生方式

第一篇

世界长寿地区

挪威：全世界寿星最多的国家

北欧的挪威，是全世界寿星最多的国家。在这里，你随便问一位寿星级的挪威老人，长寿的秘诀是什么？他多半会告诉你："人类与自然是分不开的，大自然造福人类，人更要走近大自然，这样才会健康、快乐。生命在于运动，生活无忧无虑。四百万快乐的挪威人之所以长寿，那是他们懂得生活、热爱生活、珍惜生命！"

在挪威，人们不但长寿，而且十分健壮，七八十岁的老人行走如风，在车水马龙的街道上骑自行车，自己动手铲雪、料理花园、装修房子，还有人自己盖车库。生活中，出门打扮得最漂亮的都是老人，因为他们不上班，有充分的时间装扮。

有人说："挪威人是带着雪橇出生的。"这话一点不假，挪威人酷爱冰上运动，像滑雪、溜冰，冬奥运的世界冠军不少都是挪威人。

挪威人十分崇尚自然。夏天周末的海滩上，到处是男女老少享受日光浴，因为这里的阳光很宝贵。挪威的假期是夏季三周，冬季一周。在假日里，人们纷纷离开城市到别墅去度假。别墅一般都是建在离城市远远的海边或深山老林中，他们用煤油灯照明，用煤气做饭，从井里打水吃。有的屋里甚至没有抽水马桶。别墅的主人到林中摘野果子，自制果酱，去采蘑菇或者钓鱼，充分享受和自然在一起的乐趣。

挪威人吃的食物比较简单，他们爱吃粗粮面包、吃生蔬菜、吃苹果。饮食讲究的是营养，而不是味道。挪威人特别重视教育下一代爱惜粮食，不要浪费。在第二次世界大战期间，挪威人深受战乱之苦，过着饥寒交迫、饥肠辘辘的日子。这使人们养成了爱惜粮食的习惯。即使是不新鲜的面包，他们也要拿去喂鸟。挪威人平时特别喜欢穿纯棉的衣服，只有在宴会、社交等一些重要场合，才会穿上比较考究的礼服。

挪威全国的森林面积占其国土总面积的27%。处处是云杉、柳树、白桦、松树，四季常青。挪威人喜欢以步代车，尤其是每周六和周日，男女老少一家家地到森林里散步。每个森林的入口处，都有一块指路牌，告诉人们路线。林子里的树干被人们用不同颜色的油漆做上了标记，并注明哪种颜色是到哪条路去的，使徒步者不会迷失方向。林中深处往往设有咖啡馆，让走累了的人们吃点东西、歇歇脚。森林里还有垃圾桶，让人们把废物扔进里面，没有垃圾箱的地方，经过的人也会自觉地把垃圾带回来。一些带狗的人，都带有黑色的垃圾小袋，那是专门用来捡拾狗粪的，虽然在挪威养狗是件很普遍的事，路面上却十分干净。挪威的生态环境保护得非常好。

还有一点很重要，那就是由于社会稳定，福利待遇高，人们没有太多的生活压力，所以，他们不像中国人那么节省，个人财富的积累简直少得可怜，许多人连房子都是租的，但他们始终能有一种好的心态——今日有钱今日乐。

意大利撒丁岛:拥有百岁老人最多的地方

意大利撒丁岛是个闻名于世的长寿岛。据统计，撒丁岛是目前世界上拥有百岁老人最多的地方。研究人员发现撒丁岛之所以闻名于世，不仅因为它拥有迷人的罗马时代的尼普顿海神洞、海牛洞及公元前1-2世纪的石雕、"马基"植物群落，还有奥尔比亚与其北边阿兰奇湾城之间长达80千米的海岸线，构成一条娇翠欲滴的"绿宝石海岸"。这里远离尘嚣，独居清幽日照充足，雨量充润；四季如春，气候宜人；林木青翠，野花芬芳；水质清纯，资源富饶；盛产谷物，丰盈果蔬。所以，这里成为童话境界的"世外桃源"。

美国《时代周刊》曾撰文《撒丁岛人长寿的秘密》，介绍了撒丁岛居民长寿的原因，其中最主要的特点是，那里的老人一直都能保持轻松快乐的心情。他们很少为琐事干扰，从不让后辈操心。除此之外，"靠水吃水"也是其饮食一大特点。

这里一年有9个月都沐浴在和煦的阳光下，蒂尔索河与弗卢门多萨河两大水系，润泽了岛上的沃土。生活在这里的人习惯吃当地种植的蔬菜和水果，而且一般都是生吃。这里因为天然生产季节长达9个月，温差很小，蔬菜营养价值一直保持较高水平。如番茄、黄瓜、茄子、芹菜、青椒、菠菜等，各种营养成分都明显高于世界其他地区蔬菜的5~8倍；且没有人的污染成分。

人们一日三餐，几乎都喜欢食用近海里的金枪鱼、沙丁鱼和龙虾等。它们除肉质柔嫩、口味鲜美、易为人体消化吸收外，蛋白质含量比猪肉、鸡肉、牛肉高1~3倍；而胆固醇含量却比这些肉低7~14倍，对预防心脑血管疾病有极好的功效；所含DHA(是一种不饱和脂肪酸)，能提高肝脏解毒功能，预防并消除脂肪肝；再有是牛黄酸，可以降血压及血清胆固醇、防止出现动脉硬化。此外，更含有大量的硒，有益于促进男性性功能，以及益智健脑，延缓机能衰老。当然，也富含多种维生素和铁、钾、钙等，同时提供充足的碘，防止甲状腺功能低下。还有就是新鲜的牛、绵羊、红鹿肉类。

日本冲绳岛："长寿的世界纪录之岛"

日本冲绳岛的大宜味村人，多年来靠吃赢得长寿。冲绳岛被人誉称"长寿的世界纪录之岛"，大宜味村又是举世闻名的长寿村，2004年调查村里的3500

名土著居民中 65 岁以上者 930 人，占总人口的 26.5%；85 岁以上者 150 人，占总人口的 4.2%；90 岁以上者 46 人，占总人口的 1.3%，高龄老人和长寿老人比率之高，堪称世界之最。联合国有报告称，日本人的平均寿命已居世界首位，而大宜味村人的平均寿命又居日本前列，尤其是女性平均寿命已高达 86.1 岁。大宜味村人高寿的原因很多，但其中最重要的一点就是"科学的饮食结构"。

1.荤素搭配。大宜味村人很讲究饮食上的荤素搭配，他们对荤食非但不偏废，而且十分重视对各种肉鱼类食品的适量摄取。植物性食物中几乎没有胆固醇，但是植物性食物中缺少多种不饱和脂肪酸，这些成分大量存在于鱼类中，鱼肝油就具有抗抑郁的功能。冲绳人是吃鱼能手，如金枪鱼、沙丁鱼、鲱鱼、鲭鱼，在一周内至少吃 1~2 次鱼，所含 ω-3 不饱和脂肪酸是天然营养素，老年人就不会出现抑郁症状。肉类含有酪氨酸氨基酸，它能合成甲肾上腺素和多法明，这些成分有益于保持神经系统的活力，并维持控制兴奋和抑制植物神经系统的动态平衡。

2.多食蔬菜。当地的土壤含矿物质最丰富，所以蔬菜中维生素、无机盐和有机酸的含量很高，还含有粗纤维和纤维素，既能满足人体的多种营养需要，又能促进食物的消化吸收，还利于润肠通便。蔬菜又是碱性食品，能与谷物和肉类等酸性食品相中和，以保持人体血液酸碱性平衡。除甘薯、卷心菜、胡萝卜、白萝卜之外，还有一种味苦的"格芽"菜，营养极好；具有地方特色的"格芽禅普如"混合菜，有壮阳功效，是男性爱吃的菜品。

3.多食水果。大宜味村人常吃新鲜而不受污染的水果，有益于人体健康。水果含有不同数量的蛋白质、脂肪、碳水化合物、多种维生素、胡萝卜素以及钙、镁、磷、铁、锌等。这些营养成分既可以提供热源且又防止肥胖；促合肌肤柔嫩，增强大脑记忆，保持思维敏捷。

巴基斯坦罕萨：六七十岁不算老

1933 年，英国作家詹姆斯·希尔顿来到巴基斯坦的罕萨山谷，在领略了当地的风土人情后，他写出了闻名世界的《失落的地平线》。在书里，他把罕萨称为"香格里拉"。

罕萨山谷距离我国的新疆仅 30 多千米，4.5 万罕萨人世代过着"日出而作，日入而息"的农耕生活。据记者了解，在罕萨，当地人几乎从不患病，六七十岁根本不叫老人，八九十岁仍可在地里劳作，健康地活过一百岁在这里并不算什么稀罕事。

为了解开罕萨人的长寿之谜，英国医生罗伯特·麦卡森进行了实地考查，发现了罕萨人长寿的秘诀。

一是饮食：罕萨人喜欢吃粗制面粉、奶制品、水果、青菜、薯类、芝麻等。他们还喜欢适量饮用一种由葡萄、桑葚和杏制成的烈酒"罕萨之水"。

二是得天独厚的自然条件：罕萨山谷附近有许多冰川、河流，这些水体中含有丰富的矿物质，常年饮用有利于人体健康。罕萨人在种庄稼时也用这种水进行灌溉，从来不施农药，种出来的瓜果蔬菜特别有营养。

三是生活习惯：罕萨人多以务农为生，古朴的生活习惯使他们远离了现代社会的恶性竞争，又为自己的长寿增加了一块砝码。

厄瓜多尔比尔卡班巴："神圣的山谷"

在厄瓜多尔南部的洛哈省有一个远近闻名的长寿谷比尔卡班巴，由于这里的居民中长寿者比比皆是，它已被国际自然医学会列为世界四大长寿区之一。

"比尔卡班巴"在印第安民族语言中意为"神圣的山谷"，也有土著人称它为"青春谷"，现在更多的人称它为"长寿谷"。这是因为居住在山谷的居民中，长寿者所占比例出奇的高。比尔卡班巴是个只有2000人的小镇，加上四周山坡上的居民，总数不过5000人，但曾经的一项统计却令医学界感到吃惊，他们当中生于19世纪的竟有39人之多，其中超过百岁的10人。

比尔卡班巴人的长寿奇迹引起科学家的注意，不少美国、德国、日本等国的科学家纷纷寻访此地，以极大兴趣研究当地自然环境、人们的生活方式，探索长寿之谜。科学家多次考察后认为，长寿谷的人之所以长寿，和他们生活的自然环境、适宜的气候、饮食起居、劳动习惯及平静的生活有关。

比尔卡班巴虽靠近赤道，但位于安第斯山区，海拔在1500米至2000米之间，年平均气温20.1℃，气候比较干燥。长寿谷很像中国人所说的"世外桃源"，蔚蓝色的天空，新鲜的空气，没有现代化城镇里嘈杂的声音，没有环境污染现象。这里的人们和睦相处，过着与世无争的生活。这里没有犯罪记录，人们无忧无虑，宁静安详。

在饮食方面，比尔卡班巴居民主要食用由玉米、木薯和用木薯粉做成的饼，还有木瓜。他们还喜欢用胡椒粉、薄荷叶和橘子叶放在水里一起煮，闻其散发出来的香味。居民用砂锅做饭，很少使用铝锅。他们的食物中也有鸡鸭鱼肉和荤油，但食用得不多。比尔卡班巴人平均每天只消耗1700卡（1卡=4.19焦）热量。低耗热而又能保证正常活动所需热能，是他们独特的养生之道。

外高加索：百岁老人还选美

2000年的时候，格鲁吉亚举行了一场别开生面的高龄选美大赛。参赛者除了需要具备形体等通常要求的条件外，其年龄都不得低于90岁。虽然要求苛刻，但报名者却十分踊跃，最终有14位90岁以上的老人进入了决赛，男女各占一半，其中年龄最大的已106岁。比赛中，这些老寿星不仅要向观众展示自己的形体，而且还要表现其肌肉力量、身体的协调性以及表演才能。

一位刚刚度过100岁生日的退休医生当场将两个12千克重的哑铃连续举了10次，这一举重表演成为本届选美赛中最火爆的场面，赢得了阵阵掌声。另外，此次选美大赛没有设冠军，而是重在参与。每位参赛者的奖品也都是一样的——价值25美元左右的奖金和一些食品、药品。

像这种百岁老人选美比赛，或许只有在外高加索这样的长寿乡才会发生。据统计，格鲁吉亚500多万人口中百岁寿星达2000多人，90岁以上的超过2万。

外高加索人的乐观生活态度是他们长寿的主要原因之一。在当地的一些婚礼上，经常会出现八九十岁的长者和年轻人一起又唱又跳的场景。如果他们自己不说，人们都猜不出他们的真实年龄。除了乐观的心态，当地人的饮食也很讲究。在格鲁吉亚的长寿乡阿巴哈吉亚，当地居民每天都吃用玉米面做的面包和粥。这里的人每天至少喝两杯牛奶，三四杯酸奶，喝时还要放葱、芹菜等。此外，当地人还常吃菠菜、豆角、韭菜、白菜、洋葱、红辣椒以及当地产的无花果，不吃香肠、熏肉或火腿，很少吃蛋糕、土豆、动物油脂和糖果。他们不喝咖啡，主要喝当地产的"格鲁吉亚茶"。

中国钟祥：全国驰名的长寿之乡

湖北省钟祥市是中国六大长寿地区之一，其他长寿地区为广西巴马、四川乐山、辽宁辽阳兴隆村、新疆克拉玛依和江苏如皋。据中国第五次人口普查资料显示，钟祥市人均预期寿命为 75.88 岁，高于中国平均水平 4.48 岁，比世界平均水平高 9.88 岁。总人口 103 万的钟祥，百岁以上的有 48 人，90 岁以上的 766 人，80 岁以上的过万人。

钟祥长寿研究会对 48 名百岁老人进行的分析表明，百岁老人的长寿与四大因素密切相关。

一是良好的地理环境因素。钟祥位于湖北省中部，汉江中游，江汉平原北端，属亚热带季风性气候，年平均气温 15.9℃，年降雨量 1000 毫米左右，无霜期 264 天。其境内有林地 202 万亩，水域 74 万亩，草场 190 多万亩。淡水资源总量 510.42 亿立方米，有长寿河、利河等 10 余条水系，大中型水库和小型湖泊星罗棋布，富含锶、钼、钾等微量元素的矿泉水分布于三分之一的乡镇。

二是由于当地崇尚的人文习俗。钟祥素有尊老爱幼的传统，钟祥人崇尚的长幼有序、家庭和睦、祖孙同堂的风尚和习俗，为长寿创造了良好的人文环境。绝大多数老人对晚年生活较为满意，心境较好。再就是，晚辈的孝敬也是老人得以健康长寿的重要原因，很少有老人独居，多数与儿子、女儿，或是养子养女、孙子、孙女共同生活，有的甚至是四世同堂或五世同堂。

三是老人大都闲不住，喜欢劳动。如洋梓镇蒋滩村 102 岁的陈秀英老人整天不停地干活，早上天一亮就起床，先将屋里屋外打扫干净，然后为退休后开河沙场的儿子媳妇做早餐，闲下来就侍弄菜园子、喂鸡，或者把捡到的柴火整齐堆好，晚上协助儿子媳妇做饭，收拾好厨房，天一黑就睡觉。老人精神很好，每餐能吃 4 两以上米饭，中午从不午休，隔三岔五就要走 1~2 千米路程到集市上买些日用品和探望已 76 岁的女儿，而且从不拄拐杖。

四是特殊的饮食习惯。48 位百岁老人均出身渔户和农家，他们的饮食爱好有很多共同特点。一是正餐饭量大。他们绝大多数坚持一日三餐，主食以米饭为主，有 6 人喜爱面食、4 人以稀饭为主，对于菜类不挑食，荤素皆可，只有 3 人一生素食，1 人不食猪肉和禽蛋。但不论口味习惯如何，他们主食进食量都较大，一餐大都在 3 两至半斤之间，即使是 3 位长年卧床的百岁老人也是如此。二是半数有饮酒史。48 位长寿老人中，有 24 位有多年的饮酒史，占 50%。4 位男寿星从青壮年开始至今一直饮酒，但据亲属反映，这些饮酒的老人都有很好的自制力，从不过量饮用，也没有发现不良反应。三是都爱食用豆制品，特别是豆腐。

中国长寿村：与外隔绝的小山村

谁也不会想到，当人类进入 21 世纪的今天，在我国河北省境内的太行山深处，还有一个曾经与外隔绝的小山村。全村人口不足 100，乡间多有鹤发童颜的老人，或牵牛扛犁，或挑担背篓，皆喜洋洋也。该村人均寿命 85 岁，已故老人中百岁以上的有三位。据说寿命最长的达 130 多岁，但现在无法考证。

长寿村地处太行山深处，青山环抱，绿树遮荫，气候宜人，空气清新，方圆百里以内看不见冒烟的大烟囱。问及村民长寿原因，朴实的村民皆笑说："俺村风水好"。其实这风水，不是风水先生所讲的风水，恰是未遭污染的自然风水。山里人身在其境感受不深，而山外人一进山口，就会明显感到呼吸着那沁人心脾的空气如饮甘泉。

长寿村位于摩天岭群峰环抱之中，海拔 1100 多米。四面环山挡住了冷热气流的袭击，据武安市有关气象资料记载：这里夏季最高气温仅在 27℃-28℃，夏天中午睡觉还要盖被子，因此蚊蝇极少，病菌不易滋生。再加上周边山坡上万亩的原始次生林植被覆盖，使空气常年湿润，含氧量极高。长寿村村民种植的谷子、玉米以及土豆、茄子等全施农家肥，没有化肥、农药的污染，连黄瓜瓢都泛着绿色。

长寿村的山坡上灌木丛生，有党参、丹参、黄芪、柴胡、益母草、黄精、何首乌等 200 多种野生中草药。山里人有个头疼脑热，拽一把柴胡或山豆根什么的回去熬熬，喝了马上见好，这些全是老祖宗口传下来的偏方验方。

再加上山大坡广，野菜、野草、野果，足以同自然灾害抗衡，因此长寿村的村民即使历经"天灾人祸"，也是无恙长寿。

可见，生活环境与长寿有着密切的关系，葱郁的草木，良好的气候，清新的空气，充足的氧气，无污染的水源，向阳通风的居所都是长寿因素。天气寒冷虽不是长寿的自然因素，但长寿人群多出现在山里，是因为那里更符合自然规律，如俄罗斯的高加索地区，我国的广西巴马山区和巴基斯坦的罕萨地区等。长寿村这一得天独厚的自然风水成为长寿村人的长寿秘诀之一。

中国新疆：百岁长寿老人数居全国之冠

我国的新疆是国际自然医学会确认的世界五大长寿地区之一。从新疆的百岁老人地区分布看，南疆多于北疆，农牧区多于城市；从民族构成看，少数民族占绝大多数；从性别构成看，男性比女性多。为什么会出现这种情况，主要原因有以下几点。

1.要健康长寿，就必须乐观。

"乐观者长寿"，这句话很有道理。新疆百岁以上的老人，普遍具有乐观精神。他们性情温和，待人宽厚，睦邻相处，很少与邻居闹纠纷；他们心平气和，不生气，不动怒，不喜欢与人发生冲突，有的一生从不与人争吵；他们性格开朗，爱说爱笑，很少忧虑。有的百岁老人青壮年时就喜欢唱歌、跳舞，到现在仍喜欢听音乐；他们心胸开阔、遇事不慌、不急、不发愁、不后悔、想得远、想得通，能提得起，也能放得下，用他们子孙后代的话来说："天塌下来也不急"。

2.足够的营养、适量的饮食，是保证长寿的物质基础。

生活有规律，饮食嗜好能节制，有益于健康长寿，饮食是人体物质代谢的基础，要使身体内各种机能保持正常，就必须有足够的营养供应。研究认为，促进长生不老的特殊饮食是没有的，缺乏丰富营养的粗茶淡饭，是不能保证健康长寿的。

从新疆百岁老人的饮食情况看，由于地区不同和民族不同而有所不同。他们靠山吃山，靠水吃水，收什么就吃什么。农业区以粮为主，以肉食、奶茶和蔬菜瓜果为辅；牧区以肉食物、奶茶为主，以粮为辅，很少吃蔬菜和瓜果。虽然新疆少数民族的食品结构比较单一，但却有着丰富的营养。百岁老人都能做到饮食适量，既不偏食，也不暴饮暴食。由此可见，要健康长寿，在饮食方面，不在于食品结构的多样或单一，也不在于吃肉还是吃素，而在于有没有足够的营养和饮食是否适量。

3.长期坚持劳动和体育锻炼，可以促进健康长寿。

新疆百岁老人中，终身从事体力劳动的占98.05%。他们普遍从青年起就参加体力劳动，老年以后仍然坚持运动。如经常散步或做一些力所能及的家务劳动，所以在百岁之后，大多数身体仍然健康，生活可以自理，例如，102岁的维吾尔族老人毛拉提·帕里塔，年轻时当过小商贩，到处走动，后来一直务农种瓜，现在虽年已过百，健康状况仍然良好，还可以做买卖（卖瓜）。102岁的维吾尔族老人牙热合·吉买提，12岁开始到90岁，一直从事体力劳动，给别人种地、放牛、放羊，现在除了视力稍差、牙齿缺3颗外，饮食正常，行动方便，经常进行较远距离的散步，还能做一些轻微的家务劳动。

4.美好的自然环境，为健康长寿创造了良好的条件。

从新疆百岁老人分布情况看，居住农村、山区和牧区的829人，占百岁老人总数的95.84%；居住城市的36人，占百岁老人总数的4.16%，其中1/3还是晚年从农牧区迁居城市的。新疆全境以天山山地为中轴，分为南疆和北疆两个自然条件有着明显差别的地区。自然地理环境南疆优于北疆，从百岁老人地区分布情况看，南疆共 753 人，占百岁老人总数的 87.1%；北疆共 112 人，占百岁老人总数的 12.9%。

综上所述，人的长寿水平是和居住环境密切相关的。近年来，素有"长寿之乡"美称的新疆，挖掘维吾尔族医学古方，利用新疆地产名贵中药材，开发养生长寿产品，受到人们欢迎。

中国三亚：联合国公认的最适合人类居住的城市

海南三亚是全国著名的长寿之乡，百岁老人成群，它是联合国公认的最适合人类居住的城市。三亚不仅是集阳光、海水、沙滩、气候、森林、动物、温泉、岩洞、风情、田园十大旅游资源的生态示范城，更有着全中国独一无二的空气质量和环境质量。

"福如东海，寿比南山"，南山位于三亚市西南 40 千米处，又称"鳌山"，因其形似巨鳌而得名。南山是座吉祥的山，很久以来在老百姓的心目中就与长寿密切相关，是真正意义上的寿山。我国第三次、第四次人口普查结果显示：海南的人口平均寿命最高，而三亚市的人口平均寿命为海南之首，南山又为三亚之最，是实实在在的长寿之乡。

南山为何多寿星？现在公认的长寿因素主要有四点：基因遗传、地理气候、生活环境、饮食习惯和社会背景。

专家认为，南山村寿星多，最基本的原因就是这里得天独厚的气候与宁静优美的自然环境，为老人延年益寿提供了可能。此外，生命不息，劳作不止，劳动成了这些南山寿星们健康长寿的一剂良方。这里基本上保留了历史遗留下来的耕作方式，很少采用农业机械。长期的体力劳动，锻炼了健康的体魄和艰苦朴素的生活观念。老人们虽高龄仍参加力所能及的劳动，生活自理。除了个别卧养在床的，几乎所有的老人都在做自己力所能及的事。

　　清心寡欲，生活习惯顺其自然，不做过多改变，这也是南山寿星们长寿的秘诀之一。黎族人民的食品以自家种植的农产品为主。自然方式的耕种，使用的都是农家肥料，生产出来的稻谷和蔬菜，就是我们现在常说的无公害食品。长期食用这样的食品，对他们的健康起到很大的保障作用。而且老人们生活都非常简朴，粗茶淡饭，吃饱足矣。他们喜欢住旧房茅屋，独自养生，不随意变更生活习惯。有些老人一辈子滴酒不沾，有的则喜欢喝酒，到现在仍能喝半斤左右，个别老人既喝酒又嗜烟，身体仍然健康，对于他们的这些习惯，他们从来不刻意为了长寿而去改变过。在调查中发现，几乎每个有长寿老人的家庭，都能和睦相处，许多都是四世同堂，甚至五世同堂，并一直保持着家族式的生活方式。这大概也是老人们长寿的原因。

中国如皋：长寿养生福地

　　江苏省如皋市地处长江下游的东部沿海，是世界著名的长寿养生福地之一。据世界有关组织统计，全球目前有百岁老人21万多人，预计至2050年这一数字将达到320万人。联合国确定的长寿地区标准是每百万人口中应有75位百岁老人，目前，江苏省如皋市140多万人口中百岁老人近200位，远远超过了联合国标准，其比例已达到世界发达国家的水平，已被列为世界长寿之乡。

　　早在2000年年初，如皋就获得了"长寿之乡"的称号。联合国卫生组织等研究机构曾纷纷派员赴如皋探访。国内许多著名老龄问题专家对如皋市长寿现象也极度重视。中国老年学会就把"21世纪长寿论坛"摆到了如皋，中国工程院院士王士雯等大批国内顶尖级老龄问题专家云集如皋市，共同探究"如皋长寿现象"的生成因素。

研究发现。长寿秘诀和气候有着密不可分的关系。如皋常年平均气温14.7℃。最冷的一月份平均气温也有2.1℃，最热的7月份平均温度仅27.1℃；40年中日最低温度低于–10℃的只有7天。大于35℃的高温日数平均每年仅5.4天。由此可见，如皋的气温适中，有利于肌体生理机能的提高。

空气湿度是气候环境好坏的综合性指标，它是风、日照、雨水的综合反映。北方湿度小，温度低而不觉冷，气温高而不觉热；南方湿度大，温度低则感阴冷潮湿，气温高则感闷热烦躁。如皋常年平均相对湿度为80%，较为宜人。湿润的气候使人们心情开朗，精力充沛，健康美丽。

如皋属北亚热带湿润气候区，气温适中，雨水充沛。日照充足，无霜期较长。常年日照时数2016.4小时，日照百分率达45%，比湖北的百岁老人聚居地还高；如皋全年盛行东南风和东风，年均风速3.1米/秒，7级以上的大风日数年均7.9天。40年来，仅出现2天沙尘暴，8个雹日，影响本市的台风、寒潮平均每年还不到两次。

如皋的气候条件优越，那么经济水平接近，水土相似，气候相同的泰兴、海安或如东，为什么没有成为长寿地区呢？

除了环境、气候这些外在的原因，生活、饮食习惯也是一个重要原因。在生活习惯方面，长寿的人中：经常吸烟的仅占13%，从不吸烟的占77%，已经戒烟的占10%；经常喝酒或偶尔喝酒的占66.2%，其中喝地产黄酒、自制米酒等低度酒的占饮酒者的67%。在饮食习惯方面，大多数老人吃菜荤素兼有，以素为主78%的百岁老人以喝白开水为主，主要喝淡茶的占10%，喝浓茶的仅占7%。89%的百岁老人吃饭不挑食，74%的老人一生早晚吃粥，中饭才吃干饭。平时，如皋百岁老人吃粥的主要用料是粳米、玉米面、大麦糁等，按中医观点，它们具有健脾养胃的特殊功效，在维护健康方面起着重要作用。

如皋素有"花木盆景之都"的美称，"如派盆景"是中国盆景艺术七大流派之一。专家认为，如皋农村盛行搞花木制品是如皋老人能够健康长寿的重要因素之一。长寿与社会环境有很大联系，侍弄花木不但对个人健康有好处，还能陶冶个人情操，进而改善社会风气。如皋"长寿之乡"和"花木盆景之都"这两个特色之间，一定存在必然联系。

中国彭山县：彭祖家乡寿星多

近年来，被誉为我国"长寿之乡"的四川省眉山市彭山区新增了不少百岁老人，有趣的是，新增的寿星大多来自"全国百颗星乡镇"之一的青龙镇。彭山县自1989年建立百岁寿星档案以来，已建立档案很多份，其中包括参加过长征的老红军丁世雄，全县首对姐妹寿星王秦氏、秦素民等。

彭祖，姓篯名铿，典籍记载和民间传言都说他活了800多岁，总结出了一套长寿的秘诀，从而形成了彭山悠久的长寿养生文化，是一位功高日月的长寿专家和实践家。传说彭祖一生自尧时起，历夏至商，曾为商贤大夫。他系统地研究了人和自然的关系，饮食和健康的关系，他所创立的导引术、膳食术、房中术、炼丹术，是中华民族长寿文化的瑰宝，润泽了后世千秋。

彭祖山是中华长寿养生文化的发祥地，原名仙女山，古称彭亡山、彭女山。因彭祖及其女儿在此生息，修炼成仙而得名，它海拔608米，垂直高差105米。彭祖山也是彭祖晚年定居和死后安葬的地方。眺望彭祖山，一脉自谷底微微隆起，蜿蜒直上，最后隆成一座高大的山峦，便戛然而止。高高的山峦之下，又一脉山埂微微隆起，渐隆渐高渐大，与上升之上脉互为环抱，蜿蜒而下，最后隆成一座硕大的山丘，又戛然而止，刚好与上升之脉微微隆起的地气旋激，仿佛是两山相抱互为旋转带动天地阴阳之气所致。这就是一代长寿宗师要选择彭祖山作为晚年定居地方的原因。原来，彭祖山是一处天然太极地，彭祖老人可谓慧眼独具。

彭山被誉为"长寿之乡"，不仅因为有活到了800多岁的彭祖，据统计，彭山百岁以上老人的比例高于全国其他地区17倍，可见"长寿之乡"名不虚传。彭山人之所以长寿，得益于良好的自然环境。彭祖山是一个充满灵气的地方，满目苍翠，空气清新，漫步其间给人以心旷神怡的感觉。到了景色秀美的仙女山，更是让人如入仙境。据说，这里就是当年彭祖练功修行的地方，在这样清新的环境中，放松曾经浮躁的心，来一个深呼吸，山间草木的芳香立即沁人心脾。在山上彭祖墓的四周，修建有天圆地方64柱格局的采气场，有兴趣的话，不妨去试试，体会彭祖当年采气练功的情景，说不定就能领悟出什么养生秘诀来。

　　除了自然的环境，彭祖长生的秘密，还在于对膳食的选择，所以到了彭山，一定要尝尝当地特色的长寿宴，"长寿漂汤"等菜品可是这里独有的。

中国巴马："世界长寿之乡·中国人瑞圣地"

　　巴马瑶族自治县位于广西盆地和云贵高原的斜坡地带。在这里，90岁和100岁以上的老人分别由第三次人口普查的242和44人，上升到第四次人口普查的291和66人，到第五次人口普查时，已经增加到531和74人，有3位老寿星达到了110岁以上，是五大长寿乡中唯一长寿老人不断增多的地方。

　　巴马人长寿，首先得益于大自然良好环境的赐予。巴马属于亚热带气候，空气清新，每立方米负氧离子的含量高达2000~5000个，最高可达到两万个，被称为"天然氧吧"。

　　喜欢劳动、饮食习惯良好、生活有规律，这也是巴马寿星多的重要因素。甲篆乡百马村坡纳屯寿星黄布铁。老人已经104岁了，但每天不是去摘猪菜，就是下地干活，还做家务。他每天吃两顿，每餐吃两碗饭。老人每天早睡早起，耳不聋、眼不花，一头黑发。他常说："每天不出去活动一下，吃饭就不香，晚上睡不好觉。"要不是亲眼看到他麻利地摘猪菜，我们真不敢相信他的话。

巴马人长寿还和饮食有关。他们经常吃火麻、玉米、茶油、酸梅、南瓜、竹笋、白薯等天然食品。玉米、白薯等含有丰富的微量元素，火麻制成的油和汤含有大量的不饱和低脂肪酸。国际自然医学会会长森下敬一对巴马进行调查后认为，不饱和低脂肪酸和微量元素的摄入正是巴马人长寿的关键所在。

除了以上几点，乐观也是巴马长寿老人的另一个突出特点。在平安村平寒屯，我们遇到106岁的黄妈能时，她还背着小孙子。黄妈能耳聪目明，一边说话一边发出爽朗的笑声。她告诉我们，她现在五代同堂，还能记起年轻时唱的山歌。

第二篇

居住环境与长寿

赵云芝：环境幽静得犹如世外桃源一样

中医经典古籍《黄帝内经》指出："人与天地相参也，与日月相应也。"人生活于天地之间，时空之内，形神机能活动不可避免地受到自然环境和社会环境的影响，科学养生必须置人于环境之中，加以重视，给以考量。季节更替、昼夜变化、地域高下、水质土矿、植被绿化、家居摆设，乃至于社会地位、生活境遇、人际事宜等均可影响身心健康，适之则有利养生，逆之则有害健康，切请慎调为要。

在河北省唐山市遵化市小厂向北部的古长城脚下，有个群山环抱的小山村——野鸡峪，生活着一位老寿星。她叫赵云芝，生于1900年。虽说已逾百岁之龄，但背不驼，腰不弯，眼不花，面色红润，神志清楚，语言表达清晰，额头上的皱纹也不多，脚步稳健，只是耳朵有点背。尤其是如今已有将近一半的白发变成了青丝，真是有点返老还童了。

赵云芝老人自幼就生活在古长城脚下的深山老峪，四面环山，交通不便，环境幽静得犹如世外桃源一样。这里空气清新，几乎没有受到现代工业产品的污染。长期生活在这样的环境里对身心健康都有好处。这里不但自然环境优美，人文环境也很好。山民们性格朴实，人与人和谐相处，乡里之间互敬互爱，尊老爱幼，使得老人生活得无忧无虑。本来赵云芝老人在她40多岁时就死了老伴，自己拉扯着一儿一女，依靠土里刨食，生活非常艰难。可是在这个小山村里在乡里的协助下，终于把两个儿女拉扯大。如今她家是四世同堂，儿孙孝顺，日子过得非常幸福。

健康是长寿的先决条件，每个人的健康状况在很大程度上又依赖于他所生活的环境。

环境包括地理环境、气候环境、社会环境和每个人居住的小环境。在环境中，有许多因素每时每刻地作用于人的机体。这些因素，可概括为物理的、化学的和生物学的，不仅错综复杂，且处于经常不断的变化之中，人体借助机体内在调节和控制机制，与各种环境因素保持着相对平衡，表现出机体对环境的适应能力，但是人们的这种适应能力是有限的，当有害的环境长期作用于人体，或者超过一定限度，就要危害健康，引起疾病，甚至造成死亡。

环境因素自古以来就非常受到人们重视，如《黄帝内经》里就有明确的记载："一州之气，生化寿夭不同，其故何也？岐伯曰：高下之理，地势使然，崇高则阴气治之，污下则阳气治之。阳胜者先天，阴胜者后天，此地理之常，生化之道也……高者其气寿，下者其气夭，地之小大异也，小者小异，大者大异。"非常清楚地指出了：若是居住在空气清新、气候寒冷的高山地区的人多长寿，居住在空气污浊、气候炎热的低洼地区的人多短寿。可见，居住地方的水土、气候环境对人体的健康长寿是非常重要的。现代研究认为，海拔 1500~2000 米之间的山区，阴离子密集，确实是长寿的地理环境。根据我国第三次人口普查统计，百岁以上老人有 3700 多人。这些长寿者大都生活在森林多的山庄和少数民族地区。

不但自然环境与人们的健康息息相关，社会环境同样和人们的身体状况紧密关联。如《黄帝内经》里就指出："凡欲诊病者，必问饮食居处，暴乐暴苦，始乐始苦，皆伤精气，精气竭绝，形体毁沮。"非常明确地阐明了诊治疾病要注意社会心理因素的影响。

1848 年法国人儒勒·盖林第一次把"社会"这个词同医学问题联系起来，提出了"社会医学"新概念。1848 年，在法国大革命的影响下，德国人诺尔曼指出："医学科学的核心是社会科学。"19 世纪以来，两次世界大战期间暴露出社会因素对健康的影响较为突出，社会医学在发达国家为医学界广泛接受。

第二次世界大战后，工农业生产的发展及与之相适应的科学技术的迅猛发展，随之而来的各种社会因素对健康的影响，比以往任何时候都更为突出。社会向医学提出了许许多多新课题：环境污染造成生态平衡破坏所带来的"公害病"；现代工业、农业及交通运输业所带来的意外伤残人的增多；人口老化以及社会现代化所引起的疾病谱的变化，等等。

总之，由于人具有生物属性和社会属性，就必须重视社会环境因素对人群健康和疾病的影响。

综上所述，不难看出，环境是一个极其复杂、辩证的自然综合体，一切生物都要适应环境而生存，人类不但要适应环境，而且还要利用、支配和改造环境。

宋玉喜：空气清新无污染

《泰晤士报》曾报道说："一项最新研究结果显示，呼吸城市的污染空气、被动吸烟等带来的日常危害，比原子弹爆炸带来的辐射微尘对身体的潜在危害还要大。"

在辽宁省辽阳县吉洞峪满族乡兴隆沟村曾有 7 位超百岁老寿星，这里仅介绍其中的一位，他叫宋玉喜，1892 年生人。宋老寿星五世同堂，家丁兴旺。晚年，老寿星身体结实，面色红润，满头银发，精神矍铄，记忆力很好。他长寿的原因之一是一生勤劳，再就是所居的自然环境美好，没受任何污染。

兴隆沟村是一个自然环境十分优美的村庄。村庄被群山环抱，四面是起伏的山峦，到处都是可以养蚕的柞树，还有松、柏、梨、红果树。以及那些枝丫弯曲的酸枣树和荆棘等野生杂木。这里每当春夏，蓝天白云，绿树成荫，和风送爽，十分舒适；到了秋天，红的红，黄的黄，果实满山。山上的清泉一年四季咚咚作响，真是难得的"世外桃源"。种地用的都是农家肥，没有工厂，村庄里没受任何污染。在这样的环境中生活，能不长寿吗？据1996 年统计，全村共有 468 户人家，1771 口人。1992-11996年去世的 33 位老人，平均 80.9 岁。现在全村 70-79 岁的有 122 人，占人口总数的 6.89%；80-100 岁的有 62 人，占人口总数的 3.5%；健在的和已故的超百岁的老寿星有 7

人，占人口总数的 0.39%。

这里的人长寿的一个重要秘诀，要归因于这里的空气。与其他地方相比，这里的空气没有被污染，更不会出现下列几种情况。

1.二氧化硫、颗粒物。空气中二氧化硫的主要危害是刺激和腐蚀呼吸道黏膜，引起炎症和气道阻力增加，继续不断作用会导致慢性鼻咽炎、慢性气管炎等。根据世界卫生组织资料，居民长期接触接近年平均浓度超过 100 毫克/立方米的烟尘和二氧化硫；短期接触日平均浓度超过 250 毫克/立方米的烟尘和二氧化硫，能促使呼吸系统疾病加重，使患者病情恶化。

2.硫酸雾和酸雨。大气中的二氧化硫可被氧化成硫酸雾，随飘尘直接进入肺泡。它的危害作用比二氧化硫大 10 倍。

3.汽车尾气和光化学烟雾。近几年虽然许多城市下大气力整治环境污染问题，但是空气质量没有得到明显的改善，有些指标的监测结果还呈递增趋势，说明大气污染源的结构在发生变化。监测分析表明，机动车辆排气型污染已代替煤烟型污染，成为城市主要大气污染源，并且这一趋势还将继续发展。

现在大气中主要污染物是：一氧化碳、二氧化硫、氮氧化物、可吸入颗粒物、碳氢化合物，苯并芘和铅等。尤其是含有较高浓度的苯并芘和铅。苯并芘在体内是强烈的致癌物质。铅影响造血功能和神经功能，特别是影响婴幼儿、儿童和青少年神经和智能的发育。碳氢化物、氮氧化物、醛类等污染物，在阳光紫外线作用下相互作用，可以生成光化学烟雾，使毒性加剧。从以上的分析和实际情况来看，汽车尾气对环境造成了严重的污染，危害居民健康，尤其对老人、婴幼儿、心肺疾病患者以及交通警察的身体健康危害更大。

由上可见，一个没有污染或少污染的居住环境，对人体的健康长寿是必然有助的。

研究表明，森林具有清除空气微粒的"过滤器"的作用。由于树木枝繁叶茂，滞尘面积大，同时，枝叶具有与烟尘相反的电荷，能吸附飘尘；此外，林内湿度大，增加了对微粒的附着力；枝干和茂密的枝叶能阻止狂风减低风速，也使微粒不易被刮起；加之微粒又是雨滴的凝聚核，随雨降落地面，而后大气中微粒大大减少，染尘树木经雨水冲刷后又可恢复其滞尘能力。

高罗氏：空气中负氧离子含量高达 91%

《环境、健康与负氧离子》一文曾介绍说："负氧离子对人类的医疗健康、卫生保健、净化环境等许多方面有着很大的改善作用。世界各国许多研究者在各自研究中进行的实验认为，负离子有明显的生物效应，可以调节、改善神经中枢、生物体微循环，促进新陈代谢等。"

都江堰市青城山镇，被四川省人民政府授予"长寿之乡"的称号。2008 年，当时 104 多岁的老寿星高罗氏就生活在该镇五里村。

五里村就坐落于青城山脚下。青城山自古就寿星百出，传说当地最长寿的范长生享寿 130 多岁。这里春夏秋冬四季无严寒，年平均气温 15.8℃，空气中负氧离子含量高达 91%。这里盛产中草药，人们常说，在山上随便扯一把草就是药。

高罗氏老人的丈夫高叶松在旧社会被拉去当壮丁，至今音信全无。为了拉扯大三儿一女，高罗氏每天天不亮就上山去挖山药，中午背到镇上去卖，卖完山药再到地里去劳动。直到今天，老人还是天天上山下山，遇到沟沟坎坎还能轻松跳过去，不少年轻人都羡慕她"身板儿硬朗"。

现在，儿孙们都劝离罗氏不要上山了，年纪大了，怕她摔倒。可她却说："一天不干活，就觉得身上发紧；不上山采药，就会闷出病来。"

空气是由无数分子组成，由于自然界的宇宙射线、紫外线、土壤和空气放射线的影响，有些空气分子就释放出电子，在通常的大气压下，被释放出的电子很快又和空气中的中性分子结合，而成为负离子，或称为阴离子。有人把负离子称为"空气维生素"，并认为它像食物的维生素一样，对人体及其他生物的生命活动有着十分重要的影响；有的人甚至认为空气负离子与长寿有关，称它为"长寿素"。

据专家观察研究认为，负离子对人体健康主要有以下作用。

1.对神经系统的影响。可使大脑皮层功能及脑力活动加强，精神振奋，工作效益提高，能使睡眠质量得到改善。负离子还可使脑组织的氧化过程力度加强，使脑组织获得更多的氧。

2.对心血管系统的影响。据学者观察，负离子有明显扩张血管的作用，可解除动脉血管痉挛，达到降低血压的目的，负离子对于改善心脏功能和改善心肌营养也大有好处，有利于高血压和心脑血管疾患病人的病情恢复。

3.对血液系统的影响。研究证实，负离子有使血液变慢、延长凝血时间的作用，能使血中含氧量增加，有利于血氧输送、吸收和利用。

4.负离子对呼吸系统的影响最明显。这是因为负离子是通过呼吸道进入人体的，它可以提高人的肺活量。有人曾经试验，在玻璃面罩中吸入空气负离子30分钟，可使肺部吸收氧气量增加2%，而排出二氧化碳量可增加14.5%，故负离子有改善和增加肺功能的作用。

空气中负离子的多少，受地理条件特殊性影响而含量不同。公园、郊区田野、海滨、湖泊、瀑布附近和森林中含量较多。因此，当人们进入上述场地的时候，头脑清新，呼吸舒畅和爽快；而进入嘈杂拥挤的人群，或进入空调房内，人们就会感觉闷热或者呼吸不畅。所以，在这里建议中老年朋友为了自身的健康，应尽量与负离子含量高的环境多接触。

随着生活水平的提高，人们已经不满足于对空气质量的追求仅仅停留在防止污染的层面上。在更多人了解负离子氧对人体的积极作用后，相信也将有更多人在家里尽情地享受"空气维生素"带来的健康体验。

陈椿：居住环境是健身的重要内容

《上海预防医学杂志》2000年04期中说："人的一生绝大部分时间是在室内度过的，居室环境质量优劣与人体健康有着密切关系，如果居室通风不良、室温调控不当、采光不佳、装潢污染、电磁辐射污染、噪声污染、生物污染、生活污染等都会影响人体健康，导致亚健康，乃至疾病。"

老教育家陈椿已经走过了110岁的人生历程，而且仍然在"老骥伏枥"、著书立说，堪称人间奇迹。陈椿于1886年出生，1919年毕业于北京师范大学博物系，曾在厦门集美学校、南平中学做过教师，当过校长。1949年去台湾研究博物和担任中学教职。先后出版了《四部精萃》《知识与趣味》《仰青杂技》《人生百岁》等著作。

人活百岁不容易。那么陈老是如何保持健康的身体和旺盛的精力的呢？陈老始终坚持居住环境是健身的重要内容，因为人有大半的时间是在居室度过的，尤其是老年人，几乎绝大部分时间是在居室里度过，所以对于老人的这个活动空间，一定要采光好，日照足，每天定时通风，保持空气新鲜。室内外还要种些花草，特别是老人居住的室内要有些吊兰、仙人掌之类的植物，便于清新室内空气。同时室内整洁，一尘不染，也有助于老人的精神愉悦。

现在老年人日益增多。要使这些老年人健康长寿，欢度晚年，除了生活上的照顾外，搞好老人居室布置也十分重要。那么，为了健康，老年人的居室在选择布局上有何讲究呢？

1.采光。太阳直射入室内，不仅具有照明作用，还可以杀菌抗病、清洁空气、增高室温。同时，可使人精神愉快，促进健康。

2.湿度。空气湿度低于30%时，上呼吸道黏膜的水分会大量散失，使呼吸道的防御功能减低，使人感到咽喉干燥；而空气湿度高于80%时，又会使人感到沉闷。一般情况下，冬季应控制在30%~40%，夏季在30%~70%。

3.温度。当室温过高时，人体散热不良引起体温升高，血管扩张，脉搏加快，血液循环增加，大量出汗而导致血容量减少。反之，也对老年人的健康非常不利。

4.通风。保持居室通风，可以把二氧化碳等有害气体及微生物、灰尘排出室外，让新鲜空气进入室内。

5.阳台。阳台不宜封闭，以利于呼吸新鲜空气、锻炼、养花、养鸟等。

6.家具。应多以木质、皮质、藤质为主，不宜使用钢质、玻璃等硬性家具，应以环保型无毒无害的绿色、天然材质为佳。目前许多老人喜欢传统的藤椅，其高矮、质地均十分适合老人的生理特点。

此外，爱好养花的老人，可在室内摆上几盆鲜花和翠绿的观叶植物或盆景等；爱好书画的老人，可在墙上布置一两幅书画，或在书架上摆一两件工艺美术制品，既能陶冶性情，又能增添生活的乐趣。

如何活过 100 岁

——减缓衰老速度,延长寿命周期的 198 种科学养生方式

第三篇
起居与长寿

老子：顺应自然，何病能生

《素问·四气调神篇》云："阴阳四时者，万物之终始也，死生之本也，逆之则灾害生，从之则苛疾不起，是谓得道。"

宋代养生学家陈直所著的《养生奉亲书》提出，若"人能执天道生杀之理法，四时运用而行，自然疾病不生，长年可保"。

老子是先秦时代杰出的思想家，也是道家创始人。《史记》中记载：老子曾做过周朝王室的守藏室之吏，征集、保管和整理周王朝及诸侯典籍。曾收孔子做学生，享年160余岁，一说200余岁。不论此说是否属实，但老子的长寿是无可怀疑的。老子的养生观点与主张，集中起来可以概括为顺应自然，恬淡寡欲。

顺应自然。老子说："人法地，地法天，天法道，道法自然。"人与自然界的关系，息息相通，顺应自然之道，适应自然界的变化，则何病能生？又何患不寿？老子认为自然界在不断发展变化之中，人体必须与自然规律相适应，才能生长。不然，逆自然规律而动，则会生病折寿。这种具有朴素辩证法的养生观，对我国中医学的养生学的形成与发展有着很大的推动作用，《黄帝内经》中便是吸收了老子的这一养生主张的。

人们早已注意到自然因素与人类健康长寿和疾病的关系，认识到气候变化、昼夜更迭、地理环境可影响人的健康。祖国医学认为，一年中气候变化的正常规律为春温、夏热、长夏湿、秋燥、冬寒。一切生命有机体顺应自然界的变化，必然会发生春生、夏长、长夏化、秋收、冬藏的相应变化。为此提出了顺应四时的养生保健原则，即"春夏养阳、秋冬养阴"。所谓春夏养阳，是说春夏季气候温暖，人应当充分利用自然界提供的天然养分（阳气）来促进人体本身阳气的生长。秋冬养阴，是指秋冬季气候寒冷，人应及时避寒取暖，使人身阳气免遭寒冷气候的伤害，阳气固密，阴精就能内守而充实。

具体来说，春天为万物生长发育的季节，自然界天地俱生，万物以荣。老年人早睡早起，到户外尽情地散步、锻炼，适时也要到郊外花多木茂之地游赏。另外，春天气候变化无常，寒暑不一，老年人衣着不可乍薄，总以保暖为宜。夏天及长夏，气候多暑热夹湿，中医认为这是万物生长旺盛时期，昼长夜短，人们同样要早起，调理自己的情绪，尽量少发怒，切勿因热而贪凉饮冷、睡于户外。夏天虽气候炎热但心尤要宁静，方是上策。秋天气候干燥，秋风渐起，并成秋风扫落叶之势。宋代养生家陈直指出："秋时凄风惨雨，老人动多伤感。若颜色不悦，便须多方诱说，使役其心神，则忘其秋思。"老年人秋天特别要保持心情愉快，不能因秋气的萧杀而触景生情，以劳心伤神。冬天气候寒冷，宇宙万物都处于收藏陷匿阶段。老年人大多年事已高，阳气不足，抵抗力低下，应少到寒冷的户外活动，及时防寒取暖，使人身阳气免受寒冷的侵袭，阴精才能潜藏于内，以达"阴平阳秘"，才能祛病延年。

生活环境、地理区域不同，则人的体质和健康状况也不一样。如寒湿之地，多使人患风湿、痹病之类的病；寒冷地区，多使人卫表固密；干燥之地的人，常患干燥症，等等。有条件的老年人应当选择优雅的环境生活，适时到农村、海滨疗养，这样有益于长寿。古代养生家十分注意居住环境的选择，如唐代孙思邈，在晚年时选择山清水秀之地植树、种花、造屋，在那里养老，结果活了100多岁。现实生活中，农村长寿老人比城市多，原因固然是多方面的。农村山清水秀、环境幽雅，是老年人养生长寿的重要因素。

韩者香：十二月养生法

《四季养生》："根据一年四季十二月天地阴阳之气的具体变化，积极发挥人的主观能动作用，自觉调适自己的活动，使之与自然界的变化规律协调一致。"

韩者香，浙江省绍兴市百岁女寿星，精神矍铄，十分健谈，最惊人的是老人的记忆力很强，且眼睛不花。她小时候上过7年私塾，故有读书的爱好。老人之所以长寿，全赖一套独特又科学的养生方法，这就是十二月养生法。老人对此几十年如一日从未间断过。

除顺季节养生外，古人还提出了十二月养生法。按《四时纂要》的观点，十二月养生法强调天人相应，重在戒人律己忌粗讳疏，以适应自然。

1.孟春正月。这时气候虽冷，但开始转暖，草木即将萌发，自然界充满生机，有利于人体肝的生理活动。但气候尚冷，老年人尤宜注意保暖。到"立春"这天，宜服蔓青汁，以预防春季传染病。

2.仲春二月。老年人不可骤然脱掉棉衣，应随气候冷暖而适当增减衣服。此时肝气旺盛，老年人易动怒，要注意情绪神志的调整，随时保持心平气和，不妄动肝火，否则肝气升腾太过，易患眩晕、中风之病。可用枸杞煎水擦身洗面，使皮肤光泽不老。

3.季春三月。草木欣欣向荣，应早卧早起，练功习拳。此时天气开始变热，切不可练得大汗淋漓。老人津液本亏，大汗反会伤身。清明可采大蓼，以预防肠道病的发生。谷雨日采茶备用，老人饮茶不但可以解热止渴，还可防病延年。

4.孟夏四月。天气已热，植物茂盛，大地一片翠绿。这样的气候环境有利于人体心脏的生理活动。老年人要注意衣薄被单。若感冒不可轻用发汗之药，汗出过多会损伤心血。老年人气血易滞、血脉易阻，本月每天清晨可吃少许葱头，喝少量酒，使气血流通，心脉无阻，便能防止心病发生。情志宜开朗畅怀，安闲自在，切忌暴怒伤心。

5.仲夏五月。气候炎热，禾苗茁壮，果实青青。老年人不要贪凉而露天睡卧，不要大汗而裸体吹风，不要吃鸡肉、羊肉等生火助热的食物。饮食宜清淡，心情宜恬静，所谓"心静自然凉"。

6.季夏六月。炎暑季节，暑气逼人，宜避暑纳凉，居通风空敞之处，水亭林荫之中。但切忌将身浸入冷水。老年人更不宜卧霜月星下，宜净心调息，常觉冰雪在心，自然浑身清爽。"避暑有要法，不在泉石间，宁心无一事，便到清凉山。"老年人不宜吃冰水、雪糕，更忌肥腻食物；老人肠胃虚弱，最易受伤，而且常是内寒外热，所以高龄老人夏天反倒宜服温和平补的"金匮肾气丸"；口渴可用乌梅泡开水当茶饮，祛暑解渴。

7.孟秋七月。收成季节，田野一片金黄。早起早卧，练功舞剑预防脾病。本月昼热夜凉，温差较大，雨水多、湿热重，老年人多不思食，宜吃荷叶粥，芳香化湿，开胃健脾。立秋日可吞服赤小豆14粒，预防痢疾。

8.仲秋八月。气候转凉，暑气全消，人觉清爽。"一场秋雨一场凉"。老年人应及时增添衣服，防止秋凉感冒。仲秋当心冷风来。冷风来时，有哮喘病的老人常在此时发作，应练呼吸气功，增强肺气，减少发作。

9.季秋九月。重阳佳节，秋高气爽，此时，"落霞与孤鹜齐飞，秋水共长天一色"。老年人可在九月初九重阳节登高观景，赏菊咏诗，畅舒情怀；切不可见秋风落叶，产生垂暮之感，应有"霜叶红于二月花"之慨。宜饮菊花酒，使人长寿无病。秋天气候干燥，老年人多血枯津燥，宜服蜂蜜、芝麻以养血润燥。

10.孟冬十月。北风吹来，天气变冷，霜降大地，草木凋零，虫鸟伏藏。老年人宜着棉衣以御风寒。早卧晚起，必待阳光。老人阳气本弱，可在阳光下打太极拳，练八段锦。另外，冬天更宜"清心寡欲"，节制性生活，以保护肾精。立冬之日可采槐子，每服21粒，能补肾明目，乌发延龄。

11.仲冬冬月。水冰地坼，大雪封山，鸟兽绝迹。老人怕冷，须避寒就温，宜毛衣贴身，棉软着体。手脚易冻，尤宜保暖。但炉火不宜太旺，室内不宜太热，更不可闭户燃炉而卧，防中毒气。冬至日可吃当归炖牛肉，或饮狗肉汤等药膳。借自然界阳气萌动，以补人体阳气，增强御寒阳病之能力。

12.季冬腊月。此时可采集蜡梅花十数朵泡开水，当茶饮，能防治咽喉肿痛。高龄老人骨弱肌薄，极易外感风寒，早起可服人参黄芪酒一小杯，防风御寒，免患感冒；但又恐老人内热伏藏，晚宜服杞菊地黄丸或清水化痰丸，清降痰火。勤练养生功，迎接朝气蓬勃的春天。

巴甫洛夫：生活严格遵循"时间顺序表"

《健康生活》曾报道说："人们正寻觅延长人类寿命更有效的途径，其中适应人体内部规律的生物学延寿法——生物钟养生法便是科学家们的注意点之一。科学研究认为，人体内确有一只钟，控制着人体生理机能，如觉醒与睡眠，血压升与降、体温高与低、疾病与健康等生理活动的运行规律。"

俄国著名生理学家、高级神经活动学说创始人、诺贝尔奖金获得者巴甫洛夫，107岁去世，他的健康长寿之道是恪守科学严格的作息制度，坚持体育活动和体力劳动，合理的饮食营养。

巴甫洛夫每天的起居、饮食、工作、运动和体力劳动，都严格遵循"时间顺序表"。7时起床做操，8时早餐，9时进实验室，12时午餐。饭后闭目养神，13时30分开始工作，18时晚餐，饭后稍作休息就从事体育活动和劳动，22时30分睡觉。这一制度坚持50年不变。

巴甫洛夫善于工作而又善于休息，他在休息时，严格要求自己完全不去想工作，以提高休息效果。每到假日，他便将那些紧张的手术实验和浩如烟海的资料忘得一干二净，总是尽情地玩。

近年来，出现了一种适应于人体内部生物规律的养生方法，即生物钟养生法。人体内部的生物变化是有节律的，人的活动如果能遵循这个生物节律，不仅对人体健康有利，而且可以预防许多疾病。归结起来，人体生物钟的作用大致有以下几点。

1.可形成良好的动力定型。大脑皮质是人体各种生理活动的最高指挥、调节器官，它的基本活动方式是条件反射。若长期定时地从事各项活动，就可以形成良性的条件反射。在生理学上称之为"动力定型"。

2.通过生物钟掌握疾病的发作规律，有利于采取防范措施。美国加州斯旺普司医学研究基金会的梅丽尔·朱勒博士的研究表明，上午6-10时是局部缺血型心脏病、癌症、支气管炎、肺气肿等许多疾病的第一发病高峰期，而下午4-8时是心脏病第二发病高峰期。有以上疾病的人，对这两时间要保持高度警惕，或进行预防性投药。

3.利用生物钟规律安排打针吃药时间，既可提高疗效，又能减少药物的不良反应。例如，心脏病人，既然在上午6~8时容易发生疾病，故在早晨8时服用心绞痛药物最有效。至于体育锻炼，则安排在下午4时之前，以避开心脏病的高发时间段。

4.利用生物钟进行保健，如上午8时左右肝脏毒素最少，此时饮酒最易受害。下午4-6时心律和脉搏随运动带来的变化，故为锻炼的最佳时间。由于大多数人中心睡眠时间为12时到凌晨2点，故睡觉时间不得迟于10时，以保证睡眠质量。

如何利用生物钟达到养生的目的呢？专家们提出以下几点。

其一生活要有规律。每天按时起居，按时工作，能使人精力充沛；每天定时进餐，定时大便等，以形成良好的"动力定型"。

其二排除对生物钟的干扰。保养生物钟，是指消除那些干扰、破坏生物钟正常运转的因素。比如，当人生气时，会出现心跳、呼吸加快，忧伤时会造成消化液分泌减少，食欲不振等。这些都严重地妨碍了生物钟的正常运转，所以应尽量控制不良情绪的产生。

其三提高应付工作和生活中不测事件的应变能力。

马金莲：良好的生活起居习惯

中医典籍《黄帝内经·素问》中就有一段有关起居养生的论述："上古之人，其知道者，法于阴阳，和于术数，食饮有节，起居有常，不妄作劳，故能形与神俱，而尽终其天年，度百岁乃去。"

《抱朴子内篇·极言》讲："是以摄生者，医人起有四时之早晚。吾居有至和之常制；调利筋骨，有偃仰之方；杜疾闭邪，有吞吐之术；流行荣卫，有补泻之法；节宣劳逸，有与夺之要。"

家住武汉音乐学院家属区的马金莲老人，出生于 1898 年 10 月 13 日，虽说是位百余岁的超高寿星，但怎么看也只像 80 多岁。老人不胖，看起来特别硬朗，坐在椅子上，也不像一般的老人那样倚着靠着，而是精神饱满地坐着。

和她住在一起的五儿子陈清锁说，老母亲没有什么娱乐爱好，所以养成了早睡早起的好习惯。早上一般 6 时多起床，起床后就自己扳扳腿，活动活动筋骨；晚上 7 时多就要上床睡觉，很有规律。睡觉时也没有起夜的习惯。中午，马婆婆没有午睡的习惯，天气好的时候，就爱坐在外面晒太阳，偶尔倦了，就靠在椅子上小睡一会儿，时间大约是半个小时。

母亲还很爱干净，勤于洗头洗澡。天热时天天都要洗，天冷了隔几天就洗一次。夏天用温水洗，冬天就用热水洗。另外，马婆婆既不抽烟，也不喝酒。尽管家里经济条件还比较好，但老人也没有刻意去吃什么保健品。

陈清锁强调说，母亲的长寿与良好的生活起居是分不开的，良好的生活起居习惯使老人的生活质量较高。

合理地安排起居作息，妥善处理生活细节，保持良好习惯，建立符合自身生物节律的活动规律，以保证身心健康，延年益寿的方法，谓之生活起居养生法，又称起居调摄法。

现代医学认为，有规律的生活对健康长寿有着重要的作用。规律的作息习惯可在大脑神经中枢建立各种条件反射，不断巩固而形成固定的"动力定型"。从而能使人的生理活动有张有弛，保持良好的节律，过着有节律而规则的生活。现代兴起的"生物钟学说"与"时间生物学"都认为有规律的生活与人类的健康长寿有关。大量的调查资料也表明，90岁以上的长寿老人，大多数生活都很有规律，即按自己的生物钟运转而作息。城市里的长寿老人多在固定的时间做固定的事，农村里的则是"日出而作，日入而息"。他们的长寿充分说明了有规律的生活对健康长寿的重要。

生活有规律，严格遵循作息制度，完全按照昼夜节律行事，人体内的生物钟全然与昼夜节律合拍，一切活动顺应大自然，就会延缓衰老，那么人就会长寿。

朱宝吓：睡眠是健康的第一要素

清代医家李渔曾指出："养生之诀，当以睡眠居先。睡能还精，睡能养气，睡能健脾益胃，睡能坚骨强筋。"

研究生物节奏的专家托马斯·威尔说："多睡一小时，你得到的不只是工作时更加充沛的精力，还可能挽救了自己的生命。"

113岁的朱宝吓老人，是莆田市平海镇嵌头渔村人，一生经历了清王朝的覆灭、民国的战乱、新中国的诞生和改革开放。

朱宝吓老人 17 岁结婚，相继生了 7 个儿子。丈夫在"文革"时期过世，她的 7 个儿子中除三儿子已经过世外，其他 6 个都健在。虽然人间沧桑在朱宝吓老人的脸上刻满深深的皱纹，可老人依然神清气爽、耳聪目明、手脚麻利。

老人的四儿子说，母亲如今还耳聪目明，很少感冒，戴着 250 度的老花镜还能穿针。在谈到老人的生活习惯时，他介绍说，母亲的生活起居非常有规律，每天保证有七八个小时的睡眠。母亲认为睡眠是健康的第一要素，这恐怕就是老人健康长寿的一个重要因素吧。

人的一生，大约有三分之一的时间是在睡眠中度过的。睡眠不仅是人体的生理需要，也是维持生命的重要手段。长期以来，人们普遍认为老年人所需要的睡眠时间并不多，每晚五六小时就可以了。但实践证明，这并不符合老年人的生理特点。当人体步入老年期以后，体内各器官的生理机能逐渐衰退，异化作用大于同化作用，体内物质消耗增多，合成减少，体力和免疫力大大下降，容易感到疲劳和易遭受疾病侵袭。在这种情况下，如想减缓这些情况的发生，人体就必须保障充足的睡眠。研究表明，在高质量睡眠状态下，体内会出现一系列有利于生理、生化的变化，起到除病延年的作用。高质量的睡眠，对身体有以下几大好处。

1.消除疲劳，恢复精力。睡眠过程中人体合成并制造能量物质，以供机体应用。

2.保护大脑，恢复体力。在睡眠状态下大脑耗氧量大大减少，有利于脑细胞能量储存，提高脑细胞活力。

3.增强机体免疫力，康复机体。有效的睡眠可使体内各种免疫物质的分泌量增加，白细胞、巨噬细胞的吞噬能力增强，从而提高了机体的免疫力，能抵御病魔的侵袭。同时，睡眠还可以使人体内各组织器官的自我康复加快，利于疾病恢复。

4.延缓衰老，促进长寿。睡眠使身体各器官得到充分的休息，延缓器官老化，促进长寿。

5.保持人的心理健康。因为短时间的睡眠不佳就会出现注意力涣散，而长时间的睡眠不佳就会造成思维逻辑能力的改变，因此，睡眠有利于人的心理健康。

为了得到充足、深沉、酣甜的睡眠，解除一天的疲劳和改善脑力，老年人睡前要注意以下几方面。

一是临睡前半小时，应停止工作学习、看电视。最好起身到庭院里，或在居室内活动一下，做一做体操、练一练太极拳等，不要过于用力，应自然、放松，使心身得以平静，为即将入睡打下基础。

二是睡前用温开水泡脚，同时用手按摩双脚，先脚背后脚心，直至发热为止。这样，能使局部血管扩张，末梢神经兴奋，血液循环加快，新陈代谢增强。有条件者可洗温水澡，可因全身血管扩张造成头部相对贫血而易入睡。

三是上床前应排净小便，上床后再静坐片刻，心定神安，则容易进入甜蜜梦乡。睡眠提倡"卧如弓"，最好采取侧卧位。仰卧入眠者，双手不可放置左胸前，亦不可压在身下。

王兴训：顺应四时规律安排睡眠

唐代大医药学家孙思邈在《千金要方》中说："是以善摄生者，卧起自四时之早晚，兴居有至和之常制。""春欲晏卧早起，夏及秋欲侵夜乃卧早起，冬欲早卧而晏起，皆益人。虽云早起，莫在鸡鸣前；虽欲晏起，莫在日出后。"

王兴训，江苏沛县人，1896年(清光绪二十二年)2月出生于贫寒家庭。老寿星在进入百岁之后，仍腰不弯，背不驼，体魄强健，耳聪目明，说话清楚洪亮，步伐稳健有力。

当人问起王兴训的长寿奥秘时，他说："文武之道，一张一弛，人的一生也要讲动静结合。人的一生有三分之一的时间睡在床上，睡眠在生命活动中占有重要的地位。有规律的、保质保量的睡眠有助于恢复体力，消除疲劳。"因此，王老对睡眠是非常讲究，顺应四时规律安排睡眠。晚春和夏季晚睡早起，秋季早睡早起，冬季天寒地冻早睡晚起。晚春和夏季养成和坚持午睡习惯。他还认为睡眠的姿势很重要，他从小就养成了侧卧姿势的习惯，也就是人们常说的"睡如弓"。以这种睡眠姿势容易保养元气，而元气乃是人生之本。

中医理论认为，人体的生物钟应当顺应大自然的规律。健康的睡眠，不仅有赖于正常的作息规律，而且还要顺应四季变化，适应四季生、长、收、藏的规律。

春季：春季3个月，是万物推陈出新的季节。人们应该入夜即睡觉，早一些起床，到庭院中散散步，披开头发，舒展形体，使情志活泼，充满生机。

夏季：夏季是万物繁荣秀丽的季节。人们应该晚些睡觉，早些起床，应该精神愉快，不要发怒，使体内阳气能够向外舒发，这就是适应夏天的调养。

秋季：秋季要早睡早起，像雄鸡一样，天黑就睡，天亮就起，使意志安逸宁静，来缓和秋天肃杀气候对人体的影响。不让意志外驰，使肺气保持清静。如果违反了，就要损伤肺气，到冬天容易生泻泄病。

冬季：冬季是万物生机潜伏闭藏的季节，人们不要扰动阳气，应该早些睡觉，晚些起床；最好等到日出再起，使意志好像埋伏般的安静，避严寒，保温暖，不要使皮肤开泄出汗。否则就要损伤肾气，到来年夏天，就要发生痿厥之病。

漆元鑫：早晨醒后宜赖床 5 分钟

明代养生学家吕坤曾经告诫人们："天地万物之理，皆始于从容，而卒于急促"，"事从容则有余味，人从容则有余年"，提出了从容养生的观念。

百岁老人漆元鑫，家住四川省成都市一家钢管厂的宿舍楼内。在老人家的客厅里挂着一张全家福，全家福上有40多人。

35岁以前，漆元鑫身处动荡的重庆，在颠沛流离中度过。在动荡岁月里，漆老的发妻走了，带着亡妻留下的两个孩子，生活越加辛苦。直到遇见现在的妻子李顺英，漆老才算开始了真正意义上的安定生活。再后来，漆老进入了重庆特钢厂工作，生活一天天好了起来。对于自己现在所拥有的一切，漆元鑫老人始终怀着感恩的心。

虽已年过百岁，漆元鑫老人却还像70岁左右的样子，且面色红润、口齿清晰。据老人的儿媳介绍，每天老人虽然早上6时就醒了，却并不着急起床，而是在床上从头到脚进行自我按摩，赖上5分钟后才起。老人下午会跟家人打打牌，偶尔还出去逛逛街，还一直坚持每天睡一个小时的午觉。

清晨，是中老年人最容易发生心脑血管病的"魔鬼时间"，而最危险的时刻恰是刚刚睡醒的一刹那。

人在睡眠时，大脑皮层处于抑制状态，各项生理机能都维持着"低速运转"，这时人体新陈代谢降低，心跳减慢，血压下降，呼吸变缓，部分血液郁积于四肢。早晨一觉醒来后，呼吸、心跳、血压、肌张力等在大脑由抑制转为兴奋的一瞬间，即要迅速恢复"正常运转"，此时会导致交感神经兴奋，肾上腺素的分泌增加，引起心跳加快、血管收缩、血压上升；而由于经过一夜时间的体内代谢，尿液和不显性失水会丢失体内水分，以致血液变稠，血流变缓，循环阻力加大，心脑供血不足。所以，醒后如果立即下床活动，对本来已经负担过重的心脏来说，无疑是雪上加霜，最容易诱发心、脑血管等疾病，甚至造成意外死亡。而赖床则有助于生物钟的运转。医学界研究表明，人体生物钟的运转与光线有密切的关系。在人们睁眼活动时与闭眼睛睡觉时是有区别的。生物钟被光线所调节，所以几分钟的赖床是理想的交替过程，而且赖床可减少突发病的发生。

因此，早晨醒来后的第一件事不是仓促起身穿衣，而是赖床5分钟，取仰卧位，进行心前区和头部的自我按摩，做深呼吸、舒展腰身和四肢，然后慢慢坐起，从容不迫地穿衣，再缓缓地下床，使刚从睡梦中醒来的身体功能逐步适应日常活动。因为身体由平躺着到站立，由静止到运动，由一般运动到剧烈运动，都需要有一个"换挡"和"加油门"的过程。这一点，对于中老年人来说，显得尤为重要。

刘海粟：打盹儿有益于人体健康

《新民晚报》报道说："如果人们不及时补充睡眠，疲劳就得不到消除，精力就得不到较好恢复，工作和学习效率就会降低，对健康也会带来不利的影响。所以，从某种意义上来说，打盹儿与午睡一样是对夜间睡眠不足的补充，也是人体快速'充电'的好办法。"

我国著名国画大师刘海粟自小酷爱书画，聪明好学。14岁进背景画传习所学习绘画，17岁时在上海创办中国第一所美术学校——上海国画美术院（上海美术专科学校前身），并亲自担任校长。1918年，22岁的刘海粟到北京大学讲学，举办个人画展，受到北大校长蔡元培的称誉。后来，他赴日、法、意、德、英、瑞士等国考察访问，在所在国举行画展，由此而震动了西方画坛，被誉为"中国文艺复兴大师"。新中国成立后，他先后任华东艺术专科学校校长、南京艺术学院院长、全国政协常委、中国美术家协会顾问、意大利国家艺术院名誉院士等。一生著有《画学真诠》《海粟画语》和《黄山读艺录》等。1994年作古，享年100岁。

饭后打盹儿是刘大师的生活习惯之一。由于工作需要，他经常熬夜，逢到饭后，每感倦意，不去室外散步，而是午睡或打盹儿。步入晚年后，饭后打盹，更是必不可少。他生活很有规律，一般早起看书创作，早餐后躺在沙发上打盹儿休息一会儿，中餐前挥笔阅读，中餐后午睡，3点钟后会客、聊天，晚餐后看电视，听新闻，10点左右睡觉休息。

不少老年人，尤其是高龄老人，除了晚上睡眠外，白天还总爱闭目养神，甚至打起盹儿来，十几分钟过后，又自动醒来，这时显得很有精神。这种现象多发生在白天和晚上9点左右。人每晚的睡眠时间，一般是随着年龄的增长而渐趋减少。通常少年儿童能睡9–10个小时，青年需睡9个小时，而老年人晚上只能睡6个小时左右。因此，老年人就不得不采取白天打盹儿或小睡片刻的方法，弥补晚间睡眠之不足，这也正是老年人消除疲劳、提神醒脑、缓和焦虑、促进食欲、重新获得精力和体力的一种特有的休息方式。

有些研究睡眠的学者认为，小睡片刻或者打盹儿有益人体健康，是健康人用来满足正常生理需要的一种方法，犹如给身体充电。老年人一般白天打盹儿2–3次，每次10–15分钟，中午再小睡半小时左右，是合乎老年人生理需要的，有利于健康。如果老年人能够学会适时地打盹儿，对养生和长寿是十分有益的。

当然，老人坐着打盹儿，醒来后，会感到全身疲劳，头晕，腿软，耳鸣，视物模糊，如果马上站立行走，极易跌倒，发生意外。如果白天有睡意时，应上床休息或找合适的地方躺下，这样才符合老人的生理需求，有益身体健康。但白天打盹儿的次数不宜多，时间也不宜太长，一般白天打盹儿2–3次，每次10–15分钟，有利于健康。

张素坤：中午必须休息

医学专家说：午睡是正常睡眠和清醒的生物节律的表现规律，是保持清醒必不可少的条件。

祖国医学认为，"睡、食二者为养生之要务，能眠者能食，能长生。"

"我太高兴了！"106岁的张素坤老人说道。在北京市石景山区苹果园四区老人67岁的儿子家，五代同堂的张素坤庆祝自己第一百零六个生日，她的儿子、孙媳、孙女和曾孙等50余位晚辈给她点燃了生日蜡烛，并给她磕头拜寿。

老寿星白皙的脸上，戴着一副水晶片眼镜，梳着整齐的短发，上身穿着紫色花纹的短袖衫。老人还拉着记者的手，脸上露出笑容。

她的小儿子周儒俭说，一个月前，老人就在盘算着自己的生日。生日那天早6时，老人就起床梳洗，用时40多分钟。老人目前眼不花，耳不聋，思维清晰。四代子孙每个人的名字她都记得十分清楚。

老人的孙女周淑芳说，奶奶吃饭从不挑食，平时每天只吃两顿饭。奶奶爱午睡，每天中午11时，她必须休息。

周淑芳称，奶奶身体十分硬朗，2000年她百岁时，曾独自登上八达岭长城的第三个烽火台。2002年时，她由于下床时不小心，摔伤胯骨。可惜！她再也不能像以前那样灵便走动，但此后每天看电视则成了她的新爱好。

老年人每天需要的实际睡眠时间比中、青年人要相对少些，但是精力恢复得较慢。根据这一特点，老年人在安排起居作息时间的时候，就应该在白天增加静坐、按摩功（气功）、午睡等休息方式。午睡是白天最好的休息方式，可防止过度疲劳，有利于身心健康。根据医学研究，人的精力在早晨起床后到上午10时左右最为充沛，以后逐渐下降。午睡后，精力又开始回升，就像充过电。

所以，老年人必须要睡好"子午觉"。"子"指子时（23时到1时），"午"指午时（11时到13时）。这两个时辰内睡好，对消除疲劳、恢复精力有事半功倍之效。这个提法也恰好同人体生物钟运行规律相吻合。

午睡也得讲科学，应注意以下六忌。

一忌午睡时间过长。午睡时间最好控制在半小时内，否则醒来会很不舒服。午睡时间太长还会搅乱生物时钟，影响到晚上睡觉的规律。

二忌饭后倒床就睡。因为这样不利于食物的消化与吸收，容易使人腹胀不舒服，时间长了会闹胃病。

三忌贪凉躺地睡。睡在凉地上，潮湿气会趁机侵犯人体，诱发关节炎，还易长疖肿等皮肤病。

四忌睡前饮用刺激性饮料。浓茶、咖啡使人大脑兴奋，膀胱满胀，影响入睡。

五忌入睡后吹电风扇。入睡后人体肌肉松弛，毛细血管扩张、汗毛孔张大，再让电风扇吹，容易伤风感冒或腹痛、腹泻。

六忌起床就参加剧烈运动。因为刚刚睡醒，血液循环还未回到正常运动水平，心脑供血不足，容易使人头晕、胸闷、气促，甚至发生意外事故。

舒均和：睡硬板床睡出了好身板

《健康环保》一书中曾说："要保证睡眠健康、舒适，应该选购一个卫生、舒适、美观、耐用的床垫。"

舒均和，115岁，湖南省袁家乡人。他是个饱经风霜的农民，一生中做过长工、石匠、木匠和瓦工。儿孙们劝他好好休息，安度晚年，可他一天也闲不住，不是上山捡柴，就是下地浇菜，有时还兴致勃勃地打着赤脚下河捞鱼虾。有人问他有何健身之术，他说："我一年365天，天天做功夫；一日三餐吃的是粗茶淡饭，睡的是硬板床；不喝酒、不吸烟。阎王老子捎信来，说我在世还有七八年。"

如今，不少家庭购置了各类软垫弹簧床或沙发床。可是，您知道吗？这样的床对人的健康十分不利，尤其是那些身患脊柱疾病的人。

不知您可有这样的体会，睡这种床一觉醒来，常感到腰酸背痛腿麻，甚至全身都不舒服。如果您患有脊柱结核、腰椎间盘突出症、脊椎滑脱症等，睡这样的床，不但可使病情加重，甚至能导致旧病复发。因为这些床柔软，容易变形，人睡在上面，无论是仰卧还是侧卧，都会使受压的部位下沉，造成脊柱的弯曲或扭转，使人体正常的脊柱曲度改变，相关的肌肉、韧带张力过大，得不到充分的放松和休息，从而出现上述腰酸腿痛的感觉。时间久了，还会成为一种致病因素，加快肌肉劳损和脊柱骨骼的退行性变，并对某些脊柱疾病带来影响，使病情加重或造成脊柱畸形。

对老年人来说，什么样的床最为理想呢？

以床面柔软舒适，有利于肌肉的放松和解除疲劳，使全身得到休息，但又不过度改变脊柱的生理曲度的床最为理想。在硬板床上加用一个5-10厘米厚的软垫即可达到以上要求，可集硬板床和沙发弹簧床二者的优点于一体，是比较理想的睡床。

如果想买席梦思床垫，可以根据自己的体重而定。席梦思床垫可根据其内部弹簧的粗硬程度分为三种：普通型、加强型、超硬加强型。一般体重不超过60千克的人应买普通型；体重在65千克以上者应买加强型；体重在90千克以上者应买超硬加强型。当然，过硬的床垫也同样不利于脊柱的放松，容易压迫承重部分，长期卧床容易导致褥疮。

李德才：只有枕头好才会睡得好

《老老恒言·枕》里指出："高下尺寸，令侧卧恰与肩平，即仰卧亦觉安舒。""凡枕坚实不用。""老年独寝，亦需长枕，则反侧不滞于一处。"

103岁的老寿星李德才是辽宁省黑山县四家子镇十七户村人。生于1901年，整整跨越了一个世纪，目前又沐浴在21世纪的阳光下，生活得很幸福。虽说已达到百岁之龄，却仍然精神矍铄，鹤发童颜，步履矫健，还能干些杂活。

老人生活非常简朴。老人从小受过苦，而且一直生活在农村，这种环境使他养成了生活俭朴的习惯。烟和酒与他无缘，饮食也是以素食为主，逢年过节才吃点鱼肉。老人的饮食没有特殊的要求，总是乐意与家里人吃一样的饭菜。他的牙齿很好，不论吃什么都吃得很香甜。

老人在生活上唯一的特点就是对睡觉非常重视，每晚 10 时准时就寝，早晨 6 时生物钟必然催醒。在床具的选择上唯独对枕头比较考究，老人认为头为人之首，只有枕头好才会睡得好，只有睡得好，身体才会健康。

枕头是我们睡觉时最亲密的伙伴了，但是这个亲密伙伴一旦使用不当，就会影响我们的健康。为此，专家提出，要想拥有健康睡眠，最好先要检查一下你的枕头合不合适。

高枕容易引起颈椎病。古人云，高枕无忧。其实，这是一种误解，对睡眠和健康皆不利。老年人由于组织器官功能逐渐退化、出现不同程度的肌肉松弛、骨质增生情况，宜选择能维护颈椎正常功能的枕头才行。老年人选用的枕头过高，则颈部姿势会不合适，一侧颈肌牵拉过紧，容易引起落枕，导致颈部酸痛，不能转动。长期使用过高的枕头，会影响颈椎的生理弯曲度。例如仰卧时，颈部处于过度前屈位，会使颈椎变形，出现肩酸背痛、头痛头晕、手指麻木等颈椎病或脑供血不足的现象。

高枕不好，用低枕或干脆不用枕头是不是就好呢？其实，枕头过低或不用枕头同样不利于健康。有的人患了颈椎病后认为不用枕头就能利于康复，其实这种想法是不科学的。不垫枕头，人仰卧时过分后仰，易张口呼吸，进而产生口干、舌燥、咽喉疼痛和打呼噜现象。如果侧卧不垫枕头，一边的颈部肌肉也会由于过分伸拉、疲劳而导致痉挛、疼痛，出现落枕。

枕头过低还会使得供血不太均衡，容易造成鼻黏膜充血肿胀，而鼻黏膜很敏感，一肿胀便会影响呼吸。如果颈部与肩部在一觉醒来后出现酸痛的现象，那也就可能是枕头太低或不用枕头造成的。

那么，枕头究竟该多高才合适呢？我国古代医书里曾指出："高下尺寸，令侧卧恰与肩平，即仰卧亦觉安舒。"也就是说，枕头的高度，以仰卧时头与躯干保持水平为宜，即仰卧时枕高一拳，侧卧时枕高一拳半。一般来说枕高以 10-15 厘米为宜，宽度应在 25-30 厘米，长度为 55-60 厘米。这样的枕头高度在侧卧时，颈椎处在正中位置。仰卧时，头略向前，保持颈椎弧度，颈部肌肉得到放松。

除了枕头的高度以外，枕头的硬度也要注意。过硬的枕头，与头的接触面积小，压强增大，头皮不舒服；反之，枕头太软，难以保持一定的高度，颈肌易疲劳，也不利于睡眠，并且头陷其间，影响血液循环。因此枕头应选稍柔软些，又不失一定硬度的。

刘谅英：洗热水澡胜过吃补药

《中医百科》中说："沐浴法自古一直被人们习用，时至今日，人们越来越认识到沐浴法不仅是一种保持个人清洁卫生的常用方法，而且也是一种有效的疾病防治方法。"

在湖南省新邵县坪上镇梧桐村，有一位叫刘谅英的百岁老人，她虽然头发斑白，但却耳聪目明，精神矍铄，生活仍能自理。

目前，刘谅英老人和年逾花甲的小儿子住在一起。在生活上，最奇特的是，老人喜爱洗热水澡，不论是盛夏酷暑，还是寒冬腊月，从她年轻时候开始，天天要洗热水澡。要是夏天，一天最少洗两次，而且水温要很高才行，小澡堂里总是热气腾腾，她常常对人说："夏天洗上热水澡，更能清热消暑；冬天洗上热水澡，每天胜过吃补药。"

刘谅英老人能长命百岁，与晚辈对她的孝敬有着密切关系。为了让老人吃好睡好，晚辈将其所需要的各类食物、煤炭、衣服、棉被等都安排得妥妥帖帖，从不让老人操心。在外面工作的孙儿孙女，经常打电话回家向老奶奶请安，要是回家探亲，他们都要给老奶奶买回糖果和礼品，亲手交给老奶奶，让老人家安享晚年。

洗澡是日常生活中的一件极普通又重要的事情。无论何种形式的洗澡，对老年人来说都是有益处的。清洁皮肤不用说了，更主要的是，洗澡同时也是一种运动。穿脱衣服、洗浴擦身、热水浸泡、淋冲撩泼，无不是一种轻微的活动，锻炼了老年人的腿脚和腰板。对不参加劳动的老人来说，无疑是增加活动的机会。

温热的浴池，轻柔地搓接，特别对老人的皮肤有益。因为机体开始衰老，血液循环减弱，洗澡会使全身皮肤因接触热水而促进周围的血液循环，轻度增加心排出量，也就使心肌得到一定的锻炼。外周血液循环的增快，不但促进了新陈代谢，还使皮肤本身得到更多的养料，从而减缓皮肤的衰老速度。新陈代谢的旺盛，将对内脏器官产生良好的影响，例如会增强食欲，促进消化功能，睡眠香甜，头脑爽利。这样看，洗澡对老年人的健康是有利的。

但是，如患有心血管等疾病，洗澡可能会影响身体健康，甚至在浴池内发生意外。所以，中老年人洗澡应注意以下几个问题。

1.洗澡要选择适当时间。饭前、饭后都不宜到浴池洗澡，前者容易发生低血糖，使人周身无力、头晕、恶心、心慌等，后者会引起消化功能障碍，又可增加心脏负担，一般选择饭后 1~2 小时洗澡为宜。

2.洗澡宜用温水。有些人喜欢用很烫的热水泡澡且时间较长，这样会使表皮毛细血管扩张，心脏、大脑的血液供应相对减少，导致大脑缺氧，从而出现"晕池"现象。所以，水的温度不宜过高，以 35℃~40℃为宜。

3.洗澡时间不宜太长。在公共浴池洗澡，入池时间最好不要超过 15 分钟，浴后要适当地躺卧休息，不要立即出门，防止受凉感冒。

4.洗澡时不要过度搓擦皮肤。如果过度搓擦，会损伤皮肤的自然防护功能，招致细菌从皮肤的微小破损处侵入体内，从而引起炎症。

5.宜加强空气流通。浴室中空气质量本来就差，洗浴时又有很多水汽，所以就要开窗通风，防止缺氧而出现呼吸困难、心胸憋闷和引发心脏病。

6.防滑倒。因浴盆内和浴室地面上常积有肥皂污水，容易使人滑倒。轻者可造成不同程度的软组织擦裂伤，重者可导致骨折或颅脑等损伤，特别是头后枕部着地所造成的脑干损伤，常可危及生命安全。中老年人从浴盆里站起时，务必注意抓好浴盆边缘或其上的把手，或扶住墙壁缓慢站起为宜。从浴盆里出来时，最好在铺有浴巾或防滑垫的浴室地上走动较为安全。

对于一些老年人在浴室出现不适的急救措施。

1.出现头晕目眩、心胸憋闷、呼吸不畅等症状时，应当立即在水池中休息片刻，饮用一杯清茶或糖水，这样会使症状减轻、消失。

2.对于心脏病人，陪同人员要准备一些急救药，出现不适时服用。

3.洗浴时出现昏迷，应将病人平放在通风良好处，头略放低，在注意保暖的情况下，对人中、合谷等部位进行刺激，如若病人还不苏醒，就应立即送医院抢救。

池尚开：常泡温泉体安康

北魏元苌在《温泉颂》碑文中先赞温泉为"自然之经方，天地方元医"。

东汉张衡在《温泉赋》中曾提到："有病厉兮，温泉泊焉。"

明代李时珍在《本草纲目》中说道："温泉主治诸风温、盘骨挛缩及肌皮顽疥，手足不遂。"

池尚开老人是福州市人，生于1901年，做了大半辈子的理发师的工作。老人给人的一个突出的印象是，在百岁寿星中很难见到像池老这样发福的，微胖的身躯，红润的脸庞，谁也不会相信他是位百岁老寿星。

池尚开老人由于年轻时在美军驻马尾军营理发，生活待遇较好，除了维持家庭生活还有些许余裕，因而他有条件去泡温泉，一来二去就养成了泡温泉的习惯。闲暇时一泡就是半天，觉得浑身松利，美不胜收。泡温泉这个习惯几十年不改，直到现在老人至少每周也要泡一次温泉。温泉中含有多种对人身体有益的矿物质，长期在这种温泉中泡洗身体，持之以恒地洗浴能促进血液循环，增加身体所需的养分，有益于健康。

洗浴温泉是中医康复诊疗中非常重要的一种疗法。温泉水性温热而富含多种元素，浴之不仅可以温经通络、畅达气血、祛寒舒筋，而且可以"治疥癣，疗疮毒"，达到消除疲劳、强身健体、令人精神焕发的目的。在古代，温泉浴素有"神仙水""美人汤"之美名。日本将温泉浴发扬光大，发展出一套独具特色的泡汤文化及温泉理疗，称之为"汤治文化"。

泡温泉主要从温度、水的浮力、水的压力以及化学刺激几个方面来达到保健的目的。

1.温度的刺激作用。因温泉的温度不同，治疗效果也不一样。水温在30℃-40℃时，可调节神经系统的兴奋、抑制过程，对轻度冠心病、早期高血压、植物神经功能紊乱、各种慢性炎症、关节疾病及皮肤病等有治疗效果。水温在低于34℃时，可以反射性地提高交感神经兴奋度，经常洗浴可提高机体对寒冷的应激适应能力，有增强体质、预防疾病的保健作用。水温在34℃-37℃时，对大脑皮质有抑制作用，可以降低神经系统的兴奋度，有明显的镇静作用，对头痛、失眠、神经官能症及脑血管后遗症等有一定疗效。

2.水的浮力作用。温泉的矿物度越高，比重就越大，浸浴时产生的浮力也越大，人体浸浴时所感受到的重量明显减少。由于体重变"轻"，人的运动变得比较容易，故对某些肌肉、关节及神经系统疾病所致的肢体运动障碍的康复有利。

3.水的压力作用。人在温泉中，全身要承受水的压力作用，人会感觉呼气易，吸气难，这可以加强机体的呼吸运动和气体代谢。此外，这种压力会压迫体表的血管和淋巴管，促使血液向心回流，由此引起体液的再分配。如果人为地使水流加速，产生波浪，则会发挥温泉浴的机械刺激作用，这样可加速血液和淋巴液的循环。

4.化学刺激作用。这是矿泉浴治疗的特异性作用。在浸浴中，有些矿物质成分可通过皮肤进入体内，有的虽不能经皮肤吸收，但却能附着在皮肤上对神经末梢产生作用。还有一些气体成分则通过呼吸道进入体内而发挥作用。

泡温泉有以下注意事项。

1.进入温泉之前，要先用小木桶取少量温泉水浇在身上，让身体适应水温后再进入浴池浸泡，这样可避免骤然血压降低和贫血引起的头晕。建议先用手或脚探测泉水温度是否合适，千万不要一下子跳进温泉中。

2.长途旅行后不要马上洗温泉，先要适当休息。空腹时和饭后应避免洗温泉，以免引起贫血和消化不良，空腹有可能引起虚脱。要避免酒后入浴，饮酒后入浴最容易引发心脏或血管系统急症。

3.老人、皮肤干燥或有冬季皮肤发痒问题的人，泡温泉时间不宜太久。在热气袅袅的温泉池里，要记得照顾脸部皮肤，免得脸在高温里蒸得太久。可以用冷毛巾抹抹脸。

4.洗温泉前不要做剧烈运动。运动后心跳加快、血流加速，加上温泉的热度作用，对身体并不好；运动后，最好先休息10-20分钟再洗温泉。

5.按摩配合。适当的穴位按摩会加强温泉的保健功效，对一些疾病有明显的治疗作用。

6.出浴后要穿好浴衣回房间休息，注意不要着凉，应适当饮水或喝些饮料，以补充损失的水分。

7.如果感觉口干、胸闷，就上池边歇一歇，做些舒展的体操，再喝一些蒸馏水补充水分。有些人喜欢让全身泡得通红，这就尤其需要注意观察是否出现心跳加速、呼吸困难等现象，避免发生危险。

8.心脑血管疾病患者、糖尿病患者，有过敏性皮炎的患者应谨慎泡温泉。即使要泡，也应在医生指导下进行。

林芝友：每天早上洗冷水浴

《黄帝内经·素问》中说："人以天地之气生，四时之法成。"对于自然界的各种周期性变化"人亦应之"。

俗话说："要想身体好，每天冷水澡。"

家住哈尔滨市动力区王兆四道街的林芝友老人，虽年过一百，仍然身体健康、活动灵便、思路清晰。老人说自己健康长寿的秘诀就是长年坚持冷水浴。

林芝友老人原籍是黑龙江省双城市。木匠出身的他赶过马车、开过小铺，最后在黑龙江木器厂工作至退休。老人一生共有3个子女，现在老人一家已经是五世同堂了。

老人所住的房间宽敞明亮，打扫得也很干净。老人说："我想自己长寿的秘诀可能是因为从年轻的时候起，就坚持每天早上洗冷水浴的缘故。我也很少得感冒，现在身体还很健康。"

老人的儿媳妇说，因为要洗冷水浴，老人每天早上都要在洗手间里折腾一个多小时。老人虽然这么大年纪了，却是一点也不糊涂，一向自己的事情自己做，就连平时用的雪花膏、香皂都是老人自己买的。

冷水浴是一种锻炼身体的好方法，它是利用冷水（水温在20℃以下）和身体表面温度之间刺激机体调节体温，同时影响集体血管、神经的功能，达到锻炼的作用。冷水浴包括：冷水擦身、冷水淋浴、冷水浸身。其保健作用被现代医学形象地称为"血管体操"。经实践验证，冷水浴对人体有以下作用。

1.冷水浴可以增强心血管功能。当身体受到冷水刺激时，皮肤表层的血管会急剧收缩，大量血液流向身体内部器官，使内脏血液增加。为了抵御寒冷，皮肤血管又会很快扩张，大量血液又流向体表，使皮肤变红。血管一缩一张会使其弹性增加。所以有人称冷水浴为"血管体操"。实践证明，冷水浴有助于防止高血压，使物质代谢正常，减少脂肪堆积和胆固醇在血管壁上沉积，防止动脉硬化。

2.冷水浴可提高神经系统的功能：冷水浴是一种强烈的良性刺激，能提高中枢神经系统的兴奋性，使人体各系统也随之活跃起来。还可增强全身的血液循环和新陈代谢，更多的氧气被送到大脑细胞中，有利于消除大脑疲劳，使精神振奋，情绪饱满。

3.冷水浴能够刺激胃肠血管收缩，胃肠蠕动增强，改善消化功能，使人食欲旺盛，对慢性胃炎、胃下垂、便秘等病症有一定的辅助治疗作用。

4.冷水浴够增强机体免疫力。人体经常受冷水刺激，肌肉紧张收缩，迅速作出抵御反应，从而增强人体对温度变化的适应能力，增强机体免疫功能，可预防伤风感冒等上呼吸道感染。

冷水浴的健身效果以"贯穿于一年四季并持之以恒"为最佳。冷水浴应从夏季开始，水温逐渐降低，全年坚持。刚开始时不宜太长，一般 2-3 分钟即可，以后再延长至 10-15 分钟，最好不要超过 15 分钟，可根据个人的耐受性自行掌握。

必须说明的是，冷水浴并非对每个人都适合。有些人的皮肤对冷水敏感，遇到冷水就会产生过敏症状，如起疹子、生紫斑等，这类特异体质的人就不能进行冷水浴；此外，患有严重高血压、冠心病、风湿病、空洞性肺结核、坐骨神经痛以及高热病人都不可进行冷水淋浴。

张光建：每天至少 1 小时洗脚成 "工程"

自古以来，我国民间就有 "睡前洗脚，胜吃补药" 的说法。

古人认为，洗脚对人体健康有很多好处："春天洗脚，升阳固托；夏天洗脚，湿邪乃除；秋天洗脚，肺腑润育；冬天洗脚，丹田暖和。"

文坛巨匠苏东坡、陆游等留有 "主人劝我洗足眠，倒床不复闻钟鼓"，"洗脚上床真一快，稚孙渐长解烧汤" 的诗句。

洗脚洗成了个百岁寿星！都江堰市天马镇建华村的百岁老人张光建老人因为洗脚，还有望赢得一笔收入——都江堰市某大型休闲场所有意请老太太为他们的洗脚中心做广告。

张光建老人一生育有三女一儿，目前她与儿子李进修住在一起。看上去，老太太一头银发，精神矍铄，只是耳朵有点不好使了。

据说，作家林语堂每天晚上要花 2 个小时洗脚，这在名人中传为美谈。与之相比，这位普通农村老太太大概也毫不逊色。据李进修和妻子叶宗群介绍，老太太每天晚上都要洗一洗脚。那可不是寻常人所理解的洗脚，简直就是一项

"工程"。老太太每天晚上洗脚所花的时间最少1个小时，多则2个小时。

李进修说，她洗脚都用温水，慢慢泡，细细搓，水凉了，又换，洗一次脚，至少也要换五六次水。洗脚的时间短了，老太太会觉得不舒服。李进修说，咋也要让老太太把脚洗舒适。

热水泡脚，又称之为"足浴"。民间有"头寒脚暖，四季平安"的说法，说明脚部保暖对身体健康的重要性。祖国医学的经络理论认为，人的五脏六腑的功能在脚上都有相应的穴位。脚不仅是足三阴经的起始点，还是足三阳经的终止处，这6条经脉之根都分别在脚上的6个穴位中。仅足踝以下就有33个穴位，双脚穴位达66个，占全身穴位的1/10。经常进行足浴，使足部的涌泉、太冲、隐白、昆仑等诸多穴位受到热力刺激，就会促进人体血脉流通，调理脏腑，平衡阴阳，舒通经脉，强身健体，推迟衰老，祛病延年。

现代医学也已证实，"人老脚先老"、"寒从脚下起"、"小看脚一双，头上增层霜"，它们说明了脚的健康不仅关系到人的健康，而且和寿命有很大关系。因为脚掌有无数神经末梢，与大脑紧紧相连，同时又密布众多的血管，故有人的"第二心脏"之称。如果经常能够坚持用热水泡洗双脚，并用力揉擦足心，除能祛除污垢、御寒保暖，还能改善睡眠，促进新陈代谢，增强免疫功能，以及促进血液循环。

怎样进行足浴才能达到最佳的养生效果呢？

足浴养生的最佳方法是：先取适量水于脚盆中，水温因人而异，以脚感温热为准，或烫或凉都不好。水深开始以刚覆脚面为宜，先将双脚在盆水中浸泡5-10分钟，然后用手或毛巾反复搓揉足背、足心、足趾。为强化效果，可有意识地搓揉中部一些穴位，如位于足心的涌泉穴等；必要时，还可用手或毛巾上下反复搓揉小腿，直到腿上皮肤发红发热为止。为维持水温，需边搓洗边加热水，最后水可加到足踝以上。洗完后，不要晾干，用干毛巾反复搓揉干净最好。一般来说，每晚一次足浴即可达到养生的目的。当然，也可一天数次或早晚两次。实践表明，晚上临睡前足浴的养生收效最佳，因此，保证每晚足浴是十分必要的。每次足浴时间以20-30分钟为宜，足浴完毕最好在半小时内上床睡觉。

不适合足浴的人群：严重心脏病患者；脑溢血未治愈者；足部有炎症，皮肤病，外伤或皮肤烫伤者；出血性疾病，败血病等患者；对温度感应失去知觉者；严重血栓患者；心脏病患者；孕妇；对温度感应迟钝者（应控制好温度，避免烫伤），就不适合足浴。

程子林：洗脚后抠脚板 100 下

《足疗健身祛病歌》中说："中医观点整体论，人身一体足为根；人到晚年先老脚，树到老来根先竭；人体器官与脏腑，足部均有反射处；诊病防病与治疗，按摩足部见功效；坚持足疗做按摩，延年益寿好处多。"

程子林老人于1903年出生在黄陂武湖，虽已年过百余，但仍旧耳聪目明。他没有心脏病，也没有高血压，除了有点关节炎和白内障外，身体基本健康，生活上亦能够自理。

他的大儿子程立政说，老父亲晚上洗脚有个特点，就是每次洗脚的同时，他还要不停地抠脚板、捏脚指头半个小时。程老抠脚板也是有次数的，他规定了每次都是100下。为什么要100下？程老说也没有什么根据，他以前患有白内障，听一个锻炼的人说，抠脚板有利于白内障好得快，从那时起就开始抠了。程老还说，抠脚板100下，他感觉对视力的恢复也能起到一些作用。程立政插话说，抠脚板还有一个好处，就是父亲睡眠情况非常好，很少有失眠的现象。

抠脚板其实就是足部按摩的一种简单表现形式。足部按摩疗法是通过对人体各脏器在足部相对应的反射区进行手法刺激的一种疗法，所以又被称之为足部反射区健康法。《黄帝内经》中就论述了足部保健养生的理论原则。千百年前，我们的祖先就使用足部按摩的方法来达到治病和保健的目的。

为什么对足部反射区进行手法刺激能影响到全身呢？足部按摩对全身的影响，主要表现在以下几个方面。

1.促进血液循环。通过对足部进行手法刺激，使足部的血液循环通畅，可带走在足部积存的代谢产物，运到肾脏处理后排出体外。由于双足处于距心脏最远的一端，双足的血液循环改善，将促使全身的血液循环亦处于良好状态。

2.调节各脏腑器官的功能。对足部的心反射区施加适当的刺激，能改善心脏的功能。使心动过速、心动过缓或心律不规则的患者，恢复较正常的心律，比使用药物更为安全可靠。

3.增强内分泌系统。对足部各腺体反射区进行手法刺激，能有效地调节各内分泌腺的功能。由于内分泌腺所分泌的激素通过血液循环能到达人体各个部位，因此可对全身状况产生广泛而持久的影响。例如，针对足部的垂体反射区进行手法刺激，可增强垂体的功能。

4.提高自我防御能力。对足部的脾反射区及淋巴系统反射区进行手法刺激，可增强人体的免疫机能。如对免疫功能低下或变态反应病（过敏性疾病，如哮喘、过敏性鼻炎、荨麻疹等）均有较好的治疗效果。

5.消除紧张状态。几十分钟的足部按摩可使被施术者从紧张的生活节奏或疾病的痛苦煎熬中解脱出来，得到充分的放松休息。

为能达到预期的功效，进行足部反射区按摩时应注意以下几点。

其一饭前半小时及饭后1小时内不宜做按摩。

其二治疗时应避开骨骼突起处及外伤部位，以免挤伤骨膜。

其三老年人骨骼脆弱，关节僵硬，按摩时不可用力过度。

其四心脏病严重者、危重病及出血性疾病患者禁止按摩。

其五按摩结束后30分钟内应饮一杯温开水，这样有利于气血的运行，从而达到良好的按摩效果。

尚爱池：梳头坚持了几十年

明代《焦氏类林》中写道：冬至子夜时，梳头千二百次，以攒阳气，经岁五脏流通，为"神仙梳头法"。

《摄生消息论》指出："夏三月，每日梳头一二百下，自然祛风明目矣。"

《清异录》说："服饵导引之余，有二事乃养生大要：梳头、洗脚是也。"

宋代文学家苏东坡说："梳头百余梳，散头卧，熟寝至明。"

在石家庄的辛集居住着一位年逾百岁的老寿星，她叫尚爱池。与这样的一位老寿星聊天，难免会被问到她长寿的秘诀，每每被问及这个问题时，老人家也是欣然相告。原来老人家有一个坚持了几十年的习惯，那就是每天早晨起床后要自己梳头。虽然随着年龄的增长，老人的头发也变得越来越稀疏了，但是这并没有影响到她梳头的习惯，现在每天起床后依然坚持着，并且一梳的话就是10多分钟，无论起早起晚，老人都一如既往地坚持着这个习惯。虽然头发很少了，但一梳就是十多分钟，这个习惯坚持几十年了。

中医认为，头发与肾、肝、心、脾、肺、脑等脏腑组织有着十分密切的关系。头发的乌黑、润泽、柔韧，均标志着气血充足、肾气充盛、大脑健旺、神气充足。所以，我国历代养生家都把梳头护法健脑的养生方法，看着是健康长寿的重要措施之一。

现代研究证实，勤梳头有六大好处。

1.能疏通血脉，有助于脑部的血液循环，增强记忆力，并有利于预防老年痴呆病的发生。

2.能使头发得到充分的营养，防止脱发和早生华发，有美发作用。

3.能散风、预防感冒，减轻头痛。

4.有明目作用，梳头有助于降低高血压，预防脑血管疾病的发生。

5.能健脑提神、缓解精神紧张、促进睡眠、消除疲劳。

有人做过试验，因思虑过度，而致神经性头痛、失眠、烦躁者，每天用梳子梳头3-5分钟左右，早晚各一次，结果一星期以后，头痛、失眠、烦躁自行消失。

6.有利于增强中枢神经系统的平衡协调功能，延年益寿。

梳头养生，重在坚持，日久方能见效，绝非一朝一夕之功。同时也应注意梳头方法的正确性。

正确的梳头方法是：由前向后，再由后向前；由左向右，再由右向左。如此循环往复，梳头数十次或数百次后，再把头发整理、梳至平整光滑为止。所用头梳宜取木质如桃木或用牛角等天然材料制成，梳齿易圆滑。梳头时间一般取早晚各5分钟，其余闲暇时间亦可，切忌在饱食后梳理，以免影响脾胃的消化功能。

梳头时还可结合手指按摩，即双手十指自然分开，用指腹或指端从额前发际向后发际做环状揉动，然后再由两则向头顶按摩，用力要均匀一致，如此反复数十次，以头皮有微热感为度。

范香秀：洁牙、叩齿保健康

唐代大医学家孙思邈在《千金方》中指出："每晨起，以一捻盐纳口中，以温水含揩齿，及叩齿百遍，为之不绝，不过五日，齿即牢密。"

《陆地仙经》记载说："睡醒时叩齿三十六遍，永无虫牙之患"，意即每天将上下牙齿有意识有规律地互相叩击，就可以达到保护牙齿的目的。

《抱朴子》牢齿之法，早朝叩齿三百下为良，行之数日，即便平愈，今恒持之。

生于1890年的老人范香秀，居住在湖南益阳市桃花江县苏团村。范香秀五世同堂，全家共有158人，其中60岁以上的15人，80岁以上的7人，因而被称为"长寿之家"。

范香秀一生有一个最大的特点，那就是爱干净、讲卫生。过去尽管生活艰苦，衣衫破旧，房屋简陋，但她仍坚持勤洗衣被、勤洗头发、勤洗身子。

问起范香秀的长寿之道，她的曾孙女介绍说："祖母早晚都漱口，吃了甜的、咸的东西就马上漱口，还坚持叩齿，上厕所也不例外，为的是保护好牙齿。"

牙齿不好，会直接或间接地影响其他脏器的健康。漱口是口腔保健方法之一。漱口能除去口腔内食物残渣和部分软垢，并能暂时减少口腔内细菌的数量，经常漱口对保持口腔清洁，牙齿健康，对于预防口腔疾病的发生，提高身体健康水平，有着重要的意义。

漱口的效果与漱口的时间、含漱的力量和次数有关。漱口的时间最好在刚刚进食后，因为这时会有效地把食物残渣从牙齿表面或牙缝里冲洗出来，减少口腔内的细菌，并能减弱细菌的生长繁殖。漱口时应将漱口水含在口内，闭上口，然后鼓动两腮与唇部，使溶液在口腔内能充分与牙齿接触，并利用水力反复地冲洗口腔各个部位，这样就能清除掉存留在牙齿的小窝小沟处、牙间隙、牙龈处、唇颊沟等的食物残渣和软垢，使口腔内的细菌数量相对减少，从而达到清洁口腔的目的。

漱口除了清水漱口和茶漱外，市场上还有抗生素漱口剂和含氟化物的漱口剂出售，一般是为了某种特殊的疾病或目的而配制的，应遵医嘱使用。

叩齿是我国古代保健牙齿的有效方法。现代生理学家认为，人经过一夜的休息之后，清晨起床时，牙周组织会处于松弛状态，牙齿有些松动。此时，若能经常叩齿，不仅能兴奋牙体和牙周组织的神经、血管和细胞，促进局部血液循环和经络畅通，增强牙体和牙周组织的抗病能力，而且还可使牙齿变得更加坚硬稳固、润丰光泽。注意叩齿的时候要用力中等而均匀，不可用力太猛，以防咬舌。

叩齿简单易行，不需要任何器具，不受场地、天气限制，只要闲时运动嘴巴——咬咬牙、切切齿即可，非常适合闲暇的时候。但真正奏效贵在持之以恒，若叩齿之后，配合吞咽唾液的方法，则会收到更佳的效果。

张务菊："要把疾病晒死"

美国纽约布克海文国家实验室的生物物理学家谢特劳说："每天不擦防晒油在户外的阳光下晒两次太阳、每次 15 分钟足以获得关于人体健康方面的全部好处。"

俗话说，"万物生长靠太阳"，日光是一切生命的源泉。

2006 年曾当选为"湖南十大寿星"的 108 岁老人张务菊出生于 1898 年，是湖南省泸溪县兴隆场镇龙头寨村人，最喜欢晒太阳。

"要把疾病晒死。"这是张务菊进入百岁之后常说的一句话。因此，只要天气好，杨云碧和家人都要挽着张务菊出来晒晒太阳，到户外散散步。

如今，张务菊已是四世同堂，全家已有 25 口人，第五代也已孕育在其曾外孙女李玉书的身体里，再过两个多月新生命就要降临了，爱热闹的张务菊非常期待五代同堂的那一天快点到来。老人一直关爱后辈的成长，对几个在外打工的曾孙辈更是多了一份牵挂。因此，曾孙们出门在外，总会不定期地给老人打打电话，回家时，也不会忘记给老人带上一份礼物。

晒太阳被现代医学形象地比喻为日光浴。日光浴，就是有意识地使身体皮肤直接暴晒在阳光之下。阳光中除可见的光外，还有红外线和紫外线。红外线有着很强的穿透力，在阳光中，它约含50%-70%，它对人体的作用，主要是热刺激，当人们皮肤接受红外线照射，一部分透入肌肉，为组织所吸收，并放出热量，使组织均匀加温，局部血管因受热刺激，引起反射性扩张，使血流加快，皮肤温度升高，从而促进肌体的新陈代谢作用。

日光浴还可以防治老年抑郁症。科学研究发现，有的老人在隆冬季节，容易出现精神抑郁症，表现出精神萎靡、疲乏、大脑反应迟钝及昏昏欲睡等症状。有关专家认为，这除了与冬季活动量较其他季节减少有关外，很重要的因素是冬天昼短夜长，光照不足。因为阳光中的一种电磁波犹如一种天然的"兴奋剂"。

此外，阳光中的紫外线还有杀菌、消毒作用，勤晒被褥，室内常透阳光等，都是减少疾病传播所必要的。紫外线还可刺激造血器官更好地工作，使体内红血球、白血球、血色素增加，使抗病能力得到增强。

尤其是在冬季，老年人应多到户外晒晒太阳，活动一下身体，有助于预防老年骨质疏松症等疾病的发生。

可见，阳光是人们一切活动的不可缺少的伴侣，是健身防病、延年益寿的一个保证。那么如何进行日光浴呢？

首先，日光浴最好结合生活、生产、体育活动自然地进行。

其次，应以一定方式专门进行日光浴。日光浴的地点应选择在尘埃比较少，有较多阳光的地方。进行日光浴的时间应视季节不同而异。夏天，最好在8-10时或16-18时，天气转冷后，气温不要低于18℃，比较理想的时间是11时~14时。进行日光浴时要循序渐进，开始时每次照射10多分钟，适应后再增加，一般以三四十分钟为宜。

再次，老年人最好不要独自进行日光浴，原因是独自进行日光浴容易睡着，反而容易感冒，得不偿失。可以几个人聚在一起，边晒太阳边聊天，既能舒筋活血，又可调节精神。

杨宝妹：根据自己的情况添加衣物

《孙真人卫生歌》说："春寒莫着棉衣薄，夏热汗多须换着，秋令觉冷渐加添，莫待病久才服药。"

杨宝妹，浙江杭州市拱墅区金华新村的老人。1899 年出生于上海浦东，22 岁结婚。杨老太太一生都以家庭为中心，现在和 72 岁的二儿子生活在一起。

据老人的儿子介绍，杨老太太能如此高寿，很大一方面是由于她了解自己的身体情况，并能根据自己的情况添加衣物，进行适当的保养。我妈年轻时身体也不算特别壮实。她自己说自己是阴性的人，特别怕冷，一到冬天，手脚冰凉，有时半夜都暖不过来，还容易感冒。但她很自觉，不用别人提醒，她自己就很注意保暖。穿棉衣要比别人早，而且特别注意脚的保暖，冬天有特别厚厚的毛袜，每天还用热水泡脚，这样，既能在睡觉的时候比较暖和，又可通经络。她常说，寒从脚生，脚不冷，身上也不会冷。母亲还有一个习惯，就是戴帽子的时间长，每年十个月总是有的，她出门就戴帽子，尤其是刮风的时候。她说脑子里有神，如果被风吹散了，人就会不精神，身体就会不舒服。听着有点玄乎，可她老人家这么大岁数了，从没害过头疼，可能还是有道理的。

古人早就知道服饰与养生的密切关系。《论衡》说："衣以温肤，食以充腹。肤温腹饱，精神名盛。"历代医家在"天人合一"思想的指导下，就服饰养生的意义和方法做出了许多专门的阐述。如《延寿书》等按照《内经》"春夏养阳，秋冬养阴"的养生原则，认为春冰未泮，衣服要下厚上薄，养阳敛阴，春天不可薄衣而患伤寒。

由于穿衣后，在各层衣服之间，衣服与皮肤之间形成许多空气层，空气层是热的不良导体，故冬天能减少人体表面对外界冷气的热辐射，夏天能遮挡或反射外界高气温侵袭体表的辐射热，因此衣服有保温防暑、保护肌体等功能。从养生角度而言，应包括如下几个方面。

1.衣着合体。无论戴帽、穿鞋和衣着，都要适合自身的体型，既不可过于宽松，衣不着身，易中风寒；也不宜过重、过厚、过紧。过厚、过重使人臃肿笨拙，活动不便；过紧则阻碍气血流畅，甚至引起血管压迫、发育不良、胃肠功能减弱、阴部炎症、不孕等多种疾病。总之，以轻、软、穿、脱方便为宜。

2.选料须恰当。只有根据不同需求选择相应的衣料，才能充分发挥服饰的保健功能。御寒，宜选保暖性好的纺织材料，如毛、棉、羽绒等；防暑，宜选透气、吸湿性能好的衣料，如真丝、棉织品。在色泽的选择上也应注意，冬天应选择深色的衣料以提高吸热性，利于保暖；夏天宜穿浅色服装有助于散热。内衣的选择应特别注意选料，宜选柔软、吸湿性好的棉织品，色泽宜淡，而不应采用化纤制品以免导致皮肤过敏，哮喘者更应避免。

3.时令不可违。俗称"冬穿棉，夏穿单"，概括说明了衣着要适应季节的变化。需要补充的是，夏季虽热盛，但着衣仍须护其胸背；冬天还要注意关节局部的保暖，必要时可戴上护膝、护腰等。春天由寒转暖，忽冷忽热，不可马上脱去冬装；秋天由热转寒，应逐渐适应寒冷，不应骤然增加过多衣服。所谓"春捂秋冻"就是这个意思，总之应采用递增或递减的方法。

4.鞋帽宜讲究。"头为诸阳之会"，中医认为全身阳气会聚于头部，在寒冷季节戴帽，可以避免阳气的耗散，戴帽应大小适宜，轻重合度，不影响头部的透气、排汗。

穿鞋也应注意大小适宜，过大行动不便，容易跌跤，过小影响血液循环，甚至造成足脚畸形。一般以布鞋大半号，皮鞋大一号为宜。其次要注意鞋跟的高度适中，否则易引起疲劳和疼痛，一般以2-3厘米为度。此外，要注意保持足部温暖，以免受寒，古人云："寒从脚起"，认为足部受凉，易患风寒之疾。

万美珍：只穿棉织的衣服

《祝您健康》中曾提到：人们都知道"病从口入"，但很少听说过"病从衣生"。其实衣服对人体健康有十分密切的关系。人们在选择衣料时，除了考虑经济、实惠、美观、大方外，还应把对健康的影响摆到重要位置。衣料对人的生理机能，如对体液、酸碱值、电解质等都有影响，如果衣料选择不当可以导致代谢功能紊乱等各种疾病。

闻名已久的百岁老人万美珍，虽然近年来耳朵、眼睛都不太灵便了，但精神看起来很不错，布满皱纹的脸上透着恬静和慈祥。衣服穿得干净整洁，时不时地掏出手绢来擦拭眼角。

你会注意到，万婆婆不时拿出来擦眼睛的手绢是棉布做的，而且老人身上穿的旧式对襟开深蓝色衣服也是棉布做的。她的大女儿刘秀英说，母亲里里外外穿的都是棉的，棉织衣服比较软和，又比较透气、吸汗，母亲一直都喜欢穿。就连母亲的床单、被套也都是全棉的，盖的也是棉絮，保暖舒适。

万婆婆不仅只穿棉织的衣服，而且穿衣很注重得体，不管好看不好看的衣服，都要洗得干干净净，弄得平平整整。岁数大了以后，还要在外面穿上一件深色的罩衣，免得把衣服弄脏。

中老年人对衣服选择的要求不同于年轻人，不仅要合身与舒适，更要健康。老年人服装的面料要柔软，以棉布为佳。如果是内衣、内裤一般应选择纯棉布料。为什么要选择纯棉织品呢？纯棉织品对健康有何好处呢？

1.纯棉织品具有吸湿性。棉纤维具有较好的吸湿性，在正常的情况下，纤维可向周围的大气中吸收水分，其含水率为 8%-10%，所以它接触人的皮肤，使人感到柔软而不僵硬。如果棉布湿度增大，周围温度较高，纤维中含的水分会全部蒸发散去，使织物保持水平衡状态，使人感觉舒适。

2.纯棉织品具有保湿性。由于棉纤维是热和电的不良导体，热传导系数极低，又因棉纤维本身具有多孔性，弹性高等优点，纤维之间能积存大量空气，空气又是热和电的不良导体，所以，纯棉纤维纺织品具有良好的保湿性，穿着纯棉织品服装使人感觉到温暖。

3.纯棉织品具有耐热性。纯棉织品耐热性能良好，在摄氏 110℃以下时，只会引起织物上水分蒸发，不会损伤纤维，所以纯棉织物在常温下穿着使用，洗涤印染等对织品都无影响，由此提高了纯棉织品耐洗耐穿的性能。

4.纯棉织品具有卫生性。棉纤维是天然纤维，其主要成分是纤维素，还有少量的蜡状物质和含氮物与果胶质。纯棉织物经多方面查验和实践，织品与肌肤接触无任何刺激，无副作用，久穿对人体有益无害，卫生性能良好。

有些面料如毛织品、化纤品等穿起来轻松、柔软，而且色彩斑斓，一向受到人们的喜爱。但是，对于这些面料中的过敏源会对皮肤有一定的刺激性，容易导致过敏性皮炎。另外，尤其是化学纤维面料透气和吸湿性差，会影响老年人汗液蒸发与排泄。有的衣服在互相摩擦或与皮肤摩擦中产生静电，这些静电在长期的作用下会使皮肤产生不良影响，并且对老年人的健康不利。因此，可以适当选择适量的毛织化纤成分的面料，使服装不致太过单调。

当然，生活中绝对不穿化纤面料的服装是不现实的。只要我们贴身内衣不选用化纤衣料，大多数化纤衣料引起的皮肤损害是可以避免的。一旦产生由化纤面料产生皮肤瘙痒或过敏，应及时更换衣服，用消毒剂、洗涤剂等漂洗。

北乡门：生活节奏缓慢有益于健康

《贵州日报》曾经报道说："人到老年，想事、做事力求做到尽善尽美，对事、对人、对自己如过于苛求，非但无必要，反而会伤己，所以生活中有些事还是慢半拍为好。"

在日本长寿老人最多的鹿儿岛有一位超百岁的女寿星，她叫北乡门，生于 1888 年。北乡老寿星生有 7 个儿女，除大女儿于两年前以 90 岁的高龄病逝外，其他 6 个孩子都健在。北乡老寿星长寿之道是什么？一是生活节奏慢，二是心情开朗。

在生活上，北乡老寿星与众人不同，一般人都是一天一天地生活，8 小时工作，8 小时睡眠，8 小时休息、活动，比较规律，也很正常。而北乡老寿星的生活节奏却很缓慢，她一觉需要两天，一醒也是两天，也很有规律。

长寿老人大都精神爽朗，笑口常开。北乡门就是这样的一位老寿星。她情绪稳定，心情开朗，喜欢唱歌跳舞。北乡老寿星一觉醒来之后，她的孩子们都来看她、陪她，老寿星也特别精神，她喜笑颜开，神采奕奕，并和晚辈一起唱歌，有时还指挥、打拍子。

在饮食上，主食是米饭，副食除蔬菜外，她喜欢吃用粗盐腌过的猪肉，也爱吃鱼片。饮料，她最爱喝日本的米酒，还有绿茶。

充满朝气的年轻人很适应快节奏的生活，但是，对身体各器官逐渐衰退，对外界反应不够灵敏的老年人来说，快节奏的生活容易诱发疾病，严重的还可能危及生命。实践告诉我们，老年人将生活节奏放慢一些，有利健康长寿。

1.步速宜慢半拍。老年人由于运动、神经等系统机能的减退，举步如年轻时高，男性常出现宽矮步态，女性则呈蹒跚步态，身体的重心前移，使身体处于前倾姿势，行走不稳，走路速度过快时容易摔倒。又由于老年人多有骨质疏松，跌倒后易引起股骨颈骨折和腕部骨折，因此，老年人行走速度宜慢，并注意身体重心平衡，还可带上手杖，以防跌倒。

2.体位改变速度要慢、幅度宜小。随着年龄的增长，老年人的心脏功能会有不同程度的减退，每次心脏收缩向全身输送血液相对减少，同时脑血管弹性减低，接纳血液也较少，故不少老年人常出现头昏、眼花现象。由卧位变成坐位，由蹲坐位变成立位时，如果动作过快，体位的突然改变，可使脑的供血量明显不足，而造成大脑的短暂性缺氧，会使老年人眼前发黑或突然昏倒，甚至诱发其他严重疾病。

此外，老年人关节不灵活，平时活动又少，在开关门窗或从高处取物、弯腰搬东西时，若动作过快，用力过猛，很容易发生颈、肩、腰、膝等关节扭伤，甚至发生骨折，需卧床休息治疗，生活不能自理，给自己和家人带来很多困难和痛苦。因此，老年人在改变体位或进行体力活动时动作要放慢一些。

3.进餐细嚼慢咽。食物的消化、吸收，首先靠牙齿的切磨和消化液的帮助，而老年人由于各种腺体的退化，唾液、胃液、胰液和胆汁等消化液的分泌都有所减少，加上牙齿不好，容易发生食物消化不良和营养吸收不好，易致营养不良。况且，老年人患脑血管病变者较多，可直接影响神经系统的正常功能，使咽部吞咽反射迟钝和不协调，如进食过快，易使食物误入气管，万一抢救不及时，就可发生"噎食猝死"。因此，老年人在进餐时，除应讲究食物的营养配比和易于消化外，还应特别注意细嚼慢咽，以防发生意外。

4.排便时不可操之过急。不少老年人，由于部分牙齿脱落、松动，咀嚼功能减退，加之吃纤维素食物和体力活动减少，肠蠕动变慢，以致常出现便秘。如果排便过急，过于用力，易使干结的粪便将肛门的黏膜擦破，引起肛裂，在排便时痛苦不堪。尤其是部分老年人患有高血压、脑动脉硬化等疾病，蹲下大便时，腹腔和下肢的血管受挤压，流向大脑的血液增多，如果排便时猛然用力，增加腹压，可使血压骤然升高，引起脑出血或蛛网膜下腔出血，直接危及生命。因此，老年人大便时不可操之过急，要有节奏地慢慢用力，以防发生意外。

心情开朗和吃米酒对人体的养生保健作用在本书其他篇章已有叙述，在这里不再加以累述。

第四篇

食养与长寿

张徐氏：喜欢吃红烧肉

日本大学板野节夫教授曾指出："只吃动物瘦肉部分，从健脑角度看并不适宜，要经常摄取一定量动物脂肪。动物脂肪中含有不饱和脂肪酸，它是构成大脑细胞的必要物质。因此，我们可以认为所谓的健脑法的基本原理，就是以脂肪为中心的营养法。"

2006年，家居南京安品街的106岁老太张徐氏被社区居民选举为"社区健康老寿星"，这位老人现在精神状态很好，不仅能买菜做饭，缝衣衲底，而且还坚持运动，一根铁拐杖照样舞得上下翻飞。

她的孙子张老先生。亦是一位60多岁的老人，他说："我家奶奶老家是泗阳农村的，裹小脚，不识字。那时候她家很穷，奶奶的母亲专门给有钱人家做针线活，她也跟着学，成了一把好手。后来奶奶嫁给了我爷爷，依然做针线活为生，自己家里大人小孩的衣服都是自己缝制。"

与别的老寿星的粗茶淡饭和素食经不同，张徐氏喜欢吃荤菜，尤其是肥肉、红烧肉。"我早晨一般吃稀饭就行了，晌午要吃肉的，孩子们烧的肉特别烂，到嘴里就化了，没有肉的时候，孩子们会给我烧鸡汤、骨头汤，有这些配头，饭菜就特别香。"老寿星说，这辈子她吃了不少苦、也享了不少福，身体一直没什么大毛病，现在除了耳朵有点背外，其他都很好。她希望自己能活到120岁。

红烧肉是一道家常菜，民间又称为"五花肉"，系用连肥带瘦的猪肉（通常取"腿花"或"肋条"）制成的，是许多下厨主妇的拿手好戏。红烧肉色香味俱全，鲜美可口，见了令人馋涎欲滴，想吃个痛快。据说，毛泽东生前也爱吃红烧肉。可不少人尤其是上了年纪的人对它视若洪水猛兽，不敢贸然下筷，只因那是高脂肪食物，生怕吃了会导致身体肥胖和高血脂，则动脉粥样硬化、冠心病、脑血管疾病接踵而来。因此，如今好多人对餐桌上的红烧肉忌讳，望美兴叹，避而远之。

其实，红烧肉未必如人们所想象的那么可怕，日本琉球大学医学专家的研究表明，只要烹饪得法，肥肉不但是一种有益于健康的食品，而且是防癌食品，平时适当吃些肥肉，不但对身体有益无害，而且可以延年益寿。

我们只知道高血脂是引起动脉硬化的元凶，殊不知，动物脂肪并不都是坏的，其中有一种脂蛋白称为高密度脂蛋白（HDL，俗称"好胆固醇"），不但不会促使动脉硬化，而且还能起到防止动脉粥样硬化的作用。

肥肉固然含有较多不利于健康的胆固醇与饱和脂肪酸，但是只要我们烹饪得法，"火功"到家，其中饱和脂肪酸含量会大大减少。有人在这方面作过烹饪实验研究，发现"五花肉"经过2-4小时文火炖（温度保持在100℃上下），猪肉内部营养结构会发生深刻的变化，其中对人体有害的饱和脂肪酸减少40%-51%，胆固醇亦减少51%，而对人体有益的不饱和脂肪酸大大增加。

由此可见，我们不必忌讳红烧肉，对它感兴趣者不妨照吃不误，只要烹饪得法、"火功"到家就是了，这样既可以饱口福，又有益于健康，何乐而不为呢！一项调查表明，北京不少长寿老人喜欢吃红烧肉，几乎每天都吃，这些"老寿星"血脂和胆固醇水平并不高，也无心血管疾病迹象。

张任天：非常爱吃猪蹄

《随息居饮食谱》："猪蹄填肾精丽健腰脚，滋胃液以滑皮肤。长肌肉可愈漏疡；助血脉能充乳汁，较肉尤补。"

著名数学家、浙江大学教授张任天，浙江省仙居人。生于 1887 年，卒于 1995 年，享年 108 岁。被称作是浙江大学"百年人瑞第一寿"。

张任天先生知识渊博，精通文理，尤长于数学。他曾任中学教员、大学讲师、教授等职。对业务精益求精，教学水平得到大家的赞许。他勤予笔耕，发表过多部 (篇) 学术论著，在全国数学界有很高的名望。老教授喜欢看书报和看电视，晚年双耳失聪但视力尚佳。他读五号字的书报，不用戴眼镜就可以。就是在暮年也每天读书、看报和看电视，乐此不疲。

老教授尽管个子矮小，却很喜欢活动，每天的散步是一天也不能少的。年届百岁后，仍然不改初衷。有时竟然带上矿泉水和刀切馒头，到郊野去游玩，这对一位百岁寿星来说是极为难能可贵的。

老教授不愿吃滋补品，但非常爱吃猪蹄、东坡肉，主食最爱吃刀切馒头。通常说高寿者应多吃菜，少吃肉，他却"反其道而行之"，每周总要吃上几次猪蹄，或一两次东坡肉，而且是自己亲自烧制。

据营养学家分析，猪蹄含有大量胶原蛋白质和少量的脂肪，碳水化合物。胶原蛋白的缺乏不但可导致"胶原性疾病"，更会使代谢功能减弱，细胞的可塑性亦随之衰减，造成老年人的各种器官萎缩，弹力下降，皮肤和黏膜出现干燥，起皱等脱水现象，进而加速衰老。

猪蹄中所含有大量的胶原蛋白，为生物大分子组成的胶类物质，是构成肌腱、韧带及结缔组织最主要的蛋白质成分，占人体总蛋白质的 1/3。人称胶原蛋白为骨骼中的"骨骼"，是恰如其分的，这就好像钢筋构架与水泥的关系，极具相互支持的重要性。

经常食用猪蹄，还可有效地防治进行性肌营养障碍，对消化道出血等失血性疾病有一定疗效，并可改善全身的微循环，从而使冠心病和缺血性脑病得以改善。

此外，猪蹄中含有较多的甘氨酸，这种物质具有一定的镇定作用，可以缓解困扰老年人的神经衰弱、失眠等症状。

不过，猪蹄中脂肪含量较高，慢性肝炎、胆囊炎、胆结石等患者最好不要食用。做猪蹄时，可稍微加点醋，一方面能使猪蹄中的蛋白质易于被人体消化、吸收和利用，另一方面还可消除油腻，增加猪蹄的风味。另外，合理的加工方法对食物胆固醇的含量也能产生影响。比如在猪蹄的烹调过程中，部分胆固醇会随着溶化的油脂进入汤汁中，这时煮熟的猪蹄的胆固醇含量就会随之下降了。

黄初秀：特别爱啃骨头

《扬州大学烹饪学报》说："骨头汤既可以当佐料使用，也可以做汤或炖菜，甚至直接饮服。把溶有髓液的骨头汤稍加过滤，弃去骨头，再加上蔬菜，经常食用，对减缓衰老有一定作用。"

在广西壮族自治区恭城瑶族自治县莲花镇竹山村洪岩屯有一位女寿星，她叫黄初秀，生于1891年。黄老寿星晚年的精神状态和身体情况都很好，步履稳健，耳聪目明，思维敏捷，记忆力好得惊人。

除了爱劳动外，对骨头有特殊的兴趣可能是黄老寿星长寿的主要原因。在饮食上，她能吃能喝，每餐能吃四两饭，除了蔬菜、豆制品外，她特别爱啃骨头。无论吃猪排骨、牛排骨，或吃鸡骨、鸭骨、鱼骨，她都细细地啃，反复地在牙上磨，吸吮其骨髓。她觉得别有滋味，格外香，好像吃、啃、磨了骨头浑身有劲，感到胃里热乎，浑身舒服。要是不啃不吮，就没了精神。她说："我这种生活习惯已有几十年。过去生活困难，买不起骨头吃，解放后生活好多了，偶尔买点骨头吃，一吃就总想吃。"

俗话说，"骨头的精华在汤里"。据分析，动物的骨头中含有多种对人体有营养、滋补和保健功能的物质，具有添骨髓、增血液、减缓衰老、延年益寿的保健功效。

血液是人体各器官组织所需营养的运输者和供给者，而血液中的红血球和白血球，恰恰是在骨髓中形成的。然而随着年龄的增长，其骨髓的造血功能将会自行衰退。尤其是当体内缺少类黏朊和骨胶原时，将会促使人体加快衰老。如果能够经常喝些猪骨头、牛骨头和羊骨头汤，就可及时补充人体所必需的类黏朊和骨胶原等物质，以增强骨髓制造血细胞的能力，从而便可达到减缓衰老、延年益寿之目的。

具体骨头汤的做法是：称取猪骨头或牛、羊骨头1千克。砸碎，加水5千克，用文火煮1~2小时，使含有类黏朊和骨胶原等有益成分的骨髓液，充分地溶于汤中，然后稍加过滤，捞去骨头，加入蔬菜，就成为味道鲜美、营养丰富、具有保健功效的骨头汤了。亦可用这种骨头汤煮面条、煮馄饨以及做成其他的汤料喝。久而久之，就可获得减缓衰老、延年益寿的美好愿望。

近年来，美国、日本等发达国家，十分重视大力开发骨头系列食品，诸如骨松、骨味肉、骨味素、骨味汁等，用于做饺子、肉饼、肉丸、午餐肉、香肠，并加工成罐头和速冻食品出售。骨头系列食品，不久可望将被认为是21世纪的新型食品、疗效食品和其他食品的材料。

黄公教：特别爱吃羊肉

《食疗本草》载："羊肉甘热，能补血之虚，有形之物也，能补有形之气。凡味与羊肉同煮，皆可补也。故曰补可去弱。人参，羊肉之属是也。人参补气，羊肉补形也。"

《本草纲目》记载："羊肉有益精气、疗虚劳、补肺肾气、养心肺、解热毒、润皮肤之效。"

世界长寿之乡广西巴马瑶族自治县巴马镇坡腾村良定屯，有个壮族老寿星黄公教，因其一生最喜爱吃羊肉，被当地群众亲切地称为"羊寿星"。

黄公教1891年3月2日（光绪十七年）出生于一个贫苦农民家庭。7岁时父亲黄卜便被强盗打死，9岁时母亲又一病而去，他成了孤儿。为了活下去，他只好到各村屯为别人放牛放羊，与牛羊一起长大。后来在乡亲们和堂兄堂弟的帮助下，32岁才成家立业，娶了一个媳妇，先后生育一男五女，前3个女儿均因病、饿而死亡。

为了养家糊口，他前半生拼死拼活地劳作，当过挑夫，从家乡挑着近百斤的桐果、茶油等山货，步行八十多千米山路到田州（今属广西百色市田阳县），换回盐巴、红糖等生活物品。一去一来就是几天几夜，经受着翻山越岭日晒雨淋之苦，在苦水中磨炼过来。随着年纪的增大，他又操刀杀猪杀羊出卖，做起屠夫生意，靠赚些小钱养儿养女，渡过难关。

黄公教一生最爱吃羊肉，每当逢年过节，他总少不了要买羊肉来吃；遇到乡亲们杀羊打平伙，他就是借钱也参加；在做屠夫期间，每每杀羊卖，他都要留下那些羊头羊脚羊下水，自己慢慢吃。

羊肉有山羊肉、绵羊肉、野羊肉之分。古时称羊肉为羖肉、羝肉、羯肉。在我国，大部分地区的人们都喜食羊肉，羊肉价廉物美，为我国民间传统冬令进补的佳品之一。

现代医学研究表明，每100g羊肉中约含蛋白质11.1-13.3g、脂肪25.8-34.6g，钙15mg，磷168mg，铁3mg，热量307-367千卡，同时，还含有维生素B1、维生素B2及矿物质钙、磷、铁、钾、碘等成分，营养十分全面、丰富。

祖国医学认为，羊肉味甘、性温，入脾、胃、肾、心经。具有补虚劳、祛寒冷、温补气血、益肾气、补形衰、开胃健力、补益产妇、通乳治带、助元阳、益精血等功效，主治肾虚腰疼、阳痿精衰、形瘦怕冷、病后虚寒、产妇产后大虚或腹痛、产后出血、产后无乳或带下等病症。

在中国，羊肉历来被当作冬季进补的重要食品之一。民间流传的药膳中，有许多以羊肉为主药的膳食，如当归生姜羊肉汤、大羊肉汤、附子煮羊肉、长寿汤、羊头烩、羊肉萝卜汤、羊肉木瓜汤、羊肉草果大麦汤等，都是人们熟悉的食用药膳。其中当归生姜羊肉汤更是有口碑的补养佳品。它能暖中补虚，促进血液循环，温暖全身，改善食欲，增强消化机能，有效地促进人体的健康。对老人、血虚有寒的人，怕冷、腰痛、脚软、夜尿、尿频、易感冒咳嗽、气喘的人，体弱血虚怕冷畏寒的贫血病人和营养不良者，都有很好的辅助治疗作用。即使没有疾病的健康人，食用也有保健强身之效。

羊肉虽好，但在食用中也应讲究科学性。羊肉，特别是山羊肉膻味较大，煮制时放个山楂或加一些萝卜、绿豆，炒制时放葱、姜、孜然等作料可以祛除膻味。吃涮肉时不可为了贪图肉嫩而不涮透。夏秋季节气候热燥，不宜吃羊肉。羊肉属大热之品，凡有发热、牙痛、口舌生疮、咳吐黄痰等上火症状者都不宜食用。患有肝病、高血压、急性肠炎或其他感染性疾病，还有发热期间都不宜食用。

徐阿二：爱吃螃蟹爱聊天

明代李时珍赞云："鲜蟹和以姜醋，侑以醇酒，嚼黄持螯，略赏风味。"

清朝李渔更称螃蟹："已造色、香、味三者之极，更无一物可以上之。"因此，素有"螃蟹上席百味淡"的美称，螃蟹不但为食中佳肴，作为药用也有奇功。

《本草拾遗》说："其功不独散，而能和血也。"

徐阿二出生于1902年9月19日，19岁时嫁给浙江萧山南阳镇赭东村的农民程维贤。当时生活十分艰苦，丈夫给人家打工，徐阿二在家织土布卖，辛苦地拉扯孩子们长大。解放后，一家人的生活才有了好转。回首那段艰苦的岁月，老人就更加感激党和政府，让她现在过上了幸福的日子。

虽年过百岁，但徐阿二老人腰板笔直，平时烟酒不沾，笑口常开。老人的胃口一直很好，从不挑食，每餐能吃三两米饭或半斤面条。老人最爱吃螃蟹，牙齿还特别好。家人也经常为老人买来螃蟹，一家人在一起边吃边聊。老人生活非常有规律，早上7点左右起床，中午小憩一会儿，晚上8点睡觉。老人性格随和，从未与别人红过脸、吵过嘴。

老人生有五男三女，如今是五代同堂，儿孙们都非常孝顺，平日里有什么好吃的东西，儿孙们总是先让老人吃。只要出外办事，儿孙们总忘不了给老人带回些礼物。

老人的孙子们每天总要把外界的新闻和村里的有关情况说给她听。如果哪天忘了说，她还会主动问起。所以，一般晚饭后，儿孙们都围着老人聊个把小时，逗老人开心。

现代营养学研究表明，螃蟹营养丰富，含有多种维生素，其中维生素A高于其他陆生及水生动物，维生素B_2是肉类的5-6倍，比鱼类高出6-10倍，比蛋类高出2-3倍。维生素B_1及磷的含量比一般鱼类高出6-10倍。每100g螃蟹可食部分含蛋白质17.5g，脂肪2.8g，磷182mg，钙126mg，铁2.8mg。螃蟹壳除含丰富的钙外，还含有蟹红素、蟹黄素等。

中医认为，螃蟹有清热解毒、补骨添髓、养筋活血、通经络、利肢节、续绝伤、滋肝阴、充胃液之功效。对于瘀血、损伤、黄疸、腰腿酸痛和风湿性关节炎等疾病有一定的食疗效果。不过，鲜美的螃蟹并非人人皆宜。患有某些疾病的人应禁食或少食。

1.肝炎患者不宜食螃蟹。肝炎病人由于胃黏膜水肿、胆汁分泌失常、消化机能减退，而蟹肉含有丰富的蛋白质，不易消化吸收，往往易造成消化不良和腹胀、呕吐等。

2.有伤风感冒、发热的人不宜吃蟹。伤风感冒的饮食应以清淡为主，高蛋白的螃蟹不易消化吸收，吃后易使感冒难愈或使病情加重。

3.凡脾胃虚寒者应不吃或少吃蟹。螃蟹性寒，吃后容易引起腹痛、腹泻或消化不良等症。慢性胃炎、胃及十二指肠溃疡患者最好也不吃螃蟹，因食后易使旧病复发或病情加重。

4.有过敏体质的人应忌吃螃蟹。此类人吃了螃蟹后，特异蟹蛋白通过通透性增高的肠壁进入肌体而发生过敏反应，产生大量组织胺等，引起胃肠等平滑肌痉挛、血管性水肿，而出现恶心、呕吐、腹痛、腹泻；有的还会引起荨麻疹或哮喘。此外，患有皮炎、湿疹、癣症等皮肤疾病的人也要慎食，因为吃蟹可使病情恶化。

5.患有胆系疾病的如胆囊炎、胆结石症的人不宜食用螃蟹。胆囊炎、胆结石的形成与体内胆固醇过多和代谢障碍有一定关系，吃蟹易使病情复发或转重。

6.蟹不能与柿同食。古医书记载："凡柿同蟹食，令人作泻。"原因是蟹含丰富蛋白质，而柿的鞣酸很多，两者同吃，会凝固成硬化。此外，蟹和柿都属寒凉之物，同时进食过量容易引致不适。

聊天对老年人的益处在本书已有叙述，在这里不加累述。

赵桂生：几乎每餐都有鱼

《中国海洋报》说："鱼肉鲜嫩可口，营养丰富，脂肪少，是餐桌上的佳肴，是现代人健康长寿必不可少的食物。"

《药膳食疗》说："鱼肉中含有不饱和脂肪酸，可以在阻止血液凝固、减少胆固醇含量方面发挥作用，从而有助于预防心脏病或脑血管方面的疾病。"

《美国营养学会》报道说："那些经常吃鱼的老年人，在参加记忆、视觉感知、空间认知、注意力、方向感和语言流畅度测试时，得分要高于不经常吃鱼的老年人。"

赵桂生老人生于 1894 年，家住湖南省长沙市岳麓区观沙岭办事处茶籽山村。2004 年 9 月 7 日，是老人赵桂生的百岁生日，老人身着暗红色唐装，看着一群喜笑颜开的子孙，倍感欣慰。

赵桂生老人性格刚毅，在家中很有威严，直到现在，很多事情都是他老人家说了算，大家都对他言听计从。现在老人和家里请的一个保姆住在茶籽山村的两层楼里，儿女们每到周末都会特意赶过来陪伴老人。

尽管老人在吃穿上不大挑剔，但老人一生最喜欢吃的还是鱼。多少年来，老人的饭桌上几乎每餐都有鱼。虽然天天吃鱼，老人依然吃得津津有味，自得其乐。

现代营养研究分析认为，鱼肉所含的营养成分绝不比其他肉类低，而且它是肉类中最易消化的一种。长期食用鱼类对人体有以下作用。

1.鱼肉能够为人体提供大量的动物蛋白质，多数鱼类的蛋白质含量可达18%－20%，高于肉、禽、蛋、奶的蛋白质含量，且易于消化吸收、利用率高达85%－90%。而且，鱼类蛋白质的氨基酸组成齐全，含人体内不能合成的8种必需的氨基酸，且配比均衡，因此，多吃鱼肉能够补充多种氨基酸。

2.鱼的脂肪主要由多种不饱和脂肪酸组成，具有促进人体大脑、视力的发育，降低血胆固醇和甘油三酯，预防心脑血管疾病的作用。

3.鱼头中含有十分丰富的卵磷脂，多吃卵磷脂，可增强人的记忆、思维和分析能力，并能控制脑细胞的退化和延缓衰老，因此说多吃鱼的人聪明是有一定道理的。

4.鱼肉中还含有矿物质，最值得一提的是丁香鱼或沙丁鱼，若带骨一起吃，是很好的钙质来源；海鱼则含有丰富的碘；其他如磷、铜、镁、钾、铁等，也都可以在吃鱼时摄取到。

虽然鱼类营养丰富，以下几类人群不适宜吃鱼肉，否则会诱发疾病，加重病情，甚而危及生命。

一类是过敏病人。过敏体质的人不宜吃青鱼、沙丁鱼、金枪鱼等，这些鱼含有大量组胺等致敏物质，容易导致过敏病人出现头痛、胸闷、恶心、口唇麻胀、喉头烧灼，伴有腹痛、腹泻、皮肤潮红、呼吸困难、血压下降等过敏反应。

一类是肝硬化病人。肝硬化时，机体难以产生凝血因子，加之血小板偏低，容易引起出血，如果再食用富含20碳5烯酸的沙丁鱼、青鱼、金枪鱼等，会使病情急剧恶化。

此外，像结核病人、痛风患者也不宜多食。

王王氏：每天都离不开鸡蛋

祖国医学认为，鸡蛋，性平，味甘。具有滋阴润燥、养血安胎、长筋骨、解热毒、益脑等作用。

经历 3 个世纪的王氏曾是通州区岁数最大的老寿星。这位百岁老人腰不弯，眼不花，头发才半白，皮肤还很有光泽，一双十公分的小脚走起路来连拐棍都用不着。

王老寿星全家共有 84 口人，曾孙子都已经 10 岁了。这么多儿孙，她都记得很清楚。

王老寿星胃口特别好，每天都离不开鸡蛋，一天吃四五个鸡蛋也没问题。她早上一起来就能吃一袋半方便面，里面还要放两个鸡蛋，晚上能吃七八个饺子。

王老寿星还有个特殊的饮食习惯：把中午做好的几碟菜，每样拨一点，混在一起，加点水，搅个鸡蛋一块重新煮，从 40 岁老人就这么吃。别人看着觉得很不习惯，可老人却吃得有滋有味。

鸡蛋是公认的理想补品，老幼妇弱皆可食用的保健佳品。在每 100g 鸡蛋中，含蛋白质 14.8g，脂肪 11.6g，碳水化合物 0.5g，钙 55mg，磷 210mg，铁 2.7mg，维生素 A1440 国际单位，维生素 B10.16mg，维生素 B20.31mg 以及卵磷脂、卵黄素、胆固醇等人体生长发育所需要的营养物质。鸡蛋对人体的有益作用可概括为以下几点。

1.健脑益智。鸡蛋黄中的卵磷脂、甘油三脂、胆固醇和卵黄素，对神经系统和身体发育有很大的作用，可避免老年人的智力衰退，并可改善各个年龄组的记忆力。医学专家视卵磷脂为老年性痴呆的克星，而鸡蛋中就富含卵磷脂。

2.保护肝脏。鸡蛋中的蛋白质对肝脏组织损伤有修复作用。蛋黄中的卵磷脂可促进肝细胞的再生，还可提高人体血浆蛋白量，增强机体的代谢功能和免疫功能。

3.防治动脉硬化。蛋黄中含有较丰富的卵磷脂，是一种强有力的乳化剂，能使胆固醇和脂肪颗粒变得极细，顺利通过血管壁而被细胞充分利用，从而减少血液中的胆固醇。美国营养学家和医学工作者用鸡蛋来防治动脉粥样硬化，获得了出人意料的效果。

4.预防癌症。鸡蛋中的微量元素，如硒、锌等具有防癌作用。日本学者研究发现：鸡蛋中含有抗癌物质，即光黄素和光色素，鸡蛋中的光黄素和光色素能抑制喉癌和淋巴癌的 EB 病毒增殖的作用。

5.延缓衰老。鸡蛋含有人体几乎所有需要的营养物质，故被人们称作"理想的营养库"。

那么老年人一天吃几个鸡蛋最为合适呢？从营养学的观点看，为了保证平衡膳食、满足机体需要，又不致营养过剩，在一般情况下，老年人每天吃 1–2 个比较好。

杜品华：特别喜爱吃茄子

《食经》说茄子"主充皮肤、益气力、脚气"。

《医林纂要》称茄子"宽中、散血、止泻"。

四川乐山五通桥区辉山镇的百岁寿星杜品华享年 120 岁零 8 个月，她于

1886 年出生在一个农民家庭。2002 年 6 月 18 日，老人被上海大世界吉尼斯总部授予"大世界吉尼斯之最——最长寿的人"的称号。2006 年 4 月 22 日，老人度过了 120 岁生日，从而将由她保持的世界之最的纪录提高到 120 岁。

这位经历了 3 个世纪的老人为何如此长寿？老人的养子袁成农说，他母亲特别开朗乐观，喜欢吃素，特别爱吃茄子。除眼睛失明外，老人耳朵灵敏，思维清晰，很少生病，即使伤风感冒，只要吃几片药就好了。

茄子，又名伽子、落苏、昆仑紫瓜等，属于茄科一年生草本植物。茄子原产于东南亚、印度一带，至今已有 4000 多年的栽培历史。从颜色上看，茄子有紫色、黄色、白色和青色 4 种；从形态上分，茄子常见的有 3 种：球形的圆茄、椭圆形的灯泡茄和长柱形的线茄。

中医认为，茄子性味苦寒，有散血瘀、消肿止疼、治疗寒热、祛风通络和止血等功效。

现代营养学研究表明，每 100g 茄子中含有蛋白质 1.2g，脂肪 0.4g，碳水化合物 2.2g，粗纤维 0.6mg，钙 23mg，磷 26mg，铁 0.5mg，胡萝卜素 0.11mg，维生素 B10.05mg，维生素 B20.01mg，尼克酸 0.5mg，维生素 C17mg，可供热量 17 千卡。特别是茄子富含维生素 P，其含量最多的部位是紫色表皮和果肉的结合处，故茄子以紫色品种为上品。

近年国内外研究发现，茄子中含有特殊的有益成分能防治一些老年常见疾病。

1.茄子是心血管疾病患者的佳蔬。茄子富含的维生素 P 等营养物质，有减少血管脆性，降低血管通透性，增强毛细血管的弹性，增强维生素 C 活性的作用，能有效地防止微血管的破裂出血，使血小板保持正常，可以预防脑溢血、视网膜出血、紫癜等病症。

2.茄子可以降胆固醇。茄子纤维中含的皂草甙，具有降低胆固醇的功效。常吃茄子，可使血液中胆固醇不致增高，并有扩张血管的作用，常被用来治疗脑血管痉挛，能提高微血管抵抗力，具有很好的保护心血管功能。

3.茄子可以防治老年斑。医学专家认为，控制老年斑有助于减缓衰老。老年人因血管老化或硬化，皮肤会出现寿斑 (老年斑)。茄子含丰富的维生素 A、B、C 及蛋白质和钙，能使人体血管变得柔软，多吃茄子有助于减少老年斑。

4.茄子可以治疗内痔便血。茄子有清热活血、消肿止痛之效。每日用鲜茄子1～2个，洗净置于碗中，加油盐少许，放锅中隔水蒸熟，连食数日可治疗内痔便血，对便秘也有一定疗效。

5.防癌。茄子中含有龙葵素，它能抑制消化道肿瘤细胞的增殖，对胃癌、直肠癌有抑制作用。

但茄子性凉、体弱胃寒的人不宜多吃。老茄子，特别是秋后的老茄子含有较多茄碱，对人体有害，不宜多吃。油炸茄子会造成维生素 P 大量损失，挂糊上浆后炸制能减少这种损失。吃茄子建议不要去皮，它的价值就在皮里面。

田红艳：爱好吃洋葱

《草药志》中说："葱头能使秃头长出发，治痉挛和疯狗咬伤，预防普通感冒，使容色净美，消除关节炎，减轻高血压，有助于消化。"

法国人说："没有洋葱，最美味的食品吃起来也味同嚼蜡。"

德国人说："一日不食洋葱，整天情绪不佳。"

105 岁老人田红艳家在吉林省长春市。这可以说是一个长寿大家庭。儿子赵国兴 79 岁，儿媳李相珍 82 岁，女儿赵蔚 68 岁。说起田红艳的养生之道，赵国兴老人说，母亲最大的一个特点就是喜欢吃洋葱。老人从 6 岁开始就喜欢生吃洋葱。如今老人每月要吃掉 30 斤左右的洋葱。全家饮食都受老人的影响，几乎每顿饭都离不开洋葱。除了蔬菜之外，全家人每周至少吃一次鱼和一次肉。

洋葱营养价值很高，含有蛋白质、糖类、胡萝卜素、硫胺素、尼克酸、钙、磷、铁、硒、多种维生素等，在欧美被誉为菜中"皇后"。据俄罗斯专家分析，一个重 80-100g 的生洋葱中所含的维生素 C 和无机盐足以保证人体内一昼夜正常需要。

概括讲，洋葱对人体主要有以下几大大功效。

1.开胃。洋葱含有葱蒜辣素，有浓郁的香气。实验也证明，洋葱能提高胃肠道张力，促进胃肠蠕动，从而起到开胃作用，对萎缩性胃炎、胃动力不足、消化不良等引起的食欲不振有明显效果。

2.杀菌。洋葱中含有叫"硫化丙烯"的油脂性挥发液，具有杀灭多种病菌和微生物的作用，尤对金黄色葡萄球菌、白喉杆菌、痢疾杆菌、大肠杆菌和滴虫敏感。

3.降脂。洋葱中含有洋葱精油，可抑制高脂肪饮食中胆固醇，提高高血脂病人体内纤维蛋白溶解酶的活性，因而能降低血液黏稠度，改善动脉粥样硬化。

4.抗癌。洋葱中含有较多的硒元素，硒能刺激人体免疫反应，使环磷腺苷酸增多，抑制癌细胞的分裂和生长，同时还可降低致癌物的毒性。

5.抗衰老。洋葱中含有半胱氨酸，是一种抗衰老物质，所以常吃洋葱可推迟细胞的衰老，有益于健康长寿。

6.舒缓心理紧张。洋葱中含有二烯丙基二硫化物和能激活血溶纤维蛋白活性的成分，这些都有舒张血管的作用，可改善大脑的供氧，有利于消除心理紧张和疲劳。

7.预防骨质疏松。常吃洋葱有预防骨质疏松的作用。因为洋葱可有效阻止骨骼再吸收的过程，避免骨骼再吸收导致骨骼中的钙质不断流失。特别是绝经后的妇女易患骨质疏松症，常吃洋葱对机体非常有利。

8.治伤风感冒。洋葱特殊的刺激气味，能兴奋神经，可治疗伤风感冒。方法是将洋葱对半切开，置于患者头部两侧 30 厘米处，利用它特殊的气味，即可使伤风感冒症状减轻。若鼻塞或流涕，则直接将其置于鼻下闻气味，可通塞止涕。

洋葱虽好，但切不可过量食用。因为它易产生挥发性气体，过量食用会产生胀气和排气过多，给人造成不快。此外，凡有皮肤瘙痒性疾病和患有眼疾、眼部充血者应少食。

孙萍：没有大蒜不吃饭

世界著名营养学家、《维他命圣典》作者艾尔·敏德尔博士称：蒜制品将在未来百年成为全世界优选的长寿保健品，蒜制品对所有现代疾病几乎都具有保健和康复作用。

101 岁的孙萍老人，居住在河北保定市郊。她 40 岁时患了严重的肠胃病，好心的邻居告诉她每天吃一两个独头大蒜，对肠胃有好处。她照此去做，一个月后，不但肠胃病好了，身体还一天天健壮了起来。

从此，她养成了吃大蒜的嗜好。渐渐地达到没有大蒜不吃饭的程度，一顿不吃就觉得不舒服。转眼间，她坚持吃了 60 年。100 岁时医生给她进行体检，发现她的心肺肝脾都未见异常。

大蒜是人们调味佐餐的食品，同时也是强身健体、治病、防病的一味良药，这一点得到了我国传统中医和西方科学家的一致认同。现代医学家在继承前人理论的基础上，依靠先进的科技手段，对大蒜的功能进行深入的研究，认为大蒜具有下述功能。

1.调节血脂，堪称"血脂清道夫"。大蒜中的活性物质——蒜辣素，可以从肝脏这个源头，控制低密度胆固醇和甘油三酯的合成；并能把已经形成的低密度脂蛋白输送到需要它的组织里；还可以加速分解多余的甘油三酯。最有意义的是：在蒜辣素的作用下，血中高密度脂蛋白的含量能增加。高密度脂蛋白的特殊功能是：消除血管壁上的沉积物。

2.溶解血栓，"抗栓"又"溶栓"。大蒜中的活性物质——蒜辣素，以及由它转化而成的多种硫化物，可以阻止血小板凝集，故能"抗栓"。让人惊叹的是，已经形成的小血栓块竟然能被蒜辣素转化而成的硫化物溶解，故说它能"溶栓"。

3.调节血压，平稳而无副作用。大蒜中的活性物质不仅能改善血液的流动速度，还能够增加血管弹性。经证明，大蒜降压，有效而可靠。它改变了传统药物"电梯式"降压方式（快速、猛烈，中老年人难以适应），平稳降压，安全可靠，没有副作用。

4.调节血糖，同时控制并发症。大蒜中的活性物质不仅降糖，而且还有助于改善血管病变，防止并发症。大蒜中的活性物质在降低血糖的同时，能够修复萎缩的胰岛细胞，减缓胰岛细胞的压力，最大限度地恢复胰岛自身调节血糖的能力。所以，这又称为保护性降糖。

5.抵抗病毒，增强免疫。大蒜中的活性物质具有杀菌消炎作用，能直接杀灭有害细菌，而且还能抗击各种病毒。大蒜中的活性物质对霉菌、真菌感染也有很强的功效，被称为"地里长出来的抗菌素"。

人步入中年后，免疫细胞数量减少、活力减弱，免疫力下降，极易遭遇外界病菌侵扰而导致体衰，引发疾病。大蒜中的活性成分能够刺激免疫细胞，使其更加活跃、尽责，对混进体内的所有异常物质、细菌、病毒严加"盘查"；还能刺激和调节免疫细胞的数量增长。长期吃大蒜，就能在体内保持一支强大的"免疫细胞队伍"，抵御外来侵袭。

大蒜被称为"天然药物之王"，长期服用对各种疾病都有很好的预防与康复作用。身体健康了，自然延年益寿。

李莲英：辣椒拌饭是最爱

《食物宜忌》："辣椒温中下气，散寒除湿，开郁去痰，消食，杀虫解毒。"

《食物本草》：“辣椒消宿食，解结气，开胃口，辟邪恶，杀腥气诸毒。”

美国加州大学教授艾文奇曼甚至说：“许多在药房出售的感冒药、咳嗽药的功效和辣椒完全一样，但我觉得吃辣椒更好，因为它完全没有副作用。”

在湖南省的湖橡社区，大家都知道那个喜欢踢毽子、吃辣椒的老寿星李莲英。她儿孙四世同堂，最小的曾孙子也有十几岁了。别看她这么大年纪了，健康指数全部达标。有一次，老人因感冒住进医院，康复出院时，病友还抢着和她握手，想沾点“长寿福气”。

老人视力很好，总喜欢帮家人择菜。“每次都不让她择，可她总是来帮忙。”70岁的儿媳妇陈利华一边择菜一边说。看到媳妇择菜，老人又忍不住了，坐在桌边帮起忙来。

说起长寿秘诀，老人摇摇头笑着说：“没什么秘诀，就喜欢吃辣椒拌饭和小菜。”“胃口好的时候能吃两碗饭呢。”另外，老人脾气很好，每天都很快活，从不和人吵架。

绝大多数辛辣食物都属温热性质，吃后能促进血液循环，令气血运行更好，脏腑得到适当的滋养和推动力；每100g辣椒，维生素C含量高达198mg，维生素B、胡萝卜素以及钙、铁等矿物质含量也很丰富。因此，只要能够适当吃辣椒，是可以给健康加分的。综合来看，吃辣椒对人体有以下作用。

1.提高免疫功能。寒冷的冬天适当地吃辣，可以促进体内胶原蛋白的合成，防止毛细血管破裂，提高肌体的免疫功能。

2.延缓衰老。辛辣食物能增进脑细胞的活性，有延缓衰老的功效，能减慢机体功能退化；此外，辣椒中含有丰富的胡萝卜素，能促进体内维生素A的形成，可以起到保护皮肤，保护体内黏膜完整性的作用。

3.预防动脉硬化。一根红辣椒中含有我们每日所需的β胡萝卜素，它是一种强力抗氧化剂，可以对付低密度胆固醇（LDL）被氧化成有害的形态。LDL一旦被氧化，就像奶油没放进冰箱一样，会变成坏的物质而阻塞动脉。换句话说，是β胡萝卜素在动脉硬化形成的初始阶段就开始进行干预。

4.吃辣椒使人心情愉快。美国纽约大学的科学家们认为，辣椒素能激发人口腔内的“疼痛感受器”，继而向大脑发出一种信号，使大脑分泌出一种让人感觉良好的化学物质。这种物质不仅能缓和辣味带给人的刺激，而且能有效改善人的情绪，使人心情愉悦。

如今，含辣椒的菜肴越来越深入家庭，但从健康保健的角度讲，像体型偏瘦的人不宜多吃。中医认为，瘦人多属阴虚和热性体质，常表现为咽干、口苦、眼部充血、头重脚轻、烦躁易怒。如果过食辛辣，就会使上述症状加重，导致出血、过敏和炎症。再就是肾炎患者不宜食用辣椒。研究证明，在人体代谢过程中，辛辣成分常常要通过肾脏排泄，对肾脏实质细胞产生不同程度的刺激作用。

汪德耀：人称"豆腐大王"

明代医药学家李时珍在《本草纲目》一书中称豆腐具有"宽中、益气、消胀满，下大肠浊气及清热、解毒、散血之功效"。

《随息居饮食谱》上说："豆腐清热、润燥生津、解毒、补中宽肠、降浊。冬月冻透者味尤美……其浆清肺养胃、化痰止咳、生津润燥；浆面凝结之衣，揭起凉干为腐皮，充饥最宜老人。"

1993年11月19日，近百岁高龄的厦门大学前校长汪德耀教授应邀到台湾进行了20天的学术访问。在台期间，他精力充沛地参观了12个研究所、4所大学、3所大医院，参加了10场学术座谈会，作了多次专题报告，真可谓"老当益壮"。

谈到具体的长寿方法时，汪老说："我有两个绰号你弄明白了，也就知道了我的全部秘密。其一'蔬菜大王'，其二'豆腐大王'。"汪老饭量甚少，但决不让肚子饿着，而是吃大量蔬菜，尤其喜欢吃豆腐，他每天都要吃六块大豆腐。

他说："厦门过去豆腐每块六分钱，六六三角六，所以卖豆腐的一见我就喊三角六来了。"

豆腐营养丰富、味道鲜美，是大众皆嗜的传统优良食物。据科学测定，豆腐能为人体提供蛋白质、脂肪、糖类、碳水化合物、钙、磷、铁以及多种维生素，豆腐中还有人体自身不能合成的氨基酸，如缬氨酸、亮氨酸、异亮氨酸、苏氨酸、色氨酸、蛋氨酸、赖氨酸、胱氨酸等。豆腐中所含钙的含量不仅多，而且易于被人体吸收利用，体虚及贫血病人常食之有较好的辅助治疗作用。

传统医学认为豆腐有补中益气、生津润燥、清热解毒、止消渴、解酒毒之功能，适用于治疗消化和呼吸系统的疾病，诸如身体虚弱、咳嗽痰多、虚痨哮喘、肠胃胀满、气短乏力、消化不良、大便干燥、小便不利、食欲减弱、自汗盗汗以及贫血、久痢、支气管炎、百日咳、子宫出血、白浊和各种烧烫伤等症。

豆腐细嫩、质软，易消化吸收，对中老年及胃肠功能差的人尤为适宜；糖尿病患者若能经常吃一些豆腐，可获较满意的辅助疗效；以豆腐和羊肉、虾、生姜各适量共煮食之，可治疗气血不足、脾肾阳虚、月经不调；冻豆腐与鸡蛋共煮食之，可治疗各种贫血；经常吃豆腐还能降低胆固醇和高血压、防止血管硬化，是心脑血管疾病、肥胖症的食疗佳蔬。但胃寒，易腹泻、腹胀者不宜多食豆腐；患有严重肾病、痛风、消化性溃疡、动脉硬化、低碘者应禁食。豆腐常与其他蔬菜搭配烹调，但要注意豆腐忌配菠菜、香葱。由于豆腐与菠菜、香葱一起烹调会生成不易被人体吸收的草酸钙，容易形成结石，不利于健康。

张秀熟：特别爱吃菠菜

《本草纲目》上说：菠菜可以"通血脉，开胸膈，调中气，止饮渴，解酒毒，调肠燥"。

《本草求真》记："菠菜，何书皆言能利肠胃。盖因滑则通窍，菠菜质滑而利，凡人久病大便不通，及痔漏关塞之人，咸宜用之。又言能解热毒、酒毒，盖因寒则疗热，菠菜气味既冷，凡因痈肿毒发，并因酒湿成毒者，须宜用此以服。且毒与热，未有不先由胃而始及肠，故药多从甘入，菠菜既滑且冷，而味又甘，故能入胃清解，而使其热与毒尽从肠胃而出矣。"

109 岁的张秀熟老人，出生于四川平武县。老人于 1926 年加入中国共产党，曾任四川省省长、全国人大代表等职。如今，张秀熟老人依然身体健康，耳聪目明。

说来可笑，张老像动画片里的大力水手一样，特别爱吃菠菜。他说："菠菜里面含有铁，吃了身上有劲。"菠菜、芹菜、黄花菜的铁、钙、磷含量丰富，对健康十分有益。他除了吃菠菜外，还喜欢吃其他蔬菜。

古代阿拉伯人把菠菜称作"菜中之王"。美国《时代》杂志曾将菠菜列为现代人十大最健康食品的第二位。从营养方面分析，菠菜含有胡萝卜素、叶酸、叶黄素、钙、铁、维生素 B_1、B_2、C 等，其中以胡萝卜素、叶酸、维生素、B_1、B_2、钙的含量较高。

现代医学研究表明，长期食用菠菜对人体有以下几大好处。

1.促进肠道蠕动。由于菠菜含有大量的植物纤维，具有促进肠道蠕动的作用，利于排便，所以经常食用菠菜有通肠导便、防治痔疮、帮助消化的功效。

2.抗脑功能的衰退。菠菜对预防患阿尔墨海茨病和帕金森症以及延缓衰老、防止记忆力衰退，有不可估量的作用。专家认为，菠菜之所以能对抗脑功能的衰退，是因为菠菜含有大量抗氧化剂，能清除有害的自由基，从而使人保持健康。

3.防治黄斑变性。菠菜中的"类黄酮"物质可防治老年人眼睛的黄斑变性，从而可延缓老年人黄斑的退行性变与老化而导致眼盲症或视力减退。

4.调节血糖。最新药理研究表明，菠菜叶中含有一种类胰岛素样物质，其作用与哺乳动物内的胰岛素样非常相似，故糖尿病人（尤其Ⅱ型糖尿病人）不妨经常吃些菠菜，以使体内血糖保持稳定。

5.促进骨钙形成。菠菜中的维生素 K 具有促进骨钙形成的强大功效，它是

"骨钙素"形成的必要成分。调查数据表明，中老年妇女每日摄入的维生素 K 在 109ug 以上，骨折危险可降低 30%。也有研究证明，每天补充 200mg 的维生素 K，就有维持和提高骨密度的作用。也就是说，每天只需吃不到 100g 菠菜，就可以达到这个效果。

很多人都爱吃菠菜，但一定要注意，吃菠菜，要想充分利用、吸收其营养，必须注意以下几点。

1.不宜将菠菜与黄瓜同食，黄瓜含有维生素 C 分解酶，会把菠菜里的维生素 C 破坏得一干二净。

2.烹调时间不宜过长，因为维生素 C 遇热后容易氧化。

3.菠菜中含有较多的草酸，草酸不是人体需要的营养素，人体摄入过多的草酸，会妨碍人体对钙质的吸收，并形成不溶性草酸钙沉淀，所以食前应先将菠菜用开水焯一下，以除掉大部分草酸，又不会损失其中的胡萝卜素。

4.菠菜里含有的无机铁是构成血红蛋白、肌红蛋白的重要成分，要更好地吸收菠菜中的无机铁，还要在吃菠菜时多吃点高蛋白的食物。

5.菠菜不宜与豆腐共煮，因为草酸在人体里与钙结合，最易形成肾结石或膀胱结石。

罗细秀：常吃野菜益于长寿

爱国诗人陆游诗云："野蕨山蔬次第尝，超然气压大官羊。放翁此意君知否，要配吴粳晚甑香。"这充分说明，吃野菜对他的长寿起了重要作用。

罗细秀曾是益阳市年龄最大的寿星，111 岁生日那天，市老龄办、县老龄办，当地镇、村的负责人和老人的亲属近百人纷纷前来为老人祝寿，市、县老龄办分别送上了"十大寿星"牌匾、花篮和寿礼，罗奶奶的晚辈们献上生日蛋糕。

1949年前，罗细秀一家人住在源嘉桥镇一个叫彭家洞的深山老林里，丈夫砍柴换钱买米，艰难度日，经常无以为继，为了填饱一家人的肚子，罗细秀经常上山采挖各种野菜，野菜半年粮，用野菜来弥补粮食的不足，采挖的野菜主要是野芹、败酱草、野百合、糯米藤、羊开口、蒿子，她变着法子把大米和野菜调剂好，或煮稀饭，或做汤团，或煎粑粑，让一家人吃得有滋有味。老寿星一生没得什么大病，偶然有小病，也很少吃药。能成"人瑞"，这与吃了大量的野菜不无关系。各种野菜都具药用价值，经常食用，能提高人的免疫能力，起到延年益寿的作用。

湖北省钟祥市是全国著名的长寿之乡，在钟祥4488平方千米的大地，长寿老人绝大多数都生活在农村。在这些长寿老人当中，他们大都爱吃野菜，有的还把野菜当作自己生活的主要菜肴。

长寿老人们常爱吃的野菜有马齿苋、香椿、地衣、蒲公英、藜蒿、地儿菜、鱼腥草、蕨菜、香菜、枸杞芽、车前草等。山野菜不仅含人体所必需的蛋白质、脂肪、碳水化合物、维生素、矿物质等营养成分，而且植物纤维更为丰富，有的野菜维生素、矿物质含量比栽种的蔬菜高几倍甚至几十倍，而且大多山野菜生长于山林之中，未受到现代工业和农药化肥的污染，尤为珍贵。

野菜不仅能够丰富餐桌，它还是防病治病的良药。蒲公英有清热解毒的作用，是糖尿病、肝炎病人的佐餐佳肴。荠菜能清肝明目、止血、和脾胃、降压，主要用于痢疾、肝炎、高血压、妇科病、眼病、小儿麻疹等，民间有"荠菜当灵丹"的说法。野苋菜有清热利湿的作用，可治痢疾、肠炎、膀胱结石、甲状腺肿、咽喉肿痛等。苦菜的功效是清热、冷血、解毒，可治疗痢疾、黄疸、肛瘘、蛇咬伤等。灰菜的功效是去湿、解毒、杀虫，用于周身疼痒或皮肤湿疹。蕨菜的功效是清热、利尿、益气、养阴，用于高热神昏、筋骨疼痛、小便不利等。

但是专家提醒，吃野菜也是有讲究的，不注意反而会适得其反，对身体不利。吃野菜主要注意事项如下。

1.野菜取材要新鲜。洗切和下锅烹调的时间不宜间隔过长，避免造成维生素和无机盐的损失。久放的野菜最好不要食用，久放的野菜不但不新鲜，而且营养成分减少，味道很差。

2.不认识的野菜不要吃，容易发生误认的野菜不要食，以免中毒。

3.苦味野菜不宜多食，苦味野菜性味苦凉，有解毒败火之效，但过量食用，损伤脾胃。

4.一些树上的野菜不宜炒吃。树上的野菜品种不多，如刺嫩芽、榆树钱等，这类野菜宜蒸吃或做酱吃。若是炒着吃，既黏又涩，难以下咽。

5.受污染的野菜不要吃，郊外化工厂等处附近空气不佳，所生野菜容易吸收铅等化学物，废水边的野菜也常含有毒素，均不宜食用。

马英：从小就喜欢吃海藻类植物

《天天健康饮食》："海藻类是生长在海洋里的自殖植物，含有多种特异成分，营养丰富，近年来更被国内外誉为'长寿菜'，而国外的营养学家也曾预测它将成为风靡21世纪的健康食品。"

老寿星马英生于1897年，是辽宁省大连市人。老太太的身体非常健康，如今耳不聋，眼不花，头脑清楚，脚步稳健，完全不像年逾百岁的老人。有人问及老寿星长寿的秘诀，老人幽默地说："是吃海吃的。"

原来，老寿星从小就在海边生活，从小就喜欢吃海藻类，像海带、海菜、海裙菜、紫菜等，几乎成了家常菜，每顿饭都要吃一些。这些海藻类生长在海边，经济实惠，现采现吃，十分新鲜。经常食用，能使身体得到全面的营养。因为老人生活在海边，吃鱼既方便又便宜，多吃些鱼类也能增强抵抗疾病的能力。马英老人一辈子吃的都是这些营养丰富的海产品，所以能够得天独厚地得以长寿。

爱吃海产品只是马英老人长寿的一个因由。因为其他也生活在海边的老人，也吃海产品，为什么不能年逾百岁呢？马英老人的长寿还与她的身体素质和个人性格有直接关系。马英老人自幼就身体健康，从来没有得过大病，也从来没有到医院看过病。有了这样健康的身体，再经常食用海藻类、海鱼之类的食品，就相得益彰地加强了老人的免疫力，延缓了衰老的进程。

海藻，是生长在海洋里的低等自养植物，也称海洋蔬菜。海藻个体为单细胞，群体为多细胞，现今已知可供人类食用的有70多种，如海带、紫菜、石花菜、裙带菜等。由于它们营养丰富又具保健作用，所以被誉为"长寿菜"。

从海藻所含一般成分看，作为热源，其营养价值不高，仅有润肠作用，是矿物质、维生素的供给源。那么，海藻何以能在健康食品中独具魅力呢？这与其所含特异成分和生理效应有关。

1.富含蛋白质。海藻所含蛋白质是陆地蔬菜无法比拟的。从氨基酸构成看，海藻的赖氨酸和色氨酸偏低，而蛋氨酸和胱氨酸都极丰富，一般动物性食品却正好缺乏后两种氨基酸，所以和动物性食品搭配食用起互补作用，可大大提高蛋白质生物效价，如海带烧肉、紫菜蒸鱼等，被认为是最富营养的高蛋白菜馔。

2.多糖类物质。海藻含碳水化合物50%-60%，其中含有丰富的多糖类，如褐藻酸、甘露醇、昆甘醇、岩藻硫酸酯等，药理研究证明，褐藻酸有预防白血病、骨痛病的作用，对动脉出血也有止血作用，还能阻止放射性物质在肠道的吸收。岩藻硫酸酯具有降脂和降压作用；甘露醇对急性肾功能衰竭、肺水肿、乙型脑炎、急性青光眼等都有一定疗效。

3.矿物质。海藻最具有保健作用的特异成分是富含无机盐类，这是陆地蔬菜望尘莫及的。每百克紫菜和海带含钾分别为1640mg和1503mg，是所含钠盐的2.2倍和17倍，常吃可有效地调节血液酸碱度，保持体液酸碱平衡。每百克海带和紫菜含碘分别为2400mg和1800mg，含钙分别为1341mg和912mg，含铁分别为150mg和32.2mg，这对预防甲状腺肿，防治软骨病、佝偻病、骨质疏松症以及缺铁性贫血等症，都是最理想的食疗佳品。

4.维生素。海藻中含有相当数量的类胡萝卜素、维生素 B_1、B_2、PP 及一定量的 B_6、E、C、泛酸、叶酸等。其中，维生素 B_{12} 为陆地蔬菜所罕见。在各种藻类中以 β-胡萝卜素最多，如紫菜中每百克所含的量，折算成维生素 A 为 33000

国际单位。海藻中还含特殊的叶黄素如岩藻黄素、叶绿素、藻苷乙青及多莫酸等，都具有维生素的生理活性。

大家都知道，常食海藻类食品有益于健康，但要注意一些食用细节：干燥的海藻类所拥有的营养物质全在表面，所以不要大力清洗，轻轻用水冲一下就行；海藻类表面的白粉不是尘埃，而是一种营养价值极高的物质，因此，不要随意把它洗掉；提高海藻类营养价值的最好方法就是煮汤。

罗德章：平生最喜欢吃红薯

《随息居饮食谱》记述：红薯"煮食，补脾胃，主气力，御风寒，益颜色"。

李时珍《本草纲目》中记载红薯能"补虚乏，益气力，健脾胃，强肾阴"，并说如果久食，可"自目聪明，耐饥延年"。

家住四川省成都市金牛区抚琴北区社区的罗德章老人喜食红薯。在她百岁生日时，社区居委会特意为老人操办了一场浓重的生日宴会。令人大感意外的是，在一堆"正儿八经"的生日礼物中，竟然有几个精选的红薯！把红薯当生日礼物送，这还真有些稀奇。细问之下才知道，老人平生对红薯情有独钟，左右邻居都知道老人喜欢吃红薯，在生日这天送老人红薯，她可高兴了。老人的儿媳妇说，老人平生最喜欢吃红薯。

前些年，老人一日三餐，餐餐不离红薯。如果没红薯，老人就会吃不下饭。现在老人一日食六餐，其中有三餐必定要吃红薯。蒸红薯、煮红薯、烤红薯轮番上阵。几十年来，家里对红薯的做法可谓是千奇百怪。老人的儿子则笑着说，现在每天叫妈妈起床的代号就是"红薯好了"。只要一听到这句话，老人会立马翻身起床。老人说，在困难时期，她经常靠吃红薯充饥。现在生活好了，她仍然喜欢吃红薯，已经习惯了生活中充满红薯的香味。别人问她天天吃红薯难道就不会吃腻？老人笑着说："红薯可是好东西，营养丰富。看我身体这么好，也有红薯的功劳啊！"

红薯，又称白薯、地瓜、红苕、山芋等，植物学名叫甘薯。它不仅能充饥，而且还是一种食疗佳果。在过去不能登大雅之堂的红薯，近年来却一跃成为人们追求健康与长寿的时髦保健食品。

何以说它是健身长寿食品呢？

一是因为它含有丰富的营养物质。据化学分析，每千克红薯中含糖类256g，蛋白质15g，钙156mg，磷174mg以及多种维生素，尤以胡萝卜素含量极为丰富，是粮食和蔬菜中的佼佼者。

二是因为它含有一种具有特殊功能的黏蛋白。这种黏蛋白不但能维持人体心血管壁的弹性，阻止动脉硬化发生，使皮下脂肪减少，防止肝肾中结缔组织萎缩，预防胶原病发生，而且对呼吸道、消化道、关节腔和浆膜腔也有很好的润滑作用。

三是它含有较多的淀粉和纤维素，人食入后，能在肠内大量吸收水分，增加粪便体积，不仅能够预防便秘，减少肠癌的发生，还有助于防止血液中胆固醇的形成，预防冠心病发生。

四是它是一种生理碱性食品，能与肉、蛋、米、面所产生的酸性物质中和，调节人体的酸碱平衡，对维持人体健康有积极意义。

红薯虽然是一种价廉味美的健身长寿食品，但是由于它含有氧化酶和粗纤维，在人肠胃内会产生大量二氧化碳气体；由于它含糖量高，吃多了会在胃内产酸，引起肚胀、烧心等症状。因此，吃红薯应该讲究科学。要注意做到：吃熟不吃生。因为红薯中所含的大量淀粉粒，外面包裹着一层坚韧的细胞膜，只有煮熟蒸透，人体才能够消化吸收，同时，也只有如此，才能将大部分氧化酶破坏掉，减少二氧化碳气体的产生。一次不可吃得过多，尽量采用细加工，并且最好与米、面搭配食用，以减少胃酸产生，防止肚胀、烧心等症状出现。

陈张氏：每天下午冲一碗芝麻炒面

《本草纲目》中称："胡麻服至百回，能除一切痼疾；一年身面光泽不饥；二年白发返黑，三年齿落更生。"

《玉揪药理》中记载：芝麻能"补益精液、润肝脏、养血舒筋、疗步迟、皮燥发枯、髓涸肉减……"

2004 年的一天，在安徽淮北市鹰山路西侧 2 号 5 幢开关厂一宿舍院内，71 岁的陈传祥正在为 104 岁的老母亲陈张氏仔细梳理着花白的头发。明媚的阳光在百岁老寿星洋溢着幸福的笑脸上增添了一抹动人的光彩。

陈传祥说，老母亲生于 1900 年 2 月 10 日，是安徽省濉溪县徐楼镇张桥人。父亲早在 1960 年去世，老人独自把 5 个子女拉扯成人。老人一直在农村劳动，70 多岁时被接到城里生活。

老人平素不挑食、喜清淡，一日三餐简单而又有营养。此外，每天下午冲一碗热乎乎的芝麻炒面，加上稍许白糖，当做午后茶喝。

老人极爱干净，夏天每日自己洗澡，冬天半月洗一次，换下来的衣服大都是自己动手洗干净。老人为人平和善良，坦荡豁达，平时喜欢看电视，爱和街坊邻居拉家常。更令人惊奇的是，老寿星做针线活从不戴眼镜，自己穿针引线，不需别人帮忙，三五天就可以做成一双鞋。老人做的虎头鞋远近闻名，不少人慕名而来为孩子求做，为的是讨个福寿双全的吉利。

芝麻又叫胡麻，有黑白之分，黑芝麻既可食用又可入药，白芝麻则以食用为主。近代研究证明，黑芝麻含有丰富的油酸、亚油酸、卵磷脂、维生素 E 和蛋白质及钙、铁等物质。其含油量高达 50% 以上，尤其是维生素 E 含量为植物食品之冠。在生命活动的过程中，脂肪的代谢很容易被氧化分解成过氧化脂质，过氧化脂质会破坏细胞生物膜的结构，加速组织细胞的衰老退化，而黑芝麻中丰富的维生素 E 有很强的抗氧化作用，能防止过氧化脂质对人体的危害，抵消或中和细胞内衰老物质"游离基"的积聚，防止脂肪的过度自由老化，有效地保护组织细胞的生物膜，有延缓细胞衰老，延年益寿之功效。芝麻还有减少血液凝块，防止动脉粥样硬化及冠心病的作用。

此外，黑芝麻内含有的胱氨酸和半胱氨酸是头发不可缺少的成分，能有效地防止头发脱落，是女性抗衰老的好帮手。

现介绍芝麻食疗方法若干，供大家选择。

1.头发枯脱、早年白发。取芝麻 200g，何首乌 200g 共研细末，每日早晚各服 15g。

2.干咳少痰。取黑芝麻 250g，冰糖 100g，共捣烂，每次以开水冲服 20g，早晚各一次。

3.便秘，黑芝麻 30g，核桃仁 30g，共捣烂，加蜂蜜 20g，用开水搅匀，一次服下。

4.高血压。黑芝麻、醋、蜂蜜各 35g，充分混匀，日服 3 次。

5.阳痿并腰酸腿软。芝麻 250g、早稻粳米 250g、紫河车 2 具焙干，共研末，加蜂蜜炼成小蜜丸，每日早晚各用 15g。

6.便血。黑芝麻 500g 炒焦、红糖 500g，拌匀，随意适量服用。

7.老年咳喘。炒黑芝麻 250g，生姜 200g 捣汁去渣，再与芝麻同炒，加蜂蜜（蒸熟）、冰糖（捣碎蒸溶）各 120g，混合后装瓶，每日早晚各服 1 汤匙。

黄妈伦：玉米是终身主食

《本草纲目》："玉米调中开胃。"

《医林纂要》："玉米益肺宁心。"

《本草推陈》："玉米为使胃剂，煎服亦有利尿之功。"

108岁的黄妈伦老人，家住广西巴马瑶族自治县甲篆乡坡月村。

这位壮族老人生性勤快，手脚总闲不住，终身从事体力劳动，玉米是她的终身主食。尽管她已是跨越3个世纪的百岁老人，但身体健康，腰不弯，背不驼，说话声音洪亮，听力视力较好，胃口也很好。老人一生没患过大病，没打过针、没吃过药，现在只感觉腿脚的关节有点痛。

玉米在世界上被称为"黄金作物"，这是因为它有较高的营养价值。最近，德国营养保健协会的一项研究表明，在所有主食中，玉米的营养价值为稻米、小麦的5~10倍。玉米中除了含有碳水化合物、蛋白质、脂肪、胡萝卜素外，还含有大量卵磷脂、亚油酸、黄体素、钙、谷胱甘肽、维生素、镁、硒、维生素F和玉米黄质等营养物质。长期食用玉米对人体有很大的好处。

1.多吃玉米可预防高血压。玉米所含脂肪中50%以上是亚油酸，还含有谷固醇、卵磷脂、维生素E等，故玉米油能降低血清胆固醇，预防高血压和冠心病的发生。

2.玉米中所含的胡萝卜素被人体吸收后能转化为维生素A，它具有防癌作用；植物纤维素能加速致癌物质和其他毒物的排出。

3.玉米中的天然维生素E则有促进细胞分裂、延缓衰老、降低血清胆固醇、防止皮肤病变的功能，还能减轻动脉硬化和脑功能衰退。

4.玉米含有的黄体素、玉米黄质可预防老年黄斑性病变的发生，摄取较高的黄体素和玉米黄质能降低患老年黄斑性病变的概率。

5.多吃玉米可以防治骨质疏松症。经测定，每100g甜玉米能提供近300mg的钙，几乎与乳制品中所含的钙差不多。丰富的钙可有效地补充老年人的钙流失，防止骨质疏松症的产生。

6.多吃玉米还能抑制抗癌物对人体的副作用，刺激大脑细胞，增强人的脑力和记忆力。

由于玉米的营养素比较全面、丰富，无论男女老少，一年四季都可吃，吃法亦多。例如，以玉米为原料加工各种方便食品，或运用先进技术对玉米进行深加工，再如，用玉米与各种蔬菜、水果混合制成沙拉，可以制作各种蛋糕、炒菜、甜玉米羹、八宝粥、西餐饼等。

刘姜氏：喜欢吃花生

民间有"常食花生能养身，吃了花生不想荤"的说法。

《四川常用中草药》："花生补心安神，祛痰。治血虚心悸，失眠多梦，咳嗽痰少。"

112岁的刘姜氏老人，家住山东青岛永安路，是青岛市年龄最大的"寿星"。

据老人80岁的儿子刘玉福介绍，老人身体很硬朗，平时很少生病，耳不聋，眼不花，胃口特别好。平常每天早晨要吃两个鸡蛋、两个蛋糕，外加一碗稀饭。老人平时喜欢嚼食花生，这一嚼就是百年光阴。

花生俗称香果、地果、落花生，为豆科植物花生的种子。花生营养成分丰富而且全面，据科学分析报道，花生含有脂肪、蛋白质、氨基酸、卵磷脂、嘌呤、花生碱、胆碱、淀粉、纤维素、无机盐和维生素 A、B、C、K，生物素，生育酚；还含有钙、钾、磷、铁、镁等多种元素。

花生所含脂肪酸大部分为不饱和脂肪酸，达 80% 以上，这类不饱和脂肪酸具有降低胆固醇的作用。临床观察中发现，食用花生油可使肝内的胆固醇分解为胆汁酸，能促使其排泄增强。花生油不仅能降低胆固醇，还能预防中老年人动脉粥样硬化和冠心病的发生。临床应用结果表明，花生油对冠心病、动脉硬化症、高血压病等均有良好的治疗效果，降低胆固醇也较明显。

花生中的微量元素硒和另一种生物活性物质白藜芦醇可以防治肿瘤类疾病，同时也是降低血小板聚积，预防和治疗动脉粥样硬化、心脑血管疾病的化学预防剂。

花生含有一定数量的卵磷脂，它能经肠道酶的作用转化为胆碱，进入脑内与乙酸结合成为乙酰胆碱，是重要的神经递质，可促进思维活动、加强记忆。

花生中含有的维生素 E 可以阻止血液中的血小板沉积在血管壁上，使血管保持柔软。血管不易硬化，患心脏病的机会自然就少了。此外，维生素 E 还能防止不饱和脂肪酸被氧化，消除"自由基"，起到抗衰老作用。

花生虽好，但不是所有的人都可以吃花生的。如中老年人消化功能不好，"脾弱便溏"，不宜吃花生，因为花生中含有丰富的油脂，会加重腹泻。另外，因为花生中含有的油脂多，需要多耗胆汁去帮助消化，所以那些做过胆囊切除手术或患有严重胆病的中老年人也不宜多吃花生。此外，需要注意的是，花生容易变质，变质后则易产生致癌性很强的黄曲霉毒素，故要妥善保管。如花生已霉变，则不可食用。

江玉珍：特别爱含冰糖

联合国粮农组织和世界卫生组织的报告指出："多年的研究已反驳了各种误解，并提供一贯的证据显示日常的食糖是一种安全有价值的食物来源。"

江玉珍老寿星是上海市浦东新区人。江老寿星虽说老迈年高，但是精神矍铄，腿脚利落，几乎每天都到家居附近的河边活动腿脚。

老寿星在饮食上除了喜欢吃清淡的饭菜之外，还特别爱含冰糖。老人从80多岁开始，几乎每天都离不开冰糖。当年她去浦东的周浦河捞野茭白，往返二十多里路，很劳累。为了给自己增加些热量，老人就买点冰糖含在嘴里，觉得很受用。这就养成了含冰糖的习惯和喜好，每天不断，越含越觉得有滋有味，冰糖成了老寿星每天不可或缺的食品。

我们所讲的糖通常指食糖，化学名为蔗糖（冰糖为其加工体）。其实，糖既是人体最经济、最安全的能源物质，又是人体重要的结构物质，其生理功能无可替代。有关研究表明，糖在人体内经过"燃烧"产生能量，供人体运动及生长需要。葡萄糖是人脑组织的唯一能源，其他任何物质无法替代。糖在人体内还参与许多重要的生命活动，它与体内的其他物质结合构成酶、抗体、激素等，这对调节人体生理功能具有十分重要的意义。

中国人使用蔗糖已有一千多年的历史，历史上从未见到因食蔗糖而有害人体健康的记载；全世界人口每年要消费约1.3亿吨蔗糖，也从未见过有关蔗糖对人体健康造成危害的报道。因此，现在社会上广为流传的"食糖容易引发肥胖，增加糖尿病及心血管发病"等说法是不正确的。

糖本身并没有什么坏处。相反，蔗糖是一种绿色食品，它是食物中的一种天然成分，它提取的原料是甘蔗和甜菜。蔗糖经人体消化吸收以后很快转化为血糖（葡萄糖、果糖），供应人体所需的能量，恢复体力、解除疲劳，其分解产物为二氧化碳和水，可以完全排出体外，在人体内不残留任何有害物质。同时，糖能增加食物的风味以及作为食物保藏剂。适当进食糖有助于健康与长寿。

因此，吃糖不可怕，就看你怎样吃。当享受了糖的甜美滋味后，你应该为自己的口腔健康尽点义务，就是要注意个人的口腔卫生，吃完甜食之后，最好立即刷牙，至少立即漱口，如果能坚持每天用含氟牙膏刷牙，有效地清除牙菌斑是预防龋齿的有效方法。另外，尽量不用或少用人工合成甜味剂（如糖精等），它对人体健康是不利的。因为它与糖不同，它只有甜味而没有营养价值。中老年不应该一味地完全拒绝糖，科学地适度地补充一点糖，对身体健康是有好处的。

张琛：每天都吃时鲜水果

《水果与健康》一书中说："现代科学已证明，有些水果有预防心血管系统疾病、防癌抗癌、降低血脂、健胃通便、除湿利尿、润肺祛痰止咳、解毒护肝等作用，只要我们选择正确，食用合理，便可获得补充营养和祛病保健的双重效用。"

在唐山市丰润区有一位百岁老寿星，他叫张琛，生于1899年12月24日。张老寿星五世同堂，全家共119口人，是个大家庭。张老寿星晚年身体健康，精神抖擞，思维能力很好。

张老寿星每天早晨6点准时起床，晚上6时准时睡觉。别人一日三餐，他一日两餐：早餐、午餐，吃饭吃菜，不搞特殊化，和家人一起用餐，吃一样的饭菜。晚饭，他从来不吃。再一点，他从来不抽烟，不喝酒。

他每天都吃时鲜水果。苹果、香蕉、梨、桃轮换着吃，一是补充营养，二是防止便秘。他深有体会地说："水果这可是好东西，一天不吃都不行。"

水果中含有丰富的维生素 B_1、B_2、C、A 等多种维生素类物质，还有氨基酸、有机酸、酶和铁、钙、磷等多种微量元素，以及糖类、纤维素等。这些物质在人体的生理活动中起着极为重要的作用。以维生素 C 来说，它具有抑制黑色素、中和自由基、降低血浆胆固醇等作用，故常吃水果不仅可使皮肤变白、滋润细腻肌肤，而且还有预防心血管疾病、防癌、抗癌等作用。又如水果中的维生素 A、P 等物质，对夜盲、皮肤角化、高血压等有疗效……可见，水果是人们生长发育、健康长寿不可缺少的食物之一。然而，如何健康吃水果是有学问的。

1.不同疾病患者吃水果不同。许多水果，如香瓜、西瓜、香蕉、杏、桃、柳橙、水蜜桃和苹果等，含有不少的钾，钾可以帮助调节血压和心脏的跳动，也可以帮助预防中风等心血管疾病。高血压患者宜吃柑橘、柚子、草莓、杏、香蕉。冠心病患者宜吃柑橘、草莓、杏子、柚子。中风患者宜吃山楂、西瓜。胃溃疡患者宜吃青绿香蕉，这能促进溃疡愈合，防止胃酸侵蚀胃壁，但黄熟香蕉无此功效。有肠道疾病的患者宜吃荔枝、红果、石榴、苹果、柿饼，忌食生枣。有积食、暖气等症状的患者宜吃柚子、山楂。便秘者宜吃香蕉、苹果、西瓜。肝炎患者宜吃梨、香蕉、苹果、大枣、柠檬。肾炎患者宜吃红枣、黑皮西瓜、干果。有肾钙结石的患者宜多吃柠檬，可降低尿的含钙量，防止结石形成。

2.不要空腹吃水果。多吃水果有益于健康，但是，有些水果是不适合在空腹的状态下进食的。柿子中含有柿胶酚、果胶、鞣酸和鞣红素等物质，具有很强的收敛作用。在胃空时遇到较强的胃酸，容易和胃酸结合，凝成难以溶解的硬块。小硬块可以通过粪便排泄，若成较大的硬块，就易引起柿结石症。香蕉中含有大量的镁元素，若空腹大量吃香蕉，会使血液中含镁量骤然升高，造成人体血液中镁与钙的比例失调，对心血管产生抑制作用，不利于健康。橘子含有大量糖分和有机酸，空腹时吃橘子，会刺激胃黏膜。空腹时吃甘蔗或鲜荔枝切勿过量，否则会因体内突然摄入过量高糖分而发生高渗性昏迷。

3.老年人吃水果应有讲究。老年人由于身体器官的功能较弱，因此吃水果时要选择对身体刺激较小的水果，才能吃得健康又安心。消化能力较差时，会造成肠蠕动较慢、胃黏膜萎缩、胃酸过量等，因此一次不宜进食大量的水果，可采用"少量多餐"的吃法，才不会对肠胃造成太大的负担。老年人尽量不要在饭前吃水果，以免影响正常进食及消化。经常胃酸过多的老年人，不宜吃李子、山楂、柠檬等较酸的水果。经常大便干燥的人，可多吃些桃子、香蕉、橘子等，但千万要少吃柿子，因为吃多了会加重便秘。经常腹泻的人，要少吃会帮助排便的水果，也可过度吃些苹果，因为苹果有收敛的作用。患有心脏病及水肿的长辈，不宜吃含水量较多的西瓜、椰子等水果，以免增加心脏的负担，并加重水肿。肝炎患者多吃些橘子和枣子等含维生素 C 较多的水果，有利于肝炎的治疗和恢复。老年人应根据自己的情况选择吃合适的水果，才能健康安心。

方秀云：香蕉成了她的主食

《本草求原》："香蕉止咳润肺解酒，清脾滑肠，脾火盛者食之，反能止泻止痢。"

《异物志》称赞香蕉："其肉如饴蜜，甚美，食之四五枚可饱，而余滋味犹在齿牙间。"

2008 年的时候，家住中山市石岐区厚兴东华花园的方秀云老人已年过百岁。说起母亲的生活及长寿秘诀，老人的儿子王佐才总有说不完的话题。

年轻时的方秀云随着丈夫到香港谋生，一直充当着家庭主妇的角色，辛勤地操劳着全家人的生活，这使得方秀云养成了天天劳动的习惯。在王家，老人除了带大自己的 4 个孩子外，4 个孙子也全是由她一手带大。直到 90 岁，家里的一切家务还是由她全包。

老人吃得比较清淡，饭量虽少，但一日三餐非常有规律，她还喜欢吃水果，肠胃也比较好，尤其喜欢香蕉，一天能吃掉一两斤香蕉，香蕉成了她的主食。

香蕉是人们喜爱的水果之一，盛产于热带、亚热带地区，欧洲人因为它能解除忧郁而称它为"快乐水果"。现代营养学研究发现，香蕉营养高、热量低，含有称为"智慧之盐"的磷，又有丰富的蛋白质、糖、钾、维生素A和C，同时纤维也多，堪称相当好的营养食品。长期食用香蕉对人体有以下功效。

1.缓解压力。荷兰科学家研究认为，最合营养标准又能为人脸上增添笑容的水果是香蕉。它含有泛酸等成分，是人体的"开心激素"，能减轻心理压力，解除忧郁，令人快乐开心。睡前吃香蕉，还有镇静的作用。

2.预防疲劳。香蕉中含有多种营养物质，而且含钠量低，不含胆固醇，食后既能供给人体各种营养素，又不会使人发胖。因此常食香蕉有益于大脑，预防神经疲劳，尤其适合于老年人食用。

3.预防高血压。常吃香蕉可防治高血压，因为香蕉可提供较多的能降低血压的钾离子，有抵制钠离子升压及损坏血管的作用。美国科学家研究证实：连续一周每天吃两根香蕉，可使血压降低10%。如果人每天吃5根香蕉，其降压效果相当于降压药日服用量产生效果的50%。

4.润肠通便。从营养角度看，香蕉是淀粉质丰富的有益水果，而从中医学角度去分析，香蕉味甘性寒，可清热润肠，促进肠胃蠕动，但脾虚泄泻者却不宜。

5.防治失眠。失眠者如在睡前吃些香蕉就容易入睡，因为香蕉糖量高，碳水化合物能增加大脑中5-羟色胺化学成分活力，可以催人入眠。

6.防治胃溃疡。据现代科学试验结果表明，食用青香蕉有刺激胃黏膜细胞生长的作用，使胃壁得到保护，进而起到预防和治疗胃溃疡的作用。另外，一些胃病病人需服用保泰松来治疗胃溃疡，但服用此药后往往会诱发胃溃疡出血。因此，在服药后适量吃些香蕉，就可以起到保护胃的作用。这是因为香蕉中含有的一种化学物质能刺激胃黏膜细胞生长繁殖，产生更多的黏液来维护胃黏膜屏障的厚度，使溃疡面不受胃酸的侵蚀。

香蕉不仅美味，而且有很多药用价值，因此很多人为了追求健康而大量吃香蕉，但是需要提醒大家的事，任何美味都要适量，并且采用正确的食用方法，否则容易适得其反，不仅起不到补益健康的作用，甚至可能带来不良影响。

香蕉容易因碰撞挤压受冻而发黑，在室温下很容易滋生细菌，最好丢弃。老人吃香蕉时，不要狼吞虎咽，以免被噎着。生香蕉含有的大量的鞣酸，不可食用。因为鞣酸具有非常强的收敛作用，可以将粪便结成干硬的粪便，从而造成便秘。

刘秀容：每天吃一个西红柿

欧洲有一句俗语："当西红柿变红的时候，医生的脸就变绿了。"

《陆川本草》："番茄生津止渴，健胃消食，治口渴，食欲不振。"

103岁的刘秀容老婆婆，家住广州市白云区人和镇，身体健康、手脚灵活，穿针引线也一样游刃有余！

刘秀容婆婆的女儿，已是60多岁的老人，脸上不见一点皱纹，谈起母亲的养生之道，她说，母亲最爱吃西红柿。西红柿营养丰富，母亲每天坚持吃一个。它能够为老人提供身体所需的维生素，皮肤的老化也会减缓很多。

西红柿原产南美洲，相传16世纪英国公爵旅游时带到欧洲，也可能是从西部传入中国，故称番茄。西红柿可生吃、可炒菜、可榨汁、可做酱，人称"蔬菜中的水果"，遍及世界。

西红柿美味可口、营养丰富，富含人体需要的营养物质，是深受人们喜爱的水果型蔬菜。据测定每500g成熟的西红柿中含水分470g、蛋白质6g、脂肪1.4g、碳水化合物9g、钙38mg、磷174mg和维生素A、B_1、B_2、C、P、PP等多种成分。此外，还含有苹果酸、柠檬酸、番茄红素等，其中维生素PP的含量居蔬菜水果之首。

据计算，每人每天吃 150-300g 鲜西红柿便基本能满足一天对维生素和矿物质的需要。西红柿除有水果和蔬菜的功能外，还具有神奇的治疗保健和美容作用。有报道说，英国医生曾将西红柿作为治疗冠心病、肝脏病人的辅助食品，收到了良好的效果。这是由于西红柿所含的糖多半是果糖和葡萄糖，容易被人体消化和吸收，从而起到营养心肌和保护肝脏的作用。

据《国际癌症杂志》报道，美国哈佛公共保健学校的研究人员一项长达六年的研究结果也表明，多吃西红柿或配有西红柿的食物有助于预防癌症。若每周 4 餐有西红柿，患前列腺癌的可能性减少 20%，每周 10 餐有西红柿则可能降低 50%。这是因为，西红柿中丰富的番茄红素是一种抗氧化剂，它能提供更多的电子，使氧自由基还原，是目前已知最强、最有效的抗氧化活性物质，其抗氧化能力是 β 胡萝卜素的 2-3 倍，是维生素 C 的 310 倍，是维生素 E 的 100 倍，正是番茄红素这种独特的结构赋予了它特殊的生物学功能。

西红柿虽然营养丰富，多吃有益，但在吃的时候也要注意一些禁忌，以防发生意外，所以在吃西红柿的时候需要注意以下几个方面。

1.不宜和黄瓜同时食用。黄瓜中含有一种维生素 C 分解酶，会破坏西红柿中富含的维生素 C，如果二者一起食用，就达不到补充营养的效果。

2.空腹时不宜食用。西红柿含有大量可溶性收敛剂等成分，与胃酸发生反应凝结成不溶解的块状物，这些硬块可能将胃的出口幽门堵塞，引起胃肠胀满、疼痛等不适症状。

3.不宜食用未成熟的西红柿。青西红柿含有生物碱甙（龙葵碱），未熟的青西红柿吃了常感到不适，轻则口腔感到苦涩，严重的时候则会出现中毒现象。

4.不宜长久加热烹制后食用。长久加热烹制后就失去了原有的营养与味道，如果吃了已经变质的西红柿还会导致食物中毒。

倪培英：每天坚持多饮白开水

《饮水与健康》："水与健康的关系非常密切，水是人类赖以生存的、不可缺少的重要物质，人可一日无食，但不可一日无水。水是人体内最重要的组成部分，也是人体内含量最多的一种化学物质。人对水的需要仅次于氧气，可以说水是最重要的养料。"

倪培英老太太生于1890年，经历了清代、民国、新中国三个历史时期，在南京的寿星谱上名列魁首。倪老太是当地村民的自豪，当地的行政官员也经常拜访她，对她问寒嘘暖。

倪老太一辈子生活在农村，自小家贫，常常食不果腹，吃了上顿没下顿，清苦的生活养成了她勤劳俭朴的习惯。她在86岁时还能上山砍柴；96岁以前还从事较重的体力劳动；寿至106岁，还经常打扫庭院，做一些家务事。

倪老太一生居住在较为贫困闭塞的山村，从未出过远门，也没有什么文化，她不懂得养生之道。在生活方面，倪老太在饮食上从不挑肥拣瘦，米面、五谷杂粮、鸡鱼肉蛋、蔬菜瓜果等，她都爱吃。多年来，倪老太每天都坚持多饮白开水，这也是她唯一的养生之道。

水对人类的重要性是不言而喻的。人体重量的60%-70%是水，如果减少10%，人就会感到不舒服，再减少10%，就会处于危险状态，断水比断食更容易死亡。从医学的角度来看，多饮水有很多益处：水不仅解渴，而且能透过细胞促进人体的新陈代谢、增加血液中血红蛋白含量，从而增进机体的免疫功能，提高人体的抗病能力。水可以调节体温，使人体温度不会波动太大。人体长期缺水会导致血液的浓缩度及黏稠度增大，因而容易导致血栓形成，诱发脑血管及心血管疾病。除此之外，水缺乏还会影响肾脏新陈代谢的功能。所以说，水是生命之源，人体一切的生命活动都离不开水。

饮水是我们日常生活中，最为常见的生活细节。但是什么样的饮水方法才能让身体真正有效地吸收水分呢？下面给大家介绍几个较好的饮水方法。

1.一次性饮水。真正有效的饮水方法，是指一口气将一整杯水（约200-250ml）喝完，这样可令身体更有效吸收和使用水分。当然，所谓"一次饮水"并非一定要一口气喝完，只要在短时间喝稍多一些的白开水都是有效的饮水方法。

2.别等到口渴时才喝水。口渴是身体最后一个提醒缺水的讯号。在这之前，身体的缺水状况，早就影响到了体内各部的运作。缺水的现象如果无法得到及时的改善，就很容易引起脱水。据专家研究，每隔20-30分钟饮用一次水，是给身体补水最好的方法。

3.空腹饮水。空腹时饮用，水会直接在消化管道中流通，易被身体吸收；吃饱后才饮水，对身体健康所起的作用远不如空腹饮水。

4.饮用水最好为30℃以下的白开水。这种温度的水比较符合胃肠的生理机能，不会由于过于刺激肠胃道，从而造成的血管收缩或刺激蠕动。

饮水虽对我们的身体十分有益，但老年朋友饮水切不要喝得过多过快，因为摄水过多会加重心、肾的负担。因此，浮肿病人、心脏功能衰竭病人、肾功能衰竭病人都不宜喝水过多。另外，贮存超过3天的凉开水会产生一种致癌物质——亚硝酸盐，因此不能饮用；反复煮沸的"陈开水"会丧失人体所需的矿物质，甚至含有对人体有害的微量元素及亚硝酸盐，也不能饮用。

唐逢玉：喜欢喝泉水

《饮水与健康》："泉水中含有一定的矿物质和微量元素，这些营养物质在人体能够发挥最大的'生物学有效性'，维持人体的各项生理活动，使人体更加健康，更加长寿。"

唐逢玉于 1888 年出生在湖南省怀化市活水乡。她家十分贫寒，一家四代 50 多口人，全在家务农。唐逢玉从小都是以野菜、野果充饥。怀孕生孩子也是煮草根吃米糠，风餐露宿住在四面透风的茅草房里。

丈夫于 1945 年去世，唐逢玉一人抚养 5 个儿女。她每天起五更，睡半夜，砍柴拾山货用来换粮食和食盐。全国解放后，儿孙们长大了，生活逐渐好了起来。但她仍然热爱劳动，前几年还上山拾柴做家务。现在不让她上山了，但每天要在屋前屋后走一走，晒晒太阳。

唐逢玉一辈子没看过医生，没吃过一片药，没打过一次针。有一年，卫生人员进山寨打预防针，她吓得像小孩子一样关上门躲在家里不出来，等卫生防疫人员走了以后才肯开门出来。她遇有头疼脑热，就喝几碗屋后的山泉水或自家熬制的药茶，一般喝下去准见效，不久就会好。

有人听说唐逢玉屋后的山泉水可以治病，感到很神奇，特意要去看看。唐逢玉独拄拐棍，根本不要人搀扶，自己就领着人来到屋后百米远的山泉边，并连声夸道："好水好水，我一辈子最爱喝它！"这碗口大的泉水终年不停地流淌着，水清味美，清凉甘醇。

泉水中含有大量的矿物质，矿物质与人体健康长寿有着密不可分的关系。

矿物质又称无机盐。人体内的矿物质一部分来自膳食，一部分来自饮水。基于在体内的含量和膳食中的需要不同，它可分成两类，钙、磷、硫、钾、钠、氯和镁七种元素，含量在0.01%以上，需要量在每天100mg以上，称为大量元素或常量元素，而低于此数的其他元素则称为微量元素。已知有14种微量元素为人体所必需，即铁、锌、铜、碘、锰、钼、钴、硒、铬、镍、锡、硅、氟、钒。缺少任何一种微量元素或者某种矿物质过量，都会导致机体组织异常甚至出现病变。

矿物质摄食后与水一道吸收，人体矿物质的总量不超过体重的4%-5%，却是机体不可缺少的成分，其主要功能如下。

1.机体的重要组成成分。体内矿物质主要存在于骨骼中并起着维持骨骼刚性的作用。它集中了99%的钙与大量的磷和镁。硫和磷还是蛋白质的组成成分。细胞中普遍含有钾、体液中普遍含有钠。

2.维持细胞的渗透压与机体的酸碱平衡。矿物质与蛋白质一起维持着细胞内外液一定的渗透压，对体液的贮留和移动起重要作用。此外，矿物质中由酸性、碱性离子的适当配合，和碳酸盐、磷酸盐以及蛋白质组成一定的缓冲体系可维持机体的酸碱平衡。

3.保持神经、肌肉的兴奋性。组织液中的矿物质，特别是具有一定比例的K、Na、Ca、Mg等离子对保持神经、肌肉的兴奋性、细胞膜的通透性，以及所有细胞的正常功能有很重要的作用。

4.具有机体的某些特殊生理功能。某些矿物质元素对机体的特殊生理功能有重要作用，如血红蛋白和细胞色素酶系中的铁，甲状腺中的碘对呼吸、生物氧化和甲状腺素的作用具有特别重要的意义。

上述各项功能在人体是否能够正常合理平衡的运行，与人体是否能够健康长寿有着必然的联系。

张苍：羊奶——甲级绿色食品

《本草纲目》记载："羊乳，可益五脏、补肾虚、益精气、养心肺、利皮肤、润毛发、明目、使人润泽。"

《魏书》记载："常喝羊奶，色如处子。"

张苍，阳武 (今河南省原阳县) 人，他生于战国末年 (前 256)，死于汉景帝五年 (前 152)，战国末期曾在荀子的门下学习，与李斯、韩非等人是同门师兄弟。在秦朝时曾经当过御史。刘邦起义，他归顺了刘邦，西汉王朝建立之后，他先后担任过代相、赵相等官职。因为他帮助刘邦清除燕王臧荼叛乱有功，被汉高祖晋封为北平侯，以后又迁升为计相、主计。汉文帝时陈平去世后接任丞相一职，汉文帝后元元年因政见不同而自动引退。

张苍的长寿秘诀除勤奋好学，喜用脑外，主要经常食用牛羊乳。因乳汁含有丰富的优质蛋白和多种营养素，尤其含有各种抗病毒、细菌的抗体和酶。摄入充足的人，不易生病，能延长寿命。

早在《本草纲目》中就曾提到："羊乳甘温无毒、润心肺、补肺肾气。"中医一直把羊奶看作对肺和气管特别有益的食物。如果几年前，有人说喝羊奶，其他人还很难理解；今天，羊奶的身影却越来越多地出现在超市的货架上和老百姓的家中，羊奶的营养价值被越来越多的人认可。现代营养学研究发现，羊奶中的蛋白质、矿物质，尤其是钙、磷的含量都比牛奶略高；维生素 A、B 含量也高于牛奶，对保护视力、恢复体能有好处。和牛奶相比，羊奶更容易消化，婴儿对羊奶的消化率可达 94% 以上。

对于老年人来说，羊奶性温，具有较好的滋补作用。羊奶不仅能够补充营养，恢复元气，增强体力，而且因为钙含量高，所以能防止老年人常见的骨骼软化疏松，延缓衰老，还能预防高血压。上皮细胞生长因子也可帮助呼吸道和消化道的上皮黏膜细胞修复，提高人体对感染性疾病的抵抗力。

对于脑力劳动者来说，睡前半小时饮用一杯羊奶，具有一定的镇静安神作用。由于羊奶极易消化，晚间饮用不会成为消化系统的负担，也不会造成脂肪堆积。

有专家预测：在国内，随着脱膻和常温保存技术的应用，羊奶产业化的时代很快到来，羊奶在不久的将来会成为人们生活必需的消费品，更是那些追求高品质生活的人们首选的保健和营养佳品。

田锅友时：每天喝一杯牛奶

唐代大医学家孙思邈指出："牛乳性平，补血脉，益心气，长肌肉，令人身体健康、润泽，面目光悦，志气不衰。"

曾被吉尼斯世界纪录认定为世界上健在的最长寿男子日本老人田锅友时在其112岁寿辰上表示，希望永远活下去。

日本宫崎县都城市市长来到田锅老人家中，向他献上鲜花和贺卡。田锅老人手持圆扇在家里走动，看上去十分健康。市长问他想活到多少岁，田锅老人说："不想死，希望永远活下去。"

田锅友时出生于1895年9月18日，目前与他67岁的儿子和儿媳妇一起居住在都城市。老人从不喝酒吸烟，每天喝一杯牛奶。他每餐主要吃蔬菜，很少吃油腻食物。此外，他还有写日记和看报纸的习惯。

田锅老人收到了吉尼斯世界纪录评选机构颁发的世界最长寿男子认定书。先前保持这一纪录的是波多黎各男子埃米利亚诺·梅尔卡多·德尔托罗，他去年1月去世，享年115岁。

老年人要健康长寿，饮食营养合理、科学是第一重要的。牛奶是营养丰富的食品，更是老年人最佳长寿食品。因为牛奶含有人体所必需的一切营养成分，这些营养成分的质量和构成比例都适合人体需要，尤其适合老年人。它吸收率高，利用率高，是既经济又安全的营养保健食品。

1.牛奶含蛋白质3.5%，其中酪蛋白占80%，含有人体需要的必需氨基酸，所以牛奶中的蛋白质是优质蛋白质，其含量高于人奶。

2.牛奶中的脂肪约3.4%-3.8%，其中油酸占33%，所以牛奶的脂肪熔点低，颗粒小，呈高度分散的胶体状态，易消化吸收，脂肪中还含有必需脂肪酸和少量卵磷脂、胆固醇，牛奶中的胆固醇比畜肉和蛋类要低得多。

3.牛奶中糖主要是乳糖，约含4.6%，比人奶少，其甜度是蔗糖的1/8，乳糖有刺激肠蠕动和消化腺分泌的作用，还有助乳酸菌生长，抑制腐败菌。

4.牛奶100g含钙120mg，是人奶的3倍，每天如饮用两袋奶，可提供300mg的钙，奶中钙呈溶解状态。奶中的磷是人奶的6倍，钙磷比是1.4：1，所以，奶中钙吸收率高，奶是老年人补充钙的最佳食品。除此，奶中还含有钾、钠、镁、铁、锌、铜、硒等。

5.牛奶中的矿物质是以碱性元素为主，所以牛奶是碱性食品，有调节人体酸碱平衡的作用。体内环境稳定是防病抗病的基础，也是抗疲劳、延缓衰老的基础。

6.牛奶中几乎含所有已知的维生素，如维生素A、维生素D、维生素B_1、维生素B_2、维生素B_6、维生素B_{12}、维生素E和胡萝卜素。夏季，牛奶中尤以维生素A、D、B_2含量高。这些维生素与钙的吸收利用，对防治心脑血管疾病和抗肿瘤很有帮助。

人人都知道喝牛奶好，但喝牛奶有许多讲究，如果饮用方法不恰当，牛奶不但于身体无补，还可能造成一些危害。如喝生奶、冷奶，或空腹喝牛奶，都不科学。

沙拉依：一年四季都有喝酸奶的习惯

诺贝尔医学奖得主梅尼尼科夫在《生命的延长》一书中说："人类肠道中有许多腐败菌会产生各种毒素而使人生病，如果每天喝酸奶则可以抑制有害菌的生长，使生命得以延长。这是因为酸奶中含有大量的'活性乳酸菌'、钙质和丰富的维生素B群，不但能健胃，促进体内新陈代、改善肤质、减少便秘，更能活化免疫系统、降低胆固醇、减少妇女疾病，真可谓最天然的保健食品。"

新疆英吉沙县寿星沙拉依，1982年满135岁，为全国之冠，他家两代人中有五位百岁寿星。问起这位长寿冠军的养生秘诀，他答道："喝酸奶!"沙拉依一年四季都有喝酸奶的习惯。正是这酸奶，使他100岁时还骑着毛驴去沙特阿拉伯经商，110岁时还能劳动。

酸奶，一般指酸牛奶，它是以新鲜的牛奶为原料，经过马氏杀菌后再向牛奶中添加有益菌（发酵剂），经发酵后，再冷却灌装的一种牛奶制品。目前市场上酸奶制品多以凝固型、搅拌型和添加各种果汁果酱等辅料的果味型为多。酸奶不但保留了牛奶的所有优点，而且某些方面经加工过程还扬长避短，成为更加适合于人类的营养保健品。专家称它是"21世纪的食品"，是一种"功能独特的营养品"，能调节机体内微生物的平衡。

尤其是老年人，适当饮用酸牛奶，对增强免疫功能，提高整体营养水平，预防衰老，都会起到一定作用。但老年人在饮用酸奶时要注意以下几点。

1.要鉴别品种。目前市场上，有很多种由牛奶或奶粉、糖、乳酸或柠檬酸、苹果酸、香料和防腐剂等加工配制而成的"乳酸奶"，其不具备酸牛奶的保健作用，购买时要仔细识别。

2.饭后2小时左右饮用。空腹时不宜喝酸奶，通常人的胃液酸碱度pH1–3之间，空腹时的pH值在2以下，而酸奶中活性乳酸菌生长的酸碱度值在。pH5.4以上，如果在空腹时喝酸奶，乳酸菌就会很容易被胃酸杀死，其营养价值和保健作用就会大大降低。如果在饭后喝酸奶，这时胃液被稀释，pH值上升到3–5，这种环境很适合乳酸菌的生长，特别是在饭后2小时内饮用乳酸菌奶，效果最佳。

3.不要加热。酸奶中对有人体营养保健作用的成分乳酸菌和其他大多数细菌一样很怕热，超过70度时就很可能被杀灭，而失去其应有的营养价值。因此，酸奶在食用前最好不要加温，这样既可保持其营养成分，又可尝到酸奶所特有的风味。

4.要饮后及时漱口。酸奶对牙齿的腐蚀性很大，喝完后应该立即漱口。

5.买酸奶要选冷藏柜里的。经常喝酸奶的人都会注意到包装上的说明——酸奶需在2℃–6℃下保藏。但是我们在超市里经常发现，很多酸奶被摆放在冷藏柜的外面。毫无疑问，摆放在冷藏柜外面的酸奶接受的温度已远远超过了6℃，那么，在高于保藏酸奶温度的情况下，酸奶的营养受到影响。

6.不宜与某些药物同服。氯霉素、红霉素等抗生素、磺胺类药物和治疗腹泻的收敛剂。

萧劳：一杯鲜豆浆，天天保健康

《本草纲目》记载："豆浆利水下气，制诸风热，解诸毒。"

《延年秘录》记载："豆浆长肌肤，益颜色，填骨髓，加气力，补虚能食"。

著名书法萧劳在104岁高寿时仍精神矍铄、双目炯炯、声音洪亮、手脚灵便。

萧劳1896年出生于一个诗书世家。父亲和祖父都是当地有名声的书法家。他自幼聪明好学，6岁便开始跟随父亲学习诗文和书法，写得一手好字，被当地称为"神童"。

萧劳的书法生活已经近一个世纪了。谈到如何健康长寿时，他说："就是寄情于书法。"认为作书临帖，要端坐凝神，专心致志，精神集中，心无杂念，就像练气功，做到绝对的宁静。而执笔写大字的时候，又须站立做骑马势，仿佛是做一种运动。书法艺术运动量不强、不急、不大，经常而不断。萧劳常年不断的书法锻炼与赋诗作词，实际上是一种脑体结合的健身方法，又是排遣烦恼的一副良药。这与他获得高寿不无关系。

当有人问到萧劳的生活方式和习惯时，他说："我最爱喝豆浆，而且已经喝了70多年，从未间断。每天清晨起床以后，先喝一两碗不加糖的清淡豆浆，再吃些油饼。几十年来，我的身体不胖，血压不高，可能与常年喜喝豆浆有直接关系。在饮食方面，每顿米饭一小碗，从不过饱，饺子、面条、馒头等面食我最爱吃。"

豆浆被科学家称为"心脑血管保健液"和"21世纪餐桌上的明星"。它是一种老少皆宜的营养品，享有"植物奶"的美誉。这一传统的中国饮品被国际卫生组织和营养协会认定为世界七大营养饮料之一。

鲜豆浆富含人体所需的优质植物蛋白，脂肪含量低，并含有钙、磷、铁、锌、硒等微量元素和多种维生素，以及人体所必需的8种氨基酸；同时鲜豆浆还含有大豆异黄酮、大豆膳食纤维、大豆磷脂、大豆低聚糖、大豆皂苷、植物固醇、大豆蛋白活性肽等具有显著保健功效的营养保健因子。豆浆虽好，但必须科学饮用，方可起到强身健体的功效。平时喝豆浆有以下六大禁忌。

1.忌喝未煮熟的豆浆。很多人喜欢买生豆浆回家自己加热，加热时看到泡沫上涌就误以为已经煮沸，其实这是豆浆的有机物质受热膨胀形成气泡造成的上冒现象，并非沸腾，是没有熟的。没有熟的豆浆对人体是有害的。因为生豆浆中含有两种有毒物质，会导致蛋白质代谢障碍，并对胃肠道产生刺激，引起中毒症状。预防豆浆中毒的办法就是将豆浆在100℃的高温下煮沸，就可安心饮用了。如果饮用豆浆后出现头痛、呼吸受阻等症状，应立即就医，绝不能延误时机，以防危及生命。

2.忌在豆浆里打鸡蛋。很多人喜欢在豆浆中打鸡蛋，认为这样更有营养，但这种方法是不科学的，这是因为，鸡蛋中的黏液性蛋白易和豆浆中的胰蛋白酶结合，产生一种不能被人体吸收的物质，大大降低了人体对营养的吸收。

3.忌用豆浆冲红糖。豆浆中加红糖喝起来味甜香，但红糖里的有机酸和豆浆中的蛋白质结合后，可产生变性沉淀物，大大破坏了营养成分。

4.忌用保温瓶装豆浆。豆浆中有能除掉保温瓶内水垢的物质，在温度适宜的条件下，以豆浆作为养料，瓶内细菌会大量繁殖，经过3~4个小时就能使豆浆酸败变质。

5.忌超量喝豆浆。一次喝豆浆过多容易引起蛋白质消化不良，出现腹胀、腹泻等不适症状。

6.忌豆浆与药物同饮。有些药物会破坏豆浆里的营养成分，如四环素、红霉素等抗生素药物。

王顺英：平时喜欢喝醋

李时珍在《本草纲目》中说，"大抵醋治诸疮肿积块、心腹疼痛、痰水血病，杀鱼肉菜及诸虫毒气，无非取其酸收之意，而又有散瘀解毒之功。"证明，醋具有防治动脉硬化之功能。

《本草备要》指出，醋具有开胃、消食、解毒、散瘀、治虫等多种功效。

106 岁的王顺英老人，家住河北唐山丰南区胥各庄镇东湖村。老人五世同堂，其长子已经 86 岁。

老人身体健康，生活基本自理，饮食起居从不用别人帮忙。现在眼睛特别好，做针线活儿从不戴眼镜，只是耳朵有点儿聋。

王顺英老太太爱玩纸牌，从不管闲事，不生闷气。平时喜欢早睡早起，生活很有规律。

老人一日三餐与家人吃同样的东西，不挑食不厌食，也不暴饮暴食，来客人时还喝一点儿酒。老人最大的特点是平时喜欢喝醋。

醋又称苦酒，既是常用的烹调用料，又是一味常用的中药，在医学史上的应用历史悠久。早在汉代张仲景《伤寒杂病论》中已明确用醋来治疗疾病，并称醋为"苦酒"。

现代营养学研究表明，醋含有 3%-6% 的酸味成分，其醋酸含量在 90% 以上，还含有柠檬酸、乳酸、氨基酸、琥珀酸、葡萄糖、苹果酸，以及钙、磷、铁、B 族维生素、醛类化合物及食盐等。醋不仅可以调味，且能使胃酸增多，增强消化，提高食欲，杀灭病菌，是老年人的保健食品。综观食醋对健康的积极作用，主要有以下几点。

1.有利于身体对钙的吸收。食醋的作用在于把食物中不溶性的钙、铁、磷等转化为可溶性盐类，从而提高了消化道中可溶性钙的浓度。对于中老年人来讲，适量在进餐时加些食醋，对于预防骨质疏松症的发生是十分有益的。也可以把食醋当成强筋健骨的药材使用。

2.能提高人们的消化功能。食醋有较好的健脾胃和助消化作用，醋中乙酸的含量大约在 3%-5% 左右，是一种弱酸，其酸度要比胃液中的酸度小十多倍，适量地食醋能调节胃液的酸度，帮助消化。

3.有美容驻颜的作用。近年来，科研人员经观察研究，经常食醋具有美容驻颜的作用。日本医学家柳泽文飞对服用"醋蛋"能护肤养颜十分有兴趣，他认为常吃食醋能增强人体皮肤细胞的功能，延续皮肤老化，并逐渐消除皮肤上的黑斑。

4.有降脂减肥和防治动脉硬化的作用。米醋中含有 20 多种氨基酸和 16 种有机酸，可促进糖代谢，降低胆固醇，防止动脉硬化。在日本、马来西亚、新加坡等国家和地区，风靡食用醋豆(醋渍黄豆)，认为可以防治高血压、动脉硬化、肥胖症、糖尿病等，并有润泽肌肤的作用。

总之，饮用一小杯食醋的益处很多，但也需注意食醋的选择，一般以饮用高级米醋为宜，用量也不宜过大，每次以 15ml 为宜。此外。不要空腹喝醋，避免对胃造成伤害。患胃溃疡、胃酸过多的人、糖尿病患者不宜喝醋。

王金凤：几十年来几乎每天都喝米酒

明代李时珍《本草纲目》中说："米酒通血脉、厚肠胃、润皮肤、散温气、消忧制怒、宣言畅意、御风寒、治腰膝疼痛，热饮甚良。"

武汉市有一个 110 岁的老寿星，能眼不花、手不抖地穿针引线缝补衣服。这位老人就是王金凤，人称武汉市"第一寿星"。她出生于 1893 年 9 月，祖籍湖南衡阳，1957 年随丈夫搬至武汉，丈夫去世后，她与小儿子万孝义住在武汉市青山区新沟桥街 18 街，如今是五世同堂，大家庭有 50 多人。

万孝义老人说，母亲很俭朴，吃的都是很普通的饭菜。母亲在 90 多岁的时候牙就掉光了，加上胃的消化不是很好，所以老人平时很少吃水果。有时候想吃了，就吃点苹果，要削成一片一片的再吃。家人很顺从王婆婆的意思，王婆婆想吃点什么，就给她做什么，也没有特意地去讲究营养搭配。要说有什么长寿的秘诀。米酒可能是最大的秘诀。因为这是王老寿星几十年来几乎每天都喝的东西。而且，她一直是按自己的配方精心酿造。

米酒是我们祖先最早酿制的酒种，几千年来一直受到人们的青睐。米酒是以大米、糯米为原料，加麦曲、酒母边糖化边发酵的一种发酵酒，口味香甜醇美，含酒精量极少。但是可为人体提供的热量比啤酒、葡萄酒都高出很多倍。

米酒适宜范围很广，一年四季均可饮用，特别在夏季因气温高，米易发酵，更是消渴解暑的家庭酿造物，深受老年人和儿童的喜爱。用米酒煮荷包蛋或加入部分红糖，是中老年人，孕产妇和身体虚弱者补气养血之佳品。此外米酒还具有促进食欲、帮助消化、温寒补虚、提神解乏、解渴消暑、促进血液环、促进新陈代谢、补血养颜、舒筋活血、强身健体和延年益寿等功效。

现将制作方法介绍给您：

材料：糯米 1000g、酒曲一颗。

制作：1.煮糯米饭。要求饭硬而不夹生， 太软太烂会影响米酒质量。将糯米用冷水浸泡 8 小时左右，用电饭煲煮，水量以米的表面看不见水，侧过一点儿就见水为适量，15 分钟即成。

2.摊凉和松散米饭。要求宜冷不宜烫。太烫会烫死酵母菌，越凉越保险。将米饭摊开散热，用手触摸米饭表面已冷即可。加入少量凉开水搅拌，将饭粒松散开。特别注意，不能让饭粒沾油腻。否则米酒发酸，不能食用。

3.加入酒曲发酵。酒曲碾碎，散入米饭中搅拌均匀，将米饭压紧，中间挖个小洞，盖上盖子或保鲜膜。发酵温度以 25℃为好。夏季，1–2 天以后，见中间孔中出水，嗅之有醇香味，糯米可在容器中转动时，即可食用。冬季可将容器放在暖器上保温，3–4 天后也可食用。夏天天气炎热，为防止米酒继续发酵变酸，所以吃不完，要放在冰箱里，抑制其继续发酵，则米酒会越来越甜，可存放半个月，慢慢吃，其味无穷。

孟子伶：喝了 30 年葡萄酒

《本草纲目》载，葡萄酒有"暖腰肾、驻颜色、耐寒"的作用。

美国《科学》杂志报道，饮用用葡萄酿造的葡萄酒对身体虚弱、患失眠症和精神倦怠者以及老年人来说，无疑是一种滋补药。

　　年过百岁的孟子伶老人，居住在河北省遵化市遵化镇。孟子伶老人经历十分坎坷，11岁丧母，因父亲在外经商，跟随婶娘生活。老人年轻时身体很好，丈夫是中学教师，48岁时长子和丈夫相继病故。

　　老人很开朗，头脑清晰，过去的事情都能回忆，当前的各种事情还能明白。现在虽然有些眼花耳聋，但还能自己做针线活。老人一生操劳，没得过什么病。以前吃东西不讲究，现在注意营养搭配。值得一提的是，老人喝了30年的红葡萄酒，每次一两多。

　　人类对葡萄酒的认识历史就像人类历史一样悠久，一些有古老文化的民族曾相信葡萄栽培和葡萄酒都是由神赏赐的，所以把"饮用适量的葡萄酒"比作"人类的第二生命"。

　　现代研究认为，葡萄营养丰富，含果糖、木糖、葡萄糖，还含多种酸、蛋白质、钙磷铁、胡萝卜素A原及维生素B_1、B_2、B_6、C、P、PP等，还含10多种氨基酸、果胶等。长期适量饮用对人体有以下作用。

　　1.喝红葡萄酒可防中风。红葡萄酒含有某些有益于健康的植物性化合物，其中有蹂酸、类黄酮和多酚等。这些物质可以起到抗氧化剂的作用，有助于阻止脂肪粘在动脉血壁上和堵塞动脉血管。

　　2.适量喝红葡萄酒能减少患老年痴呆症危险。红葡萄酒中含有很多一种名叫白藜芦醇的物质，这种物质有显著的抗氧化效果，可以减少B淀粉状蛋白在脑细胞中的反常集聚，起到保护脑细胞的作用。

　　3.红葡萄酒对肺有益。红葡萄酒对于养肺和保肺也有着积极的作用。研究人员发现，红葡萄酒里含有一种自然化合物，能够帮助治疗慢性支气管炎和肺气肿。这种叫作刃藜芦醇的化合物存在于红葡萄皮中，能够抑制造成肺部疾病的有害化学物质的产生。

　　4.葡萄酒可开胃健脾。葡萄酒由纯葡萄汁发酵而成，葡萄汁本身的天然酸性物质全部溶解于葡萄酒中，它的酸度接近胃酸（pH2-pH2.5），因此，葡萄酒作为佐餐佳品，能帮助蛋白质的消化和吸收。如果饭前适量饮用葡萄酒，还可以促进胰液素的大量分泌，从而增强胃肠道对食物的消化吸收。因此，饭前饮用葡萄酒，特别是中老年人，可以增强消化功能，对身体十分有益。

什么事都讲究适度，虽然葡萄酒酒精度数很低，但如果不加限制的饮用，同样对身体也会造成损害，所以切勿多饮。

骆德凤：唯独喜欢饮酒

古人云，天若不爱酒，酒星不在天；地若不爱酒，地应无酒泉；天地既爱酒，爱酒不亏天。酿酒者酒师也，品酒者酒仙也。饮酒，品之甘甜，回之醇厚，享之清闲，受之文化。可见，对于爱酒者而言，厚积千年的传统文化全溶入那琼浆玉液之中。

骆德凤老人跨越了19世纪、20世纪和21世纪，是典型的世纪老寿星。老人家生于光绪二十二年四月十二（即1896年5月24日），是广西融安县长安镇人。如今她家是六代同堂，过着儿孙孝顺、衣食无忧、其乐融融的幸福生活。骆德凤老人长寿的经验可以概括为"干活为乐、爱酒适量"这两句话。

骆德凤老人从小就在田间劳动，养成了不干活浑身不舒服的习惯。在老人90多岁高龄时，还经常到菜地里种菜、拔草，挑着猪食桶去猪圈喂猪。至于像洗衣服、煮饭、喂兔、扫地、搞卫生之类的家务活，老人干得更是得心应手。现在家里人不让老人干活了，老人就经常到附近的大码头去散步。往返七八华里，脚步稳健，背不驼，腰不弯，行走自如。用这种散步替代了老人的体力劳动，过去老人是以干活为乐，如今却是以散步为快，殊途同归，同样起到了健身的作用。

老人的大半生饮食不挑不拣，粗茶淡饭吃得香甜可口，唯独喜欢饮酒。她的酒量不大，每天二两则可，但必须每日不断。她认为喝酒能促进血液循环，适量饮用对身体有益处，因此常年饮酒，远近闻名。街坊邻居有了红白喜事都请老寿星为上宾，以表示对老寿星的尊敬。

白酒，又叫烧酒、白干儿，是用高粱、玉米、红薯、米糠、稗子等粮食或其他果品发酵、蒸馏而成，因没有颜色，所以叫白酒。

白酒在营养上的作用。从饮食学而言，酒精既是一种调味品或刺激剂，也是一种营养料，每克酒精在人体内燃烧，完全氧化后，能发生热量7.1千卡。例如每克淀粉可发热量4.1千卡，葡萄糖仅发3.37卡热量。

白酒在烹饪上的作用。在烹饪鱼虾鸡肉类时，常用白酒或黄酒做高味品，使菜肴香气浓郁，可减少鱼肉内三甲基胺，能去掉鱼虾的腥臭味，使鱼虾肉禽的口味更鲜美。

白酒在医疗保健方面有作用。饮用少量白酒尤其是低度白酒可以扩张毛细血管，促进血液循环，延缓胆固醇等脂质在血管壁沉积，有利于心脑血管的健康，对防止心血管疾病有一定的作用。饮少量白酒可刺激胃液分泌与唾液分泌，因而起到健胃和止疼痛、利小便及驱虫的作用。中医用白酒治疗疾病或作为强肾补剂已有很久的历史。西医也经常劝告感冒的人饮些白兰地酒。

在美国波士顿妇女医院，迈克尔医生对5139人进行研究，表明每天饮酒三次的人，不易患心肌梗死。在美国1978年前，有人对30-79岁的13285名男女居民做调查，认为饮40度的酒，每次饮30-60ml，死亡率最低。

日本对5139名医院进行了几年跟踪调查，发现每天饮100毫升60度白酒的人死亡率明显低于饮酒者或戒酒者。又如日本医学专家研究表明，少量饮酒，可促使人体产生溶解血栓的物质"尿激酶"，可能对预防心肌梗塞和脑血栓有利。在法国报告中也提到产酒地区患冠心病的人较其他地区少，因此，酒也称为"生命水"。

欧蕊标：与茶结缘 70 多年

祖国医学认为，茶能清心神，醒睡除烦；凉肝胆，涤热清痰；益肺胃，明目解瘟。

李时珍《本草纲目》云："茶苦而寒，最能降火。火为百病，火降，则上清矣。"

清代学者陆陇其云："足柴足米，无忧无虑，早完官粮，不惊不辱，不欠人债而起利，不入典当之门庭，只消清茶淡饭，便可延年益寿。"

每天早晚，在莱茵酒店一楼靠门处的 602 茶台上，总有一位百岁老人按时来到这里喝茶，老人一边品着茶，一边顽童般地向茶厅张望，遇上熟人，他就热情地打个招呼，更多的时候，茶厅里的服务员们来到老人身边，亲热地与他交谈，老人的脸上立时溢出了满足的笑容。

据欧蕊标老人介绍，他与茶结缘 70 多年，10 多年前他就来到莱茵酒店喝茶，系莱茵酒店十多年的座上客，除了刮大风下大雨，他每天早晚都要准时来到这里，从来不误。在茶厅，老人最快乐的就是与人们搭讪，见到每一个茶友和茶客，老人都是满面笑容地与他们打招呼，还与他们开着一些玩笑，老人爽朗的笑便在茶厅里弥漫开来。

饮茶能养生，对此人们已是公认。按照我国传统医药学的说法，茶叶因品种、产地不同，便有寒温甘苦等茶性的不同，对人体的功效作用也各异。为了取得更佳的保健效果，人们春、夏、秋、冬四季饮茶，要根据茶叶的性能功效，随季节变化选择不同的品种为宜，以益于健康。

茶含有 500 多种化学成分，其中具有营养作用的有蛋白质、氨基酸、多糖、茶多酚、咖啡碱、鞣质、茶精、维生素A、维生素B_2、维生素C、挥发油等，这些物质在进入人体后均会产生不同的效用。

1.防治心脏病。茶叶中的茶色素具有显著的降低血小板黏附力及控制动脉粥样硬化形成的作用。其作用机制是，茶色素含有邻醌，可能具有电荷转移作用，易与蛋白质结合，可与凝血酶形成复合物，阻止纤维蛋白形成，从而防止血液的凝固并阻塞血管通道。

2.防治糖尿病。茶叶中含有多糖类，可降血糖，经实验已证实多糖类可去除血中过多的糖分，故茶叶对糖尿病具有一定的治疗作用。

3.防止贫血。绿茶中含有大量的叶酸，这种物质具有防止贫血的功效，每天泡1杯绿茶，人体可获得叶酸需要量的25%。

4.强心利尿。茶叶能扩张血管，改善血液循环，具有强心利尿之功效。

5.预防心脑血管疾病。茶叶中的茶多酚，特别是儿茶素有很强的降脂功能且能有效保护毛细血管，使血管壁松弛、有效直径增大、弹性增强，甚至在血管受到破坏时，茶多酚也可使血管的功能得到恢复。有利于人体血管的舒张，增强微血管的弹性和韧性，起到预防心脑血管的作用。

6.抗老防衰。茶能抑制细胞衰老，使人延年益寿。

7.改善消化。茶叶中含有挥发油和鞣酸，可缓解胃肠肌肉的紧张度，促进肠胃蠕动，保护消化道黏膜，加强消化吸收。

侯向武：80多岁时戒掉了吸烟

世界卫生组织在1980年"世界卫生日"那一天发出的口号："要吸烟还是要健康，任君选择。"

在河北省张家口市的赤城县曾有位101岁的老寿星叫侯向武。虽年过百岁，他仍然思维清晰，谈吐正常，喜欢交际。

老寿星在80多岁时戒掉了吸烟。老人从年轻时就吸烟，而且烟瘾很大。80多岁时他听说吸烟对身体有害，就决定戒掉吸烟。当时晚辈人觉得老人吸了一辈子烟，怕是戒不掉，可是老人却真的不吸烟了。由此不难看出，老人善于自律，处事有着顽强的毅力克服陋习。这种自律和毅力使得老人适时地调整自己的行为，也构成了长寿的因素。

吸烟是导致人类死亡的"第一杀手"。中国已成为世界上吸烟死亡人数最多的国家，目前科学已证实，与吸烟相关的20多种疾病中，慢性肺部疾患占45%，肺癌占15%，食道癌、胃癌、中风、结核等病各占5%-8%。

研究发现，人每吸入一口香烟的同时，至少吸入4000种不同的化学物质，包括尼古丁、氰化物、一氧化碳、一氧化氮气体等，这些都是已知的有毒物质和致癌物质。吸烟时，这些物质通过化学蒸气带入口腔、鼻、咽喉和肺，并以烟焦油的形式沉积在上述器官上；这时如果再饮酒，酒精将冲洗口腔和咽喉处的"烟焦油"，并溶解烟草的毒性物质，使其迅速穿过黏膜进入体内扩散。每天吸一至两包香烟的人其血液携氧能力可丧失6%-8%。

研究表明，吸烟习惯的养成主要表现在三个方面：生理、心理和社会。在生理上，就是人体对尼古丁的依赖。在心理上，就是把吸烟当成生活中的一部分，习惯吸烟的动作，喜欢香烟的味道。在社会上，就是把香烟当成一种社交的手段，或者把香烟当成某种身份的标志。

因此，要使戒烟成功，必须从以下几个方面入手。

1.戒烟从现在开始，完全戒烟或逐渐减少吸烟次数的方法，通常3-4个月就可以成功。

2.丢掉所有的香烟、打火机、火柴和烟灰缸。

3.避免参与往常习惯吸烟的场所或活动。

4.餐后喝水、吃水果或散步，摆脱饭后一支烟的想法。

5.烟瘾来时，要立即做深呼吸活动，或咀嚼无糖分的口香糖，避免用零食代替香烟，否则会引起血糖升高，身体过胖。

6.坚决拒绝香烟的引诱，经常提醒自己，再吸一支烟足以令戒烟的计划前功尽弃。

第五篇

饮食方式与长寿

孙氏：饮食多样化，不挑食

《黄帝内经》中提出，"五谷为养、五果为助、五畜为益、五菜为充"。

《长沙晚报》："从某种意义上讲，平衡营养来自食品的多样化，只有摄取多样化的食品，才会有利于营养的平衡，才是科学养生之道。"

山东省寿光市上口镇半截河村曾有一位102岁的老寿星，这位老人百岁以前叫孙氏，在她百岁大寿时，村里为了给她申领"百岁寿金"，才给她起了个好听的名字：孙萍。

已经过百岁高龄的孙萍老人满面红光，精气神很好，虽然是三寸金莲，但行走自如，脸上的气色与她的年龄形成很大反差，看上去不像是百岁之人。

孙萍老人幼年时家境贫困，为了糊口，9岁那年跟着父亲下地劳动，渐渐成了种田的好手。出嫁后，白天下地干活，晚上缝衣织布，既当男又当女，过着"自耕自织"的生活。在劳动中，她练出了一身好筋骨，几次大的瘟疫她都幸免于难，幸运地活了下来。解放后，孙萍全家过上了好日子，儿孙满堂。

孙萍老人不识字，也没有刻意追求养生保健，在饮食上也没有什么讲究，但笔者通过与老寿星的家人交谈得知，她的日常饮食其实很符合科学原理，健康长寿与此大有关系。孙萍老人的膳食多样化、全方位，各种新鲜五谷杂粮她都喜欢吃，八宝饭、腊八粥、玉米面窝头、小米煎饼、红薯发糕等是她最爱吃的。经常吃五谷杂粮平衡营养，可以补精益气、降低血脂、减少心血管病。

民以食为天。经过几十万年的实践，人类找到了各种各样可以食用的食物，并学会生产加工各种具有营养价值的食品。可以说，这些天然的或经过加工的食物，每一种都有着不同的营养成分，但没有任何一种能包含人体所需要的各类营养素，也没有任何一种单一的营养素能给人体提供全面营养。

营养是保证人体健康长寿的物质基础，人体器官的功能和组织的正常代谢依赖着必要的营养，而这些营养物质必须通过合理膳食才能获得。

随着经济的快速发展和生活水平的日益提高，人们在饮食方面的消费也越来越高，吃的花样也越来越多，但人们的健康水平并未因饮食消费的增长而同步提高。食物越吃越讲究，米面越吃越精，杂粮粗粮难上餐桌；食盐只吃精盐，食油只吃纯花生油。如此"精纯"的结果，导致 B 族维生素、膳食纤维、微量元素严重缺乏，体内营养不平衡，比例失调，刚刚步入小康的人们又过早挤入了"富裕病"的行列。

营养学家认为，最好的饮食其实是平衡膳食。平衡膳食的第一原则是要求食物要尽量多样化。

食物多样化有两个层次，一个是类的多样化，就是要尽量吃五谷杂粮、肉类、豆类、奶类、蛋类、蔬菜、水果等各类食物；另一个是种的多样化，就是在每一类中要尽量吃各种食物，比如肉类要吃猪肉、牛肉、羊肉、鸡肉、鱼肉、兔肉、鸭肉等。粮食也如此，只吃精米、白面是不符合平衡膳食原则的，还要吃粗杂粮，如小米、玉米、荞麦、高粱、燕麦等。

按照中国传统饮食习惯，人们总是把食物区分为主食和副食两大类，前者主要指粮食，后者主要指鱼肉蛋奶等。这种饮食习惯与中国生产力发展水平相对落后、食物不够丰富有关。但是，与西方发达国家的动物性食物为主的饮食结构相比，中国人以主食（植物性）为主、以副食（动物性）为辅的饮食结构在营养学上有着一定的优越性，也是中国传统饮食的一大优点。这种以植物性食物为主、动物性食物为辅的饮食结构，不但有利于营养和健康，而且有利于节省能源、保护环境。

医学专家在谈到健康保健问题时，都十分强调要合理膳食。要做到合理膳食，最重要的一条就是样样都吃，不挑食，不偏食，这样才能达到平衡膳食之目的。

张再姑：饮食合理

古人云："安身之本，必资于食……不知食宜者，不足以生存也。"

美国国家卫生署约翰·弗尔特博士曾指出："没有不好的食物，只有不合理的膳食习惯。能否保持健康的关键，在于是否做到了均衡饮食和适量的运动。"

101 岁的老寿星张再姑，家住武汉江汉三桥上河街。

张老寿星一生没有生过什么大病，也没有吃过药，打过针，偶尔患感冒，过几天就自己好了。老寿星没有什么特殊的养生秘诀，唯一的特点就是吃饭有规律。

谈起老人的饮食，儿媳妇杨银秀说，婆婆饮食很合理，一日三餐，餐餐准时。早餐喜欢吃面食，前几年，牙齿还好的时候，还吃面窝、油条。午餐和晚餐喜欢吃味重和辣的东西，说是可以增强自己的口味。老人家喜欢吃干饭，喜欢吃青菜、鱼、豆腐、素油，不喜欢吃猪肉；零食方面，喜欢吃水果和罐头，一般的水果都喜欢吃。张婆婆饭量也很好，到现在还能吃两个大半碗米饭。儿媳妇说婆婆还喜欢吃红薯、蚕豆、饼干。在饮料方面，张婆婆平时喝白开水，热天了就喝花红茶，因为花红茶可以解暑。

除了良好的饮食习惯以外，张婆婆还很爱干净。床上的被子整理得干干净净，齐耳的头发也是梳理得整整齐齐。儿媳妇说，婆婆很喜欢穿大件的衣服，她把大件衣服看得很珍贵，每次洗大件衣服时，是先用冷水洗，再用米汤浆，然后把它晾到半干，收回来叠好，压一段时间再拿出去晾干，这样，衣服就像烫过一样平整。

影响人类寿命的因素很多，除遗传、环境因素外，其生活方式合理的饮食无疑是一个重要因素。合理的饮食，可以使人身体强健，益寿延年，而饮食不当则是导致疾病和早衰的重要原因之一。因此，我国古代养生家都十分重视饮食的适度，在节制饮食方面均有许多精辟的论述和宝贵经验。以下几方面可供老人们参考和借鉴。

1.伙食有节，忌暴饮暴食。老年人因消化能力减退，胃肠适应能力较差，暴饮暴食，不但会造成消化不良，而且还是诱发心肌梗死的主要原因之一。因此，老年人饮食要有规律，尽可能少食多餐，不饥饿，不过饱，要定时定量。

2.忌肥甘厚味。所谓肥甘厚味，就是中医所说的膏粱厚味，一般是指非常油腻、甜腻的精细食物。这类食物脂肪和糖的含量都很高，容易造成老年肥胖。老年人应多吃蔬菜水果，少吃膏粱厚味，以使神清体健，而达到益寿延年的目的。

3.不可偏嗜。老年人饮食宜保持多样化，不要偏食，偏嗜。因为各种食物都有它固有的营养素，饮食多样化，才能保证营养平衡；如偏食，偏嗜，就会造成某种营养缺乏而导致疾病。

4.不勉强进食。老年人的厌食，一般有生理性厌食、心理性厌食和病理性厌食等几种，无论出现哪一种厌食，只要没有食欲，就不要勉强进餐。

5.忌过冷过热饮食。老年人宜适温而食。过冷过热饮食会损伤消化道黏膜，特别是食道黏膜，久之可引起食道癌。过食生冷还会损伤脾胃。老年人还应多吃易于消化的食物，食物应切细煮软，应多吃蔬菜、水果等富含维生素的食物。

7.忌过咸，宜清淡。中医自古以来主张老年人的饮食宜清淡，忌过咸。如饮食过咸，摄入盐量过多，易造成高血压病，进而影响心肾功能。饮食除应少盐外，还应在食物的加工上多采用清蒸、炖等方式，多吃汤、粥，少用油煎炸等烹调方法。

8.注意餐后养生。《千金方》中云："食毕当漱口污，令人牙齿不败，口香。""食饱令行百步，常以手摩腹数百遍，叩齿三十六，津令满口，则食易消，益人无百病。饱食则卧，食不消成积，乃生百病。"古人的这些饮食养生原则，不仅给我们以启示，而且也被现代科学证明，是行之有效的保健益寿良方。

王时荣：热饭、热菜、热水——非热不食

中医认为，"寒主收引"，"血得寒则凝"。凡是冷饮、生拌凉菜、拌海蜇、拌凉粉等，因其低温，使血管收缩、血液凝滞，从而引起经血淤阻，排泄不畅而致病生，故老年人应忌食生冷。

2006年，武汉市年龄最大的寿星王时荣110岁，人称"江城第一太婆"。她聆听过3个世纪的钟声。98岁那年，她不用晚辈的搀扶，登上过位于东湖的楚天台。106岁时还能自己穿针补衣、钉纽扣，能自己清洗毛巾、单衣。如今她住在洪山区象鼻山社区梳子村，和68岁的小儿子许寿玉住在一起。

许寿玉说，在吃上，老母亲有自己的一套饮食讲究。饭菜只吃热的。不管是寒冬还是酷暑，王婆婆只吃热菜、热饭。有时饭菜凉了，她也坚持要热过后再吃。而且只喝热水，有时在夏天，儿孙们想让她尝尝雪糕、冰激凌的味道，她一概拒绝。冷食伤胃，是中医的说法，虽然王婆婆没有读过书，但有些民间流传的健康常识却还是知晓的。

王婆婆对饮食没有特别的要求，家里有什么吃什么。据她的儿子讲，现在母亲年纪大了，还喜欢吃口味重的东西。炒菜烧汤的时候，家人就照顾她的口味，尽量多放些味重的调料。过年时，家里做的腌鱼、腌肉很对她的胃口，是她喜欢的下饭菜，不过因为牙齿的缘故，一般不能多吃。

中医认为"年老宜温不宜寒"，寒对老年人是很不利的。冷食是大寒，所以老年人不宜多吃冷食。

老年人因衰老引起的消化道功能减退，对冷食的耐受性会显著降低，大量

冷食入胃，不仅会引起老年人胃肠道消化功能紊乱。还可能诱发更为严重的疾病，特别是体质虚弱的高龄老人最好禁用。另外，中老年人多患有心血管病、胃病，冷食吃多了，胃部血管受剧冷后，胃黏膜血管收缩，会引起急性消化不良、胃肠炎。

更为严重的是这种冷的刺激可诱发心绞痛，导致冠状动脉发生粥样硬化，管腔变窄，当受到大量冷饮的刺激后，冠状动脉发生痉挛、血流减少，造成心肌缺血、缺氧严重，引起心绞痛或心肌梗塞，所以老年人吃冷食确实有引起疾病的可能。

一般情况下，如在热的暑天里，吃点凉的食物问题并不大，但那些脾胃虚弱、体弱多病、年龄较大的人最好还是戒掉这一"嗜好"。俗话说，"肚子没了病，不怕吃西瓜"，如果身体良好，吃点凉的自然没问题，但为了满足"口腹之欲"拿健康开玩笑，就有点本末倒置了。还有人一吃凉的就肚痛、泛酸，也应注意加以控制。

如果一定要吃凉的，不妨同时拌点姜或是芥末，这些佐料虽其貌不扬，但功效却很大，有暖胃、祛风、抑菌等功能，即使吃时是凉的，下到胃中，已然中和了大半，凉中带暖，就能减少对身体的伤害。同时，对于这些爱吃凉食的中老年人来说，最重要的是一定要关注食物是否干净，因为生冷的食物往往没有经过高温消毒，很容易携带各种病毒和细菌。

此外，中老年人吃冷食，还应注意以下几点：（1）老年人吃冷食应掌握少量多次。（2）老年人吃冷食时，应先在口内温化一下，然后咽下。（3）老年人所吃的冷不要过冷，尽量以温冷来代替冰冷。

葛良玉：每天要吃 5 顿饭

祖国古代医学大家孙思邈就说过："食欲数而少，不欲顿而多。"意思是说，人宜少食多餐，不宜一顿吃得很多，对于中老年人，更应如此。

到金陵市老寿星葛良玉在 100 岁的时候，看上去却像 80 岁左右。

她的保姆说，给她做保姆已经 5 年了，这么多年来，老寿星给她的感觉就是：能吃，非常能吃，现在每天要吃 5 顿。

老寿星基本上每天早晨 6：00 就起床，一起床就要吃点东西，一般是泡点麦片和饼干，吃饱了以后，老寿星就休息一会儿。到了 7 点钟，稀饭烧好了，老寿星再吃上一碗，这才是早餐。中午则是 11：30 准时吃饭。到下午 3 点，老寿星还要加餐，保姆会为她准备些烧饼、包子什么的。到了下午 5 点，则是正点晚饭，内容跟午饭差不多。

一日三餐的习惯，在我国很早就形成了，是科学的，符合生理和工作的需要。然而对老年人来说，少吃多餐可能更为有益。所谓少吃多餐是指进食的次数可多一些而每次吃得少一点，不要一顿吃得过饱，即体现了少食多餐的思想。

国家高级营养师、中医博士王敏介绍说，我们进食的大多是混合食物，从胃排空的角度讲，消化时间根据食物成分的不同大约在 1-4 个小时左右，而实际上在胃内食物完全排空之前，就已经产生明显的饥饿感了，如果两餐之间间隔时间过长 (4-5 个小时，甚至更长)，容易产生饥饿感，进而导致过量进食。长期饱食的危害是巨大的。经常饮食过饱，不仅会使消化系统长期负荷过度，导致内脏器官过早衰老和免疫功能下降，而且过剩的热量还会引起体内脂肪沉积，引发肥胖、高血压等"富贵病"。另外饱食后，胃肠道循环血容量增加，造成大脑血液供应相对不足，使脑细胞正常生理代谢受到影响，甚至还会引起冠心病病人发作心绞痛，诱发胆石症、胆囊炎、糖尿病等。少食多餐则能够避免饱食现象的出现，对于维护自身健康是很有益的。

此外，中老年人多患有疾病，患病后，消化功能更差，而身体的营养需求却会增加，许多营养物质往往因为呕吐、腹泻、水分摄取太多或服用利尿剂而大量流失。解决这种两难局面，并持续补充营养，以少食多餐为最佳途径，这样既不会对已经衰退的消化系统造成负担，又能够保证营养物质的正常补充，对益寿延年是大有益处的。

少食多餐并不能取代一日三餐，可以作为补充，即在感到饥饿时适量加餐。少食多餐不能理解为可以频繁进食，不断的食物刺激会打乱人体正常的消化液分泌规律，影响食物的消化吸收。一般来说，根据自己的具体情况，均衡营养、三餐定时，确保每餐不过量，在饥饿时适量加餐，这种"少食多餐"还是很有好处的。

胡阿妹：一日三餐，细嚼慢咽

唐代名医孙思邈《每日自咏歌》云："美食须熟嚼，生食不粗吞。"

明朝的《昨非庵日纂》云："吃饭须细嚼慢咽，以津液送之，然后精味散于脾，华色充于肌。粗快则只为糟粕填塞肠胃耳。"

上海最长寿的老人121岁的胡阿妹虽去世多年，但是她的长寿秘诀却让人们津津乐道。胡阿妹是上海浦东人，27岁嫁到浦东塘桥，育有1儿1女。儿子已先于她去世，胡老太家共有26口人，四世同堂。老太跟女儿、孙子和曾孙等十几个人住在一间四合院式的房子里。

胡阿妹的孙子奚向东介绍："奶奶平时起居有点'天人合一'的味道，天气好的时候，早上不到五六点就起床了；天气不好的话能睡到九十点钟。

胡老太家人说，老人平时每天跟大家吃一样的饭菜，她喜欢吃素菜、肥肉和去刺的鱼肉。即使几年前牙齿都脱落了，老人每天依旧有规律地吃三餐，细嚼慢咽。老人一百多岁时，每天还能摘菜、洗菜，甚至还会帮家人洗衣服。

接触过不少百岁老人，他们几乎有一个相同的养生之道，那就是吃饭时从不着急，而是稳坐桌前，细嚼慢咽。为什么细嚼慢咽有利于老年人颐养天年呢？

1.有助吞咽。咀嚼是由咀嚼肌顺序收缩所产生的复杂的反射性动作。咀嚼时，上牙列与下牙列互相接触，可以磨碎食物，并可使食物与唾液混合形成润滑的食团，便于吞咽和通过食管。若这一过程太快，食物得不到充分的研磨和与唾液的混合，会对食管和胃黏膜造成机械性损伤或加重它们的负担。

2.帮助吸收。口腔内有腮腺、下颌腺、舌下腺和无数小唾液腺。唾液中含有水分、蛋白、淀粉酶、溶菌酶和各种电解质等成分。唾液可湿润并溶解食物，以引起味觉并易于吞咽，还可清洁和保护口腔。

3.能够平衡胃内酸碱值。对于胃酸偏高的人来说，因为口腔分泌的消化液是碱性的，咀嚼时间越充分，分泌的唾液就越多，随食物进入胃中的碱性物质也就越多。它们可以中和过多的胃酸，平衡酸碱值，减少胃酸对胃黏膜的自身侵害。

4.防止划伤。若有食管、胃的炎症或溃疡等病变，受到未经很好咀嚼的粗糙食物的磨损、刺激或伤害时，就如雪上加霜。肝硬化、门脉高压症的患者，晚期在食管和胃底会形成静脉曲张，一旦划破会造成大出血，有生命危险。这类病人进餐时，一定要细嚼慢咽。

5.防治糖尿病。祖国医学《巢元方·诸病源候论》，对消渴症的治疗提倡细嚼慢咽"少眇著口中，数嚼少湍咽，食已亦勿眠，此名谷药，并与气和，即真良药"。著名生理学家王志钧院士早在1960年经假饲实验证明：细嚼可唤起反射性胰岛素分泌，慢咽减轻胃的急剧扩张，而胃的机械扩张会降低假饲引起的胰岛素分泌。在临床上，糖尿病病人几乎都是吃饭太快，缺乏对食物充分的咀嚼。

6.健脑增强记忆。有日本学者认为，咀嚼肌与大脑之间具有"热线"联系，咀嚼运动可提高大脑思维能力，增强信息传递，防止脑细胞老化；有人认为，咀嚼运动促进腮腺分泌一种腮腺激素，且具有抗衰老作用。

王桂香：长寿只缘餐饭少

古人云："大饥不大食，大渴不大饮，少嗜欲为贵，节食以去病，寡欲以延年。"

《吕氏春秋》指出："凡食之道，无饥无饱，是之谓五藏之葆。"葆字的意思是安，就是说要注意掌握进食量，不要摄食过饱。

《内经》也明确指出，"饮食有节"是"度百岁乃去"的重要条件之一。

家住辽宁省大连市中山区鲁迅路 41 号大楼里的王桂香，是当地有名的老寿星。这位经历过 3 个世纪的老人，虽年过百岁，却身体硬朗，精神、气色都不错。大连市民政部门曾组织医疗专家对老寿星进行了全面体检，除了腿部稍有浮肿外其他都很健康。令人称奇的是，这位长寿老人耳聪目明，谈锋甚健，她滔滔不绝地介绍了自己的长寿之道。

百岁过后，不少人打听老人的长寿之道，王桂香乐呵呵地说："我的长寿之道是不饱食。"据老人介绍，她 20 多岁起就注意节制食欲，每餐吃八成饱就放下筷子，肚子不饱不饥。年年月月都是如此，即便是遇到再好吃的佳肴也注意节制食欲，始终保持饮食平衡。改革开放后她家生活水平不断提高，逐步富裕了起来，每逢老人过生日时，膝下儿孙们像群星追月似的围绕她转，给她做丰盛的菜肴，面对山珍海味，老人像平常一样不贪食多吃，从不暴饮暴食。

长寿，是人们梦寐以求的愿望。长期以来，科学家们一直在探索其中之奥秘。美国加州大学病理学教授渥荷博士提出的"限食长寿"理论，引起了各国医学界的关注。限食为什么能长寿，科学家分析有以下原因。

1.限食能减轻肠胃负担。人体过多摄取蛋白质和脂肪，使消化系统负担过重，易导致消化不良。这样，未被消化的食物长时间滞留在肠道内，会产生许多毒素和致癌物质。这些毒素和致癌物质不但易使人患肠道疾病，还会被肠道吸收，透过心脑屏障，损害中枢神经系统，使人衰老。

2.限食可以避免带来的大脑代谢紊乱。科学研究证明，饱食后，大脑中有一种叫"纤维芽细胞"的生长因子会比不饱食时增长数万倍，而这种生长因子会使脂肪细胞和毛细血管内皮细胞增大，促使脑动脉硬化，脑皮质血氧供应不足，脑组织萎缩和脑功能退化，最终出现痴呆而缩短人的寿命。

3.限食可以避免损伤细胞，引起早衰。人们呼吸时吸收的氧，有2%被氧化酶催化形成活性氧（自由基）。活性氧是对人体极其有害的物质，能导致细胞损伤、动脉血管硬化，引发疾病、衰老，甚至死亡。而人体摄入的能量越大，产生的活性氧就越多，人老化的程度也就越快。而少吃点可以减少活性氧的产生，使细胞免受其害，从而延缓衰老。

4.限食可以避免肥胖的产生。大量摄入的脂肪、蛋白质不能有效地利用，就会大量贮存起来，造成营养过剩，引起肥胖、糖尿病、高脂血症、动脉硬化、冠心病、肠道肿瘤等疾病。

5.限食可以避免酸性体质的产生。现代人普遍爱吃肉食、精制谷类等呈酸性食物，如果过量摄入，会造成人体内环境的酸性化，形成酸性体质，为各种疾病的发生提供了温床。

人在进入老年之后，机体内的新陈代谢功能逐渐缓慢，基础代谢率降低，加之活动量趋少，热量消耗也随之递减，所以老年人应适当减少饭量，以减少身体热量的来源。这样还可以激发人体细胞的活力，促使细胞更新，从而使机体的免疫力提高。当然，这里所说的限食其内涵应为：一是不能过饱，更不能暴食，每餐吃八成饱即可；二是在食谱中，要减少动物脂肪的摄入量。

巴马老人：坚持"饥饿疗法"

晋代医学家葛洪说："若要长生，肠中常清；若要不死，肠中无屎。"饥饿时，你的胃不继续制造渣滓，有利肠道排空毒素，对健康有好处。

约翰·霍普金斯大学医学院的科学家新近研究发现，当饥饿出现时，"赛特1"基因就被"激活"表现得异常活跃，使得葡萄糖的新陈代谢速度加快。因为葡萄糖可防止超氧化物自由基的产生，最后抗衰老作用就实现了。

曾在广西巴马举行的一次长寿生态国际论坛上，很多专家学者认为，巴马老人之所以长寿，是与这些老人大多存在不同程度的营养不足有关系，即所谓的"饥饿疗法"。

营养调查结果显示，巴马长寿人群的饮食结构特征为：低能量、低脂肪、低胆固醇，同时，蛋白质和其他营养素也相对不全面。这种饮食结构尽管使得人群体形矮小，但是低能量、低脂肪等对延年益寿有好处却是不争的事实。

专家们进一步论证，一个人正常的热量应维持在 2400 大卡以上，但巴马长寿老人大多数在 1400 大卡至 1500 大卡左右。

据了解，巴马百岁老人青年时期由于社会因素均有饥饿史。进入老年期后，他们的饮食更加有节制，日食两餐至三餐，从不暴饮暴食。由于以素食为主，每日两粥一饭，巴马老人均自然处于限食状态。

美国人布雷格所著的《饥饿的奇迹》一书，提出定量饥饿的防病方法。布雷格的基本观点是，通过不长 (1–10 天) 的周期性饥饿，让机体做周期性休息和净化，可以维持健康和补偿偏离"合理"饮食造成的不可避免的危害。

临床实践证实，人体在周期性饥饿状态时，机体会发生以下作用。

1.适度饥饿可以增强免疫功能。日本大阪医科大学大乔兵治郎教授曾于1930年带领4名助手做过一次饥饿试验：前六天白血球没有增加，第七天至第十天，白血球数量激增，第十天更是急速地增多，有人甚至超过平时的两倍。由于白血球增加，吞噬了病原菌，形成了抗体，人体免疫力便得以增强。

2.适度饥饿可以代替药物祛病逐邪。人们治疗疾病多是用生物或化学合成的药物，有不少药物既有治病功能，也有一定的毒副作用，长期使用会引起药源性疾病。而饥饿后，体内会激发很多相应的内源性药物因子，这种积极的自然疗法，对人体有巨大的祛病逐邪的功效，而无任何毒副作用。

3.适度饥饿可以促进细胞更新。人体的组织和器官都是由细胞构成的，细胞的新陈代谢功能受阻，则各种器官和组织就趋于老化。饥饿之中，人体的新陈代谢能力成倍地增加，细胞吸收营养的功能特别旺盛，人就会恢复年轻的活力。

4.适度饥饿可以防衰老。自由基是导致人体衰败老化的重要因素，也是体内营养过剩的衍生物。体内自由基的含量超过人体自我调节清理的负荷时，就会发生种种疾病。因为饥饿强制性地切断营养来源，故可作为清除体内自由基的有效方法。

科学家也指出，适度饥饿不是简单、盲目地节食，而是要吃得少而精，在保证营养的前提下，适当减少进食量。如吃低热量、高营养，特别是高维生素的食物。而且，在食量减少的同时，食物的品种要尽量多，尽可能地做到每顿饭都有蔬菜、水果、谷物和少量的肉。

通过适度的饥饿，控制食欲，对人们的身体是有益无害的。饥饿作为自我调节、平衡饮食的一种方法，在当今中老年人"富贵病"增多的情况下，将会显示出其防病健体的威力。

张学英：粥是"第一补人之物"

《随息居饮食》说："粥为世间第一滋补食物。"粥易消化、吸收，能和胃、补脾、清肺、润下。

清代养生家曹慈山说："老年，有竟日食粥，不计顿，亦能体强健，享大寿。"

明代大医学家李时珍在《本草纲目》中说："粥又极柔腻，与肠胃相得，最为饮食之妙诀也"。

陆游《食粥》诗曰："世人个个学长年，不悟长年在目前。我得宛丘平易法，只将食粥致神仙。"几句诗把食粥的好处说得一清二楚。

在江苏省北部，东北濒临黄海的响水县灌东盐场陈北小区有一位百岁的老寿星，她叫张学英。现在，张老寿星身体健康，思维敏捷，能说能唱，满面红光，生活能够自理。

张老之所以长寿就得益于喝粥。她在14岁的时候来到吴家当童养媳。吴家人多，又穷，日子过得艰难，整天喝粥。开始不习惯，慢慢地喝出了甜头，以至于喝成了习惯。1949年后，家里的日子好了，还是一天三餐地喝粥，至今未改。她认为，粥是"第一补人之物"。当然，粥的内容不同，质量也不一样了。过去，多半喝玉米粥，或是玉米菜粥，现在，喝的营养丰富的菜粥，或肉粥，如黄米粥、黑米粥、小米粥、燕麦粥、红豆粥、猪肉粥、牛肉粥、绿豆粥、荷叶粥、红枣粥、胡萝卜粥、羊肉粥、白菜粥等。总之，根据季节的变化和口味的需要决定粥的品种。

传统医学认为，喝粥能滋生津液，培养胃气，有助于消化，特别是对脾胃虚弱的人来说，常吃富有营养的粥尤为适宜。

粥在我国已有近3000年的历史了，是我国饮食文化中的一绝，其最大特点是，除主要原料为粮食外，还往往辅以具有药用价值的各种配料，如莲子、苡仁、百合、扁豆、红枣、茯苓、山药、胡桃等；或辅以营养丰富的羊肉、牛肉、鱼肉、骨髓或蛋类等。并在经过不同的加工方法熬制后，使其不仅营养丰富、味道鲜美，而且更具有滋补、祛病和养身之功。

人到老年，身体各器官功能逐渐减退，尤其是味觉、咀嚼、消化及吸收功能减退，加上易患各种慢性病，因此对饮食有特殊要求。专家们根据老年人的生理特点和心理特征，认为老年人食粥有益。老年人可根据自己的身体状况选择粥的种类，凡精气衰微、诸虚百损，皆可用粥治疗，坚持经常服用，定能取得祛病延年之效。

下面介绍一些简单的养生粥，希望对大家有帮助。

1.山药豆蔻粥。山药30g，豆蔻10g，入沙锅内加水适量煎约10分钟，去豆蔻，再加大米100g同煮。此粥能健脾暖胃行气，适宜于脾胃虚寒，食欲不振。

2.枸杞粥。枸杞30g，大米50g煮粥，有滋补肝肾，养阴明目作用，并可降血压、血糖。适用于肝肾不足，头晕眼花，以及高血压、糖尿病。

3.木耳粥。木耳10g水浸泡发，洗净，加大米50g煮粥，有益气养胃，和血养荣作用，适宜于胃气亏虚，食欲不振。

4.红枣粥。红枣20枚，大米100g煮粥，能补脾益胃，养心安神，适宜于体质衰弱、营养不良、失眠等。

5.莲子粥。莲子肉30g，去衣煮烂研细，加糯米100g煮粥，能益精气，健脾胃，止泄利，适用于体虚，心悸失眠，大便溏泻。

6.芝麻粥。芝麻50g，大米100g煮粥，能养肺润肠，养肝明目，适宜于肠燥便秘，视物昏花。

7.核桃粥。核桃肉50g，大米100g煮粥，有温补精髓，强壮筋骨作用，适用于体弱，病后体衰者。

8.薏米粥。薏米、大米各等量，淘净煮粥，能健脾胃、消水肿。

9.海参粥。海参50g煮烂切细，加大米100g同煮粥，能补肾填精，温阳起痿，适宜于肾虚，腰酸阳痿。

10.百合粥。百合 30g，大米 100g 煮粥，能温肺润燥，适用于慢性支气管炎、肺结核、神经衰弱等。

李香云：带馅食物有益于老年人健康

《张掖日报》报道说："老年人常吃水饺、馄饨、包子和馅饼等各种带馅食品，既能增加各种营养，又有益于身体健康。"

老寿星李香云是河南省汤阴县城关镇人，虽然已经寿高 100 多岁，身体却很健康，头脑清楚，手脚利落，耳聪目明，日常的生活都能自理。

老太太是一位很利索的人，从年轻时就喜欢干净，平时不仅自己穿的衣服总是整整洁洁，就连居室也打扫得非常干净。就是现在，老太太也是头梳理得很规整，衣服很整洁的。讲究卫生，爱清洁，使得老人极少闹病，身体很结实。

由于老太太年轻时的生活并不富裕，使她养成了吃苦耐劳的习惯，因而在饮食上没有忌口，不论是粗粮还是细粮，也不论是鸡鸭鱼肉还是瓜果蔬菜，都吃着可口，也从不挑肥拣瘦。这样就使得老人能够得到全面的营养，满足身体的需要。但平时老太太最爱吃用大白萝卜或大白菜包的肉馅饺子。正因为老太太爱吃饺子，孙子媳妇就隔三岔五地给老人包饺子吃。老太太还主动帮着孙媳妇包饺子，她包的饺子一点也不比媳妇包的逊色。

由于牙齿松动、消化功能减弱等原因，很多饭菜都不适合老年人。上海同济大学营养与保健食品研究所所长厉曙光教授建议，老人多吃带馅面食，如水饺、馄饨、包子等，将有利于保证更全面的营养。

厉教授表示，很多老年人因为牙齿不好，只吃一些松软的东西；肠胃不好，油腻的东西基本放弃了。久而久之，就会形成只固定地吃某些东西的习惯，很容易造成营养的缺乏。比如，荤菜吃得少的人，优良蛋白质的来源会大大受到限制；素菜吃得太少的人，又会导致热能过剩和各种维生素及无机盐的缺乏。

而带馅的面食正好能解决这些问题。因为各种馅料可以把荤素搭配在一起，并添加了葱、姜、盐、酱油、味精等调味品，这样，食品就能提供多种维生素及钙、磷、铁、镁、钾等矿物质，起到防止老年人营养缺乏的作用。而且多元的馅料食品，也有利于老年人的消化吸收。此外，面粉做的皮儿含有多种维生素和微量元素，可以促进肠蠕动，在一定程度上能够避免老年性便秘的产生。

在带馅食品的选料和做法上也要注意。老年人平时最好多吃些以蔬菜馅为主的食品，因为蔬菜含有大量纤维素，老年人常吃可以明显增进胃肠蠕动，这对通便、降低血脂、防治动脉硬化等都有重要作用。肉馅相比炒肉、炖肉更易消化，因此，只要控制好不要过量也是比较适合的馅料。做法上，应该以蒸煮为主，煎、炸的由于偏油、偏硬，老年人应该少吃。另外，专家建议，各种带馅食品最好现做现吃，不宜长时间存放，否则其中营养素就会损失。

瑶家三姐妹：少吃动物油，喜欢吃茶油

《中国医药宝典》记载：茶油降脂降压、消炎抗菌、抗癌抗病毒、增强人体免疫、预防中风。

《随之居饮食谱》中说："茶油烹调肴馔，日用皆宜，蒸熟食之，泽发生光，诸油唯此最为轻清，故诸病不忌。"

健康评定与亚健康评估中心主任武留信教授提出："预防心血管病应该从合理膳食开始，很重要的一点是要科学使用食用油。"

2008 年，有人曾在广西探访过长寿三姐妹：老大卢的花 112 岁，老二卢的小 105 岁，老三卢的妹 102 岁，住广西巴马瑶族自治县。同胞三姐妹都超过 100 岁。

三姐妹都分别与当地的瑶族农民结婚。卢的花生过 3 胎未养活，丈夫去世后一人寡居，老来同侄儿、侄孙一起居住。卢的小、卢的妹也都生男育女，如今是四世同堂，晚年生活很幸福。

大姐卢的花个子矮小，嘴巴有些歪斜，说话不甚清楚。两个妹妹中等个子，五官端正，口齿清楚，记忆力良好。现在，三姐妹虽然头发花白，牙齿不全，但吃饭尚好。她们每餐两碗稀饭或一碗干饭，不暴吃暴饮。三姐妹都不吸烟，不喝酒，不吃酸辣食物。但有一个特殊饮食习惯，就是少吃动物油，喜欢吃茶油。

随着生活水平的提高，一些"富贵病"成为影响人们身体健康的大问题。高血压、高脂肪、冠心病及心血管疾病已经成为人体健康的"头号杀手"。营养学家指出，这与我们平时的饮食结构有关。随着生活条件的提高，油脂的摄入量增加，直接导致了"富贵病"发病率的上升。尤其是北方人口味偏重、贪香贪油腻，表现尤为明显。专家指出，要降低患病的可能，一方面要少吃动物内脏和含胆固醇较高的食物，但另一方面每日三餐食用油的选择也应加以重视。

食用油，主要分为动物油和植物油。动物油通常指猪油、牛羊油、鸡鸭油、鱼油和奶油等；植物油常用的则包括花生油、菜籽油、大豆油、玉米油、芝麻油、橄榄油、棕榈油、葵花籽油、棉花籽油、茶油、火麻仁油等。此外，还有用动物油与植物油经科学配方精制而成的调和油。

动、植物油的脂肪主要是由甘油三酯组成的。不同的脂肪酸经过各种各样的结合，在自然界形成无数种甘油三酯，再通过膳食被人体摄入。而脂肪酸又分为三类：饱和脂肪酸、单不饱和脂肪酸和多不饱和脂肪酸。一般而言，动物油中的脂肪含饱和脂肪酸较多，如牛油含 51.4%，猪油含 42.3%；植物油中椰子油及棕榈油的饱和脂肪酸含量也高；一般植物油中多不饱和脂肪酸含量较丰富，如花生含 41.3%，豆油含 62.8%，玉米胚油 48.3%，芝麻油含 46.6%。鱼油是另一类含多不饱和脂肪酸较多的油；食用油中单不饱和脂肪酸含量较高的，如茶油含 78.6%，橄榄油含 72.3%，菜籽油含 74.0%。

脂肪是供给人体热量的三大营养素之一。一般要求食用饱和脂肪酸只可占总热量的 0-10%，多不饱和脂肪酸占 3%-7%，单不饱和脂肪酸因可预防冠心病等心血管病，并可能取代多不饱和脂肪酸而发挥作用，故单不饱和脂肪酸占总热量的比例是不限制的。也就是说，从维护人体健康出发，选择食用油，可少吃动物油，提倡吃植物油，尤其多吃茶油、橄榄油、菜籽油。

茶油是山油茶籽仁经蒸榨而成的一种食用油，我国南方居民较喜爱食用。其不饱和脂肪酸含量在 90% 以上。此外，茶油中富含维生素 E、维生素 D、维生素 K 和 β-胡萝卜素（维生素 A 原）。

橄榄油和茶油中都含有生理活性成分角鲨烯。角鲨烯具有香气，有很好的富氧能力，因而可抗缺氧和抗疲劳，并且具有提高人体免疫力及增进胃肠道的功能。茶油还含有特定生理活性物质茶多酚和山茶甙（即茶皂甙，或称茶皂素）。根据美国国家医药中心实验证实，茶油中的茶多酚和山茶甙对降低胆固醇和抗癌有明显的功效。因此，建议中老年人若有条件的话，从健康的角度考虑应选择茶油作为烹饪油品。

丘竹英：低盐饮食人长寿

2007 年 4 月的《英国医药期刊》报道："减少钠的摄入能降低患心脑血管疾病几率的 25% 至 30%，这比许多提倡'低钠'饮食者所能想象的还有高。"

博罗县石坝镇黄山洞村黄坑村民小组村民丘竹英出生于 1906 年，虽然已是百岁高龄，但身体很好，除了 2007 年 3 月份得了肺炎外，之前没生过大病。她身体硬朗、思维敏捷，全家近 70 口人五世同堂，其乐融融。1982 年，丘竹英老人随二儿子搬到博罗县城春晖巷居住。

丘竹英老人不仅身体好，而且视力、听力也没有障碍，思维还很敏捷，陌生人敲门，她从来不给开。前些天，丘竹英老人的小女儿来看她，隔着好几米远，丘竹英老人竟然发现了女儿少了一颗牙齿，并叫她赶紧去镶牙。外孙女阿兰说，老人平时还爱看电视，喜欢看战争片，特别爱看有毛泽东的战争片，现在她还能流利地背《毛主席语录》中的一些语句呢。

老人在生活、饮食上很有规律，一日三餐定时定量，饮食以清淡为主，从不吃过咸的食物。老人的子孙们都很孝顺，把老人的生活起居照顾得很好，远在外地的晚辈也经常来看望、慰问，老人活得很开心。

所谓清淡，有两层意思：其一是少吃大油大肉，多吃新鲜蔬菜；其二是菜肴中少放盐，保持蔬菜的天然风味。孙思邈有言在先："盐多促人寿。"喜欢吃"咸"的人，不利于长寿。

为什么饮食过咸不利于健康呢？

我们知道，盐对人体来说是不可缺少的物质。食盐对人来说有两大作用，一是调味，二是为身体提供钠和氯。钠和氯在人体内主要起维持酸碱平衡和调节渗透压的作用。氯还是合成胃酸的主要原料。盐不可吃得过多。许多调查材料表明，食盐吃得愈多。高血压发病率也愈高。例如：因纽特人每人每日摄入食盐约4g，在那里几乎不存在高血压病；非洲一些地区居民每人每日吃食盐10g，高血压患病率为8.6%；美国人每人每日食盐15g，高血压发病率10%；日本东北部秋田县居民，每人每日吃盐26g，其高血压发病率高达39%，其平均寿命为全日本倒数第二。

那么每天吃多少盐合适呢？美国参议院的营养与人类需要精选委员会建议，每人每天消耗的食盐量可由目前的10g以上降低至5g。美国长寿学会建议，食盐的摄入量还可降低为每天2-4g。我国目前还没有制定具体标准，在日常生活中可参照美国标准，把每日摄入量控制在5g左右。高血压和心脏病患者最好减少到5g以下，有些人会觉得淡而无味，但这对健康是有好处的。

除了少吃食盐外，还应清楚其他食品的含盐量。比如，酱油的含盐量达18%左右，腌制食品也在8%以上，海产品的鱼、虾、牡蛎、海带中本身就含有大量盐分。食盐中影响人健康的主要是"钠"，如味精含谷氨酸钠，小苏打是碳酸氢钠，都能增加人体钠的含量。因此，要做到低盐饮食，尤其对肥胖者来说，应少吃以下食品：火腿、香肠、牛肉干、猪肉干、肉松、鱼松、鱼干、咸蛋、肉酱、各种鱼罐头、豆腐干、豆腐乳、豆豉、豆瓣酱、味精、鸡精等。

那么，怎样能够使菜肴清淡一些，而又不失鲜美的味道呢？主要应采用新鲜的原料。尽量食新鲜的食物，以食物固有的鲜味来增加食欲。此外，用酸、甜或辣的调味来取代部分食盐，也可使菜肴美味可口。

第六篇

药物调养与长寿

赵益品：适当进补，对身体大有益处

《健康百科丛书》："衰老是人类生命中的一种规律性表现，为了增强肌体的抵抗力，老年人可以适当服用一些滋补药物，从而达到防治老年病、延年益寿的目的。但是必须注意，滋补药应根据老年人的身体条件、疾病的需要和医嘱服用。"

赵益品，1900 年出生于浙江省余姚市，他自小酷爱医学，虽无任何医师教导，但是，他勤奋自强，从少年时自看医书，自学成才，从而成为一位医生。自此，开始了他行医的生涯。

退休后，赵老的生活习惯基本不变。饮食讲究一日三餐，胃口一点也不逊于年轻人。平时多吃豆腐、青菜，十分喜欢吃鱼。谈到饮食时，赵老还特别强调了吃水果的好处：助消化，利于排便，补充维生素。作为一名医生，赵老也十分讲究药物调理。他认为中华医学博大精深，并不是西医所能取代的。一年四季，适当进补对身体大有益处。他告诉我们，夏天气候炎热，人体体内虚火旺盛，最好吃一点清淡降火的食品，如黄瓜、苦瓜。每天冲杯西洋参，对身体也是大有益处的。而秋季气候干燥，最好多吃水果，如苹果、石榴等，不但补充了水分、维生素，对肠胃更是大大有益。冬季，适当食用红枣、桂圆等热食，还可服用人参，但不应太多。

进补通过补充人体所需的营养物质，调整人体脏腑的功能，有助于人体抗御疾病，达到保证健康、延年益寿的目的。尤其是药补，不论春夏秋冬，都可进行，什么时候虚，什么时候补，虚什么，补什么都是有讲究的。

老年人的脏腑功能渐趋衰退，正气不足，机体的抗病能力低下。且因老年人体质有阴阳、气血、虚实不同，各种滋补药也有寒、热、湿、凉的区别。故老年人进补应针对老年人的体质，服用平和之剂，缓缓调养，使其流通气血，协调阴阳，以达到防病抗衰的目的，避免由于服用补药不当而造成严重后果。老年人进补必须注意四防。

1.防无虚滥补。中医进补的原则是虚者补之。无虚滥补，不仅徒耗药品，浪费金钱，而且会扰乱人体脏腑的生理功能，甚至会因补不当而导致意外事故。

2.防虚不受补。虚不受补，是指虚弱者进补之后会引起一系列的不良反应。如老年人阴虚火旺体质，而用一些补气助阳药物（如人参、鹿茸等），会使原有的虚火症状加重，表现为口干舌燥，兴奋失眠，小便黄，大便秘结，甚至牙宣鼻衄等，故阴虚患者，用药宜以滋养阴液为主，切不可一味温补。

3.防闭门留寇。病邪犹如匪寇，常乘虚侵入人体，在邪盛体虚时，治疗首先祛邪，不可贸然进补，免犯闭门留寇之戒。因为许多补药中，均具有抗利尿及止泻止汗等收敛作用。服后不利于病邪从大小便或汗孔排出。如果必须进补，也应同时配合祛邪的药物。

4.防守药待康。老年人要恢复健康，不要光靠补品补药，老年人身体虚弱，有因饮食失调、情志不遂引起，或由于起居不慎引起。因此老年人体虚，除适当服一些补品补药，还必须加强体育锻炼，适当做一些力所能及的家务劳动，保持良好的精神状态，这是十分必要的。另外，丰富多彩的社会生活对老年人来说胜似高级补品补药。

张道陵：灵芝久食轻身不老，延年益寿

《神农本草经》把灵芝列为上品，谓紫芝"主耳聋，利关节，保神益精，坚筋骨，好颜色，久服轻身不老延年。"谓赤芝"主胸中结，益心气，补中增智慧不忘，久食轻身不老，延年成仙"。

《本草纲目》记载："灵芝味苦平，无毒，主胸中结，补中益心气，增智慧不忘，久食轻身不老，延年益寿。"

张道陵，人称张天师，东汉五斗米道创立者。活了123岁。他的长寿之道在于常年隐居溪深岭秀、树木葱茏、空气清新的鹤鸣，专心修身养性、研究长生之道，经常服用灵芝草等草药，练成了轻身之法。据说，他进入老年后，容颜仍像年轻人，体盈腿健，行动如飞，刚劲有力。

我国是灵芝的故乡。自古以来，灵芝就被人们当作"治百病"的"仙草"，具有极高的医疗价值和营养价值。它不同于一般药物对某种疾病起治疗作用，亦不同于一般营养保健食品只对某一方面营养素的不足进行补充和强化，而是在整体上双向调节人体机能平衡，调动机体内部活力，调节人体新陈代谢机能，提高自身免疫能力，促使全部内脏或器官的机能正常化。其功效明显表现在以下方面。

1.抗肿瘤。自身免疫功能低下或失调，是肿瘤之所以会发生并扩展的重要原因。灵芝是最佳的免疫功能调节和激活剂，它可显著提高机体的免疫功能，增强患者自身的抗癌能力。

2.保肝解毒。灵芝对多种理化及生物因素引起的肝损伤有保护作用。无论在肝脏损害发生前还是发生后，服用灵芝都可保护肝脏，减轻肝损伤。

3.对心血管系统的作用。临床试验均表明，灵芝可有效地扩张冠状动脉，增加冠脉血流量，改善心肌微循环，增强心肌氧和能量的供给，因此，对心肌缺血具有保护作用，可广泛用于冠心病、心绞痛等的治疗和预防。对高血脂病患者，灵芝可明显降低血胆固醇、脂蛋白和甘油三脂，并能预防动脉粥样硬化斑块的形成。

4.抗神经衰弱。祖国医学所载灵芝能"安神"、"增智慧"、"不忘"。据报道，灵芝对于中枢神经系统有较强的调节作用，具有镇静安神的功效，对于神经衰弱和失眠患者是必备佳品，国家药典中，灵芝就是有效的安眠宁神之药。

5.治疗高血压。灵芝的各种制剂均有显著的降压作用，在临床上具有缓和的降血压效果，治疗老年高血压总有效率为84.5%。

6.治疗糖尿病。灵芝降血糖之原理是由于它促进组织对糖的利用。服用灵芝后可取代胰岛素抑制脂肪酸的释出，可改善血糖、尿糖等症状。

7.对慢性支气管炎、支气管哮喘的作用。灵芝有显著的镇咳祛痰及平喘作用，对于缓解此种疾病的咳痰、喘的症状及防止喘息发作有显著效果。其免疫促进作用又可有效防止反复感冒，从而减少此病的复发。

无瑕：黄精——延年益寿之佳品

《神仙芝草经》记载说："黄精宽中益气，使五脏调良，肌肉充盛，骨髓坚强，其力增倍，多年不老，颜色鲜明，发白更黑，齿落更生，又能先下三尸虫。"

《名医别录》将其列为药之上品，称能"补中益气，除风湿，安五脏，久服轻身延年不饥。"

《日华子本草》谓之"补五劳七伤，助筋骨，耐寒暑，益脾胃，润心肺……驻颜断谷。"

无瑕，河北宛平县人，明代和尚，活了126岁。他24岁出家至五台山，跟师父苦读经书，虔诚修行，后到九华山穴居修行，曾被明朝崇祯皇帝封为应身菩萨。他的长寿秘诀，据分析，除了九华山环境幽静、空气清新和他每日握笔运气抄写经文外，主要是常年服用黄精。黄精具有延年益寿之效。

黄精，又名老虎姜、鸡头参。为百合科植物滇黄精、黄精或多花黄精的干燥根茎。根据原植物和药材性状的差异，黄精可分为姜形黄精、鸡头黄精和大黄精三种。三者中以姜形黄精质量最佳。

一提到老年人进补，人们总以为非人参、鹿茸等莫属。其实，中药黄精是老年人较理想的补养之品。因为老年人不仅阳气较弱（特别是冬季），而且阴液多有不足。黄精其性平和，作用缓慢，可作久服滋补之品，既有补脾气，兼补脾阴，又有润肺生津，益肾补精的作用，并且无大补温燥之品可能带来的副作用。

现介绍几则食疗方如下。

1.黄精枸杞煨狗肉：净狗肉 150g，黄精、枸杞子各 15g，党参 30g，巴戟天、续断各 12g，生姜、植物油、食盐各适量。把净狗肉沸水锅中烫 5~10 分钟，捞起沥干切块，收入锅中加少量植物油、适量姜和食盐，炒至上色后，倒入砂煲中加清水，再加枸杞子、黄精、党参、巴戟天和续断，大火煮开，改用小火煨，直至肉烂即可食用，本膳具有温经散寒、祛风除湿、壮腰补肾之功。适于老年人体弱、久病体虚、畏寒怕冷、风湿骨痛、肾虚腰痛及阳痿早泄等病症，但应注意吃狗肉后不宜喝绿豆汤。

2.黄精鸭肉海参汤：鸭肉 200g，黄精 30g，海参 50g，食盐、味精各适量。将鸭肉切片，海参泡发涨透、切片，鸭肉和黄精、海参一并放入砂锅内，加适量水，先用武火煮沸，再用文火炖煮 2 小时左右（注意加水，防止烧干锅），待鸭肉熟烂后停火，加入食盐、味精调味，即可出锅。具有补益肝肾、滋阴养血的功效。适用于肝肾阴虚所致疲劳乏力、腰膝酸软、性功能减退、耳鸣健忘等。

3.黄精瘦肉粥：黄精 50g，猪瘦肉、粳米各 100g，葱、姜、盐、味精各适量。葱切段，姜切片；黄精洗净，放入砂锅内用文火煎煮 20 分钟取汁，反复煎煮两次，将两次药汁合一起；猪肉洗净切小丁；粳米淘洗净，放入砂锅内，注入药汁，放入葱段、姜片，用武火煮沸后，改用文火煮至肉烂粥稠，拣出葱段、姜片，调入盐、味精即成。功用：益气养血，养颜，适用于气血不足。如面色苍白、乏力、食欲不振、腹胀、自汗、心悸等症，常服肌肤润泽，容颜不老。

4.黄精蒸鸡：黄精、党参、怀山药各 30g，仔母鸡一只（约 1 千克）。先将鸡肉切成 1 寸见方小块，入沸水中烫 3 分钟捞出，装入汽锅内，加葱、姜、花椒、食盐等调料，再将以上三药放入，加盖蒸 3 小时即可食用。对冬季体倦乏力、腰膝酸软、怕冷等有效。

6.黄精酒：黄精 20g，米酒 500g。将洗净的黄精干燥，研成细末，放入细口瓶内，加入米酒，密封瓶口，每日振摇 1 次，7 日后每周振摇 1 次，浸泡 30 日以上，每日 1~2 次，每次 10~20ml。功用：补脾润燥，乌须黑发。适用于脾虚气弱所致的面浮脚肿和肾虚精亏所致的须发早白、肌肤干燥易痒、心烦急躁少眠等。

付含芳：枸杞相伴一生

《本草纲目》记载："枸杞，补肾生精，养肝，明目，坚精骨，去疲劳，易颜色，变白，明目安神，令人长寿。"

《神农本草经》记载："枸杞……久服坚筋骨，轻身不老。"

在重庆市第三社会福利院，无儿无女、无家可归、无生活来源的老人付含芳老太太度过了 107 岁生日。她耳聪目明、身体仍十分健康，至今能读书看报。

福利院李鹏梅院长介绍，付婆婆是 1981 年福利院成立时就住进福利院的"三无"老人，至今已 26 个春秋了。

26 年来，她的吃穿住行、吃药看病全部免费。国家每月拨给"三无"老人生活费 320 元，外加 100 岁老人特别补助金 200 元。福利院还为她安排了单间，配备了专职护理员，饮食开小灶。

付婆婆的 107 岁生日过得热烈喜庆，房间里摆了不少鲜花、水果，墙上还贴有"祝付婆婆生日快乐"的横幅。福利院给她办了几桌酒菜，不少 80 岁以上的老寿星也赶来为她祝寿，足足凑了一桌。付婆婆高兴地为客人分切生日蛋糕。

付婆婆一天四五餐，饿了就吃。老人的长寿秘诀何在？负责照管"三无"老人的休养区主任辜蔓洛说，以前付婆婆酷爱用冰糖、枸杞、茶叶泡茶，如今不爱喝茶了，仍爱吃枸杞和冰糖，每月吃 4 斤多枸杞，像吃饭一样一勺一勺往嘴里嚼。

枸杞，是茄科落叶灌木枸杞的果实，古称"天精"、"地仙"，因有抗老作用，又名"却老"。它在祖国的传统医学中具有重要的地位，其药用价值备受历代医家的推崇。

现代营养学分析表明，枸杞所含营养成分非常丰富，每百克枸杞中含粗蛋白 4.49g，粗脂肪 2.33g，碳水化合物 9.12g，类胡萝卜素 96mg，硫胺素 0.053mg，核黄素 0.137mg，抗坏血酸 19.8mg，甜菜碱 0.26mg，还含有丰富的钾、钠、钙、镁、铁、铜、锰、锌等元素，以及 22 种氨基酸和多种维生素。

实验结果表明，枸杞能降低胆固醇，防止动脉硬化；能轻微降低血糖；能调节免疫功能，对防治老年人肿瘤有益；还能轻微抑制脂肪在肝脏的沉积，促进肝细胞增生，故能保护肝脏。并有一定的强壮作用。

古今文献和临床实践都证明，长期服用枸杞有"却老抗衰"的效果，是祖国医学一味著名的延缓衰老药物，又是一种佳果，故有"轻身、乌须、明目、延年"之说。

任何滋补品都不要过量食用，枸杞也不例外。一般来说，健康的成年人每天吃 20g 左右的枸杞比较合适；如果想起到治疗的效果，每天最好吃 30g 左右。枸杞虽然有很好的滋补和治疗作用，但也不是所有人都适合服用。体质虚弱、抵抗力差的人平时应该多吃点枸杞，但枸杞温热身体的效果相当强，因此，正在感冒发烧、身体有炎症、腹泻的人最好别吃。

下面介绍几种枸杞的吃法。

1.零食。一般超市中卖的枸杞子是枸杞果实的干制品，枸杞子以宁夏出产的质量最好，又红又大。当地人更喜欢买来当零食，有如葡萄干一般随手拈来食用。其实枸杞子生吃味道很不错，但不能吃太多，否则容易上火。

2.药酒。用枸杞泡酒喝有增强免疫力的作用，能促进造血功能，还能抗衰老、保肝及降血糖，并对于视力减退、头晕眼花均能起到一定疗效。

3.自制菊花枸杞茶。红茶包一个、枸杞子一小撮、菊花 3~5 朵，将以上材料放入已经预热的杯中，加入沸水泡 10 分钟即可饮用。效能：菊花、枸杞子两者均有明目、养肝、益血、降血糖血压、抗衰老、防皱纹、固精气等保健功效。

温杨氏：嗜好人参酒

《神农本草经》中指出：人参"补五脏，安精神，定魂魄，止惊悸，除邪气，明目开心益智。久服轻身延年。"

110多岁的老寿星温杨氏居于辽宁省大连市甘井子区。老人的身体相当健康，除了耳朵有点聋外，视力、心肺功能都极正常。特别是血压能保持在130/90毫米汞柱，更是难得。

温老太太性格温和，心地善良，与人无争，无论与家人还是乡里人都能相处和谐，一辈子从来没有与人发生过口角。这就使得老人排除了外来的情绪干扰，心地无忧，乐待人生，总是处于一种平和的状态，有助于身体健康。

老太太在60多岁以前，一直在原籍黑龙江省务农，40多年前才随小女儿到大连定居。她的前半辈子在农村。一天也没有脱离过农活。从种到收，一年四季不得清闲，此外还要干家务活，抚养子女。这种繁杂的劳动，不仅没有累垮她。反而使她练就了一副好身板。跟随女儿进城后，没有农活可干了，她仍然是手脚不得闲。照料3个外孙女的起居、上幼儿园、上学，为她们做喜欢穿的衣服和鞋，为全家人做可口的饭菜，以及打扫卫生，收拾房间等，就成了她的日常工作。久而久之，老太太越干越顺手，在干家务活中体验到了乐趣，同时也活动了筋骨。

温老太太的胃口不错，什么食物都喜欢吃，没有忌口的东西。老人的嗜好是喝酒。每天吃午饭和晚饭时都要喝一小盅人参泡的白酒，喝下去觉得浑身松畅，心神愉悦，尽管如此，她也从不多喝。

人参之名始见于《伟书》，因其如人身之形，故名人参，根据生长环境的不同，人参分为两种，野生者称为"野山参"，栽培者称为"园参"，过去仅东北地区有产，目前一些省市已引种成功。根据加工方法的不同，亦主要分为两种：鲜参洗净晒干即应用者称为"白参"；蒸制后晒干或烘干的称为"红参"。人参主产于吉林、辽宁、黑龙江，一般以吉林产品为优，习称"吉人参"，尤以长白山产老山参视为最佳品。

据文献资料介绍，早在两千多年前，人们就逐渐发现人参有大补元气、宁身益智、益气生津、补虚扶正、延年益寿之功效，被誉为"益气要药"。

现代医学也证明，人参根及须中含有具有药效成分的人参皂苷，还有多肽、人参酸、人参喹酮、人参宁等。其功效主要表现在以下几个方面。

1.能调节中枢神经系统，改善大脑的兴奋与抑制过程，使之趋于平衡；能提高脑力与体力劳动的能力，提高工作效率，并有抗疲劳的作用。

2.能促进大脑对能量物质的利用，可以提高学习记忆能力。

3.能增加心肌收缩力，减慢心率，增加心血输出量与冠脉血流量，可抗心肌缺血与心律失常。临床上可用于预防和治疗老年冠心病、心源性休克等。

4.刺激骨髓，改善造血功能。

5.可以增强机体的免疫功能，提高老年人的适应能力。

6.提高对有害刺激的抵御能力，可增强机体的应激能力和适应性。

7.能清除体内所产生的高毒性自由基（自由基导致人体细胞膜发生脂质过氧化，加速衰老），所以人参能抗衰老，预防和治疗多种疾病。

此外，人参还具有抗辐射、抗病毒、抗肿瘤、抗休克等多方面的作用。

人参可切片，含服、蒸水服、泡酒饮、泡水当茶饮，或同其他中药配合做成保健粥食用。欲求延年益寿而用人参者只可缓图，不可过急，每次应用3~5g。此外，研究表明人参的主要有效成分人参皂苷，其在口腔黏膜的吸收较胃肠道显著为高，故以人参作保健应用时，缓缓口嚼服较煎汤顿服更为合理。

人参性热，冠心病、高血压、脑血管硬化、糖尿病、脉管炎、失眠、胃病、胆囊炎、胆结石、高血液黏度的患者应慎服人参。

田宗顺：吃何首乌，一年四季不断

《本草纲目》载首乌"养血益肝，固精益肾，健筋骨，乌髭发，为滋补良药，不寒不燥，功在地黄、天门冬诸药之上"。

《开宝本草》称"首乌止心痛，益血气，黑髭发，悦颜色，久服长筋骨，益精髓，延年不老"。

《本草备要》记载："补肝肾，涩精，养血祛风，为滋补良药。"

湖南省凤凰县吉杏镇，有一位在当地颇有名气的老中医，名叫田宗顺，104岁时仍精力旺盛，反应敏捷，面色红润，步履稳健。

田宗顺少年时饱读诗书，青年时代跟随父亲学医，帮助病人治病。父亲去世后，便独自为病人治病。由于他医术高明，医德高尚，深得当地人的赞颂。

田宗顺老人获得长寿的奥秘是常服何首乌。何首乌是藤本植物，药用部分为根块。味苦甘，微涩，性微温，无毒，入肝补肾，滋补强壮，是抗衰老的良药。为此，他除炎夏之外，每天必用何首乌。每次取何首乌6钱，去渣取汁，加大米烧成粥，从不间断。几十年来，他坚持上山采草药，吃何首乌，一年四季不断。

何首乌为蓼科植物，何首乌的干燥块根，其性味苦、甘、涩、微温，入肝、肾经。制首乌补肝肾、益精血、壮筋骨，还可涩精止带，为滋补良药，用于肝肾两虚、精血虚少之腰膝酸软、头晕眼花、须发早白、遗精、崩漏、带下等症。生首乌补虚力弱，长于解毒、截疟、润肠通便，治疗疮肿、瘰疬、久疟不止、肠燥便秘等症。

药理分析表明，何首乌含蒽醌类化合物，主要有大黄酚和大黄素，其次为大黄酸（炙品不含大黄酸）、大黄素甲醚和大黄蒽酮、淀粉、粗脂肪、卵磷脂等。何首乌的药理作用主要有以下几方面。

1.延缓衰老作用。实验证明，何首乌及其制剂能延长两倍体细胞的生长周期，使细胞发育旺盛，寿命延长。首乌煎剂能显著降低血浆和肝脏过氧化脂质，改善骨髓的造血功能，影响血液流变学指标，对超氧阴离子自由基也有较好的清除作用，有抗氧化、抗衰老功能。首乌提取物能促进胸腺细胞增生，延缓年龄退化性萎缩，有明显促进细胞免疫和调节体液免疫的作用，增强机体的抗病能力，可强身健体、延年益寿。

2.降血脂和抗动脉粥样硬化作用。首乌煎剂能显著降低血浆胆固醇、甘油三酯和β-脂蛋白的含量，说明何首乌能降低血脂，延缓动脉粥样硬化的形成和发展。

3.保护肝脏的作用。首乌中的四羟基乙烯-β-D-葡萄糖甙是保肝的有效成分，它能防止脂肪肝、肝功能损害和肝脏过氧化脂质含量升高，降低血清谷丙转氨酶和谷草转氨酶。此外，何首乌增加肝糖原的作用也有利于对肝脏的保护。

4.抗菌作用。首乌在体外能抑制人型结核菌、福氏痢疾杆菌的生长，其蒽醌类衍生物对金黄色葡萄球菌、链球菌、白喉杆菌、炭疽杆菌等细菌和流感病毒、真菌等病原体有不同程度的抑制作用。

5.其他。何首乌对白发、脱发、肌萎缩、荨麻疹、神经衰弱、精神分裂症、疮肿疥癣均有较好的治疗效果。

陈素娟：吃了一辈子的白果

《本草纲目》记载：白果"熟食温肺、益气、定喘嗽、缩小便、止白浊；生食降痰、消毒杀虫。"

《医学入门》："清肺胃浊气，化痰定喘，止咳。"

家住江苏泰兴城北20千米处的张河村老寿星陈素娟，自23岁嫁到张河村后，就一直生活在这个村庄，共育有三个儿子，现在已是五世同堂的大家庭。老人看上去体态均匀，身板也还硬朗。曾孙女说，老奶奶现在不戴老花眼镜还能看《扬子晚报》呢。

老人说，自己吃了一辈子的白果。现在每天早上要吃近十粒大白果，晚饭煮稀饭时，也放一把白果，老人还喜欢将银杏叶泡茶喝，平时还喜欢在银杏树底下走走，捡掉下来的白果。村里人说，老奶奶身体这么好，与她天天吃白果有关。

白果树，又名公孙树、鸭掌树。其果实白果属于干果类，在诸多干果中，白果的经济价值排名第三。宋代，白果曾被列为贡品，皇帝尝后备加赞赏，赐它芳名为银杏。从此，银杏这个名字就流传于世。

白果不仅是一种美食，而且药用价值也很高。中医学认为，它性味甘苦，有小毒，能敛肺气，定喘嗽，止带浊，缩小便，消毒杀虫。主治哮喘、痰嗽、梦遗、白带、白浊、小儿腹泻、虫积、肠风脏毒、淋病、小便频数以及疥癣、漆疮、白瘤风等病症。吃白果要注意的是：白果的确含有一部分毒素，中毒时可出现头痛、发热、惊厥、烦燥、呕吐、呼吸困难等。个头大的白果一天不可超过8粒，个头小的13粒。吃前要将白果剥去外皮，去掉中间的芯，芯是导致中毒的最关键部位。

现代营养学研究分析表明，每100g含蛋白质6.4g、脂肪2.4g、碳水化合物36g、粗纤维1.2g、蔗糖52g、还原糖1.1，钙10mg、磷218mg、铁1mg，胡萝卜素320ug、核黄素50ug，以及白果醇、白果酚、白果酸等多种成分。从临床实践来看，长期食用白果对人体至少有以下几点作用。

1.抑菌杀菌。白果中含有的白果酸、白果酚，经实验证明有抑菌和杀菌作用，可用于治疗呼吸道感染性疾病。白果水浸剂对各种真菌有不同程度的抑制作用，可止痒疗癣。

2.祛疾止咳。白果味甘苦涩，具有敛肺气、定喘咳的功效，对于肺病咳嗽、老人虚弱体质的哮喘及各种哮喘痰多者，均有辅助食疗作用。

3.抗涝抑虫。白果外种皮中所含的白果酸及白果酚等，有抗结核杆菌的作用。白果用油浸对结核杆菌有很强的抑制作用，用生菜油浸渍的新鲜果实，对改善肺结核病所致的发热、盗汗、咳嗽咯血、食欲不振等症状有一定作用。因此，可用于治疗肺结核。

4.止带浊，缩小便。现代医学研究发现煨白果有收缩膀胱括约肌的作用。对于小儿及老年人遗尿、气虚小便频数、带下白浊、遗精不固等病症有辅助治疗的作用。

5.降低血清胆固醇，扩张冠状动脉。白果及银杏叶中含有莽草酸、白果双黄酮、异白果双黄酮、甾醇等，近年来用于治疗高血压及冠心病、心绞痛、脑血管痉挛、血清胆固醇过高等病症都有一定效果。

6.有助于延年益寿。据英国路透社报道，法国科学家进行的一项研究初步证实，食用银杏的果实（即白果）可以延长老年人的寿命。法国波尔多大学的研究者对 3545 位 65 岁以上的老年人进行了调查，发现白果服用者中有 24%比没吃白果的人平均多生存 13 年。

食用白果一定要注意以下几个方面。

1.已发芽的白果种仁不能食用，食白果时切忌同时吃鱼。

2.食用白果应去掉胚和子叶，先用清水煮沸，倒去水和内种皮后，再加水煮熟或用于烹饪。

3.白果种仁特别是胚和子叶中含少量银杏酸、银杏酚和银杏醇等有毒物质，生食或熟食过量会引起中毒。中毒因人而异，中毒症状轻者表现为全身不适、嗜睡，中毒重者表现为呕吐、抽筋、嘴唇青紫、恶心、呼吸困难等。中毒轻者喝浓茶或咖啡，卧床休息可康复，重者应送医院救治。

吴如堂：日吃三枣不易衰老

《神农本草经》："大枣主治心腹邪气，安中养脾，补少气少津液，身中不足，大惊，四肢重，和百药，久服轻身长年。"

民间谚语说："一天吃三枣，一辈子不显老。"

河北省海兴县后丁村的百岁老人吴如堂与枣树有着特殊的感情，自家的房前屋后都种满了枣树，他说，种枣树要比种粮食好来钱，前人栽树，后人乘凉，自己要给孙子们留个纪念。

当被人问及高寿和吃枣有没有关系时，老人表示自己也不知道，他只是自豪地讲，几十年来自己没有打过针、吃过药，现在每顿饭还能吃一个大包子。

大枣，又名红枣。自古以来就被列为"五果"（桃、李、梅、杏、枣）之一，历史悠久。在中医处方中常用大枣，因其能"养胃健脾、益血壮神"，为安中益气的良药，适用于治疗脾胃虚弱、气血不足、贫血萎黄、肺虚咳嗽、四肢无力、肝炎、高血压等症。

现代医学研究认为，大枣营养丰富，内含糖、蛋白质、脂肪、淀粉、多种维生素和钙、磷、铁等矿物质和有机酸，有"天然维生素丸"的美誉。大枣对人体保健治病功效主要体现在以下几个方面。

1.抗氧化功效。大枣中丰富的维生素 C 有很强的抗氧化活性及促进胶原蛋白合成的作用，可参与组织细胞的氧化还原反应，与体内多种物质的代谢有关，充足的维生素 C 能够促进人体生长发育、增强体力、减轻疲劳。

2.降血压、降胆固醇功效。大枣中的维生素 P 含量为所有果蔬之冠具有维持毛细血管通透性，改善微循环，从而预防动脉硬化的作用，还可促进维生素 C 在人体内积蓄。

3.保肝护肝功效。大枣中的果糖、葡萄糖、低聚糖、酸性多糖参与保肝护肝。同时大枣中的维生素 C 及环磷酸腺苷（cAMP）等能减轻化学药物对肝脏的损害，并有促进蛋白质合成，增加血清总蛋白含量的作用。

4.提高免疫力功效。大枣多糖是大枣中重要的活性物质，其有明显的补体活性和促进淋巴细胞增殖作用，可提高机体免疫力。

5.防治脑供血不足功效。大枣中的黄酮类物质可以防治脑缺血症并对脑缺血所致的脑组织超微结构损伤有保护作用。

6.防治心血管病功效。大枣中含有丰富的维生素 C、维生素 P，对健全毛细血管、维持血管壁弹性，抗动脉粥样硬化很有益；大枣中含有 cAMP，其药理作用表现为改善人体微循环，扩张冠状动脉，增加脑和心脏的供血量，减慢心律，降低心肌耗氧量而改善缺血心肌的代谢，故可防治心脑血管病。

刘淑清：晨起一杯菊花茶

《神农本草经》认为，白菊花茶能"主诸风头眩、肿痛、目欲脱、皮肤死肌、恶风湿痹，久服利气，轻身耐劳延年。"

清人郑板桥认为食菊可让头发更黑，他的《菊石》诗云："南阳菊水多蓍旧，此是延年一种花。八十老人勤采啜，定教霜发变成鸦。"

刘淑清老人生于 1905 年，共有一子五女，最大的女儿已经年过八十，最小的女儿也 60 多岁。

据老人的儿子张会臣说，老人的直系后代已有 50 多人，分布在辽宁省内的各个地方，他们当中有律师、药厂干部、商人，等等，"如果不是老人过生日，大家要聚在一起还真不容易呢。"老人的大女儿说。

尽管刘淑清老人已百岁高龄，步履蹒跚，但是精神很好。子女们说，1976年老人的老伴去世后，刘淑清从法库县的农村来到沈阳，一直住在四女儿家中。

席间，子女们要老人传授一些自己长寿的秘诀给后人。老人想了一会儿，给出的长寿秘诀竟然是早上起来不吃饭，先泡一杯菊花茶，如此反复喝，直到把一杯茶水喝白，才开始吃饭！

菊花是我国十大名花之一，全国各地几乎随处可见。菊花的品种多姿多彩，还带有一抹浅淡宜人的馨香，而且功用非凡，是一种药食同源的常见花卉，我国自古就有赏菊、吃菊的习惯，一直绵延了数千年。

现代药理学分析表明，菊花中含有挥发油、菊甙、腺嘌呤、氨基酸、胆碱、水苏碱、小檗碱、黄酮类、菊色素、维生素，微量元素等物质，可抗病原体，增强毛细血管抵抗力；其中的类黄酮物质已经被证明对自由基有很强的清除作用，而且在抗氧化，防衰老等方面卓有成效。从营养学角度分析，植物的精华在于花果。菊花花瓣中含有 17 种氨基酸，其中谷氨酸、天冬氨酸、脯氨酸等含量较高。此外，还富含维生素及铁、锌、铜、硒等微量元素，因而具有一般蔬果无法比拟的作用。现代临床医学也证明，菊花可扩张冠状动脉，增加血流量，降低血压，对冠心病、高血压、动脉硬化、血清胆固醇过高症都有很好的疗效。

下面介绍一些家庭常用菊馔。

1.菊花茶。单味菊花泡茶，每日 2-3 次，可养肝明目、清热降压，长期饮用，对高血压有治疗作用。

2.菊花山楂茶。取菊花 10g，加山楂、金银花各 10g，代茶饮用，能消脂降压、减肥轻身，适用于肥胖症、高血脂症和高血压患者。

3.花茶。菊花，金银花，茉莉花均少许，泡水作茶饮，可清热解毒，适用于防治风热感冒、咽喉肿痛、疮疖等，常服更可降火，有宁神静思的效用。

4.菊花蜜饮。菊花 50g，加水 20mg，稍煮后保温 30 分钟，过滤后加入适量蜂蜜，搅匀之后饮用。具有养肝明目、生津止渴、清心健脑、润肠等作用。

5.菊花粥。将菊花去蒂烘干，磨成粉备用；用 50-100g 粳米煮粥，待粥成调入 10g-15g 菊花粉，再煮一两分钟即成。

6.菊花酒。取干菊花 10g，加入白酒 0.5 千克，浸泡 24 小时后饮用，可活血行气、延年益寿。也可用菊花、地黄、当归、枸杞子泡酒，适用于头晕目眩，易疲倦、夜寐不实等。

7.菊花肉丝。取菊花瓣 50g、瘦猪肉 300g、鸡蛋 2 个，将猪肉切成丝，放入鸡蛋清、料酒中浆好，待炒锅旺火时炒熟肉丝，后撒入菊花瓣簸匀，起锅即成。

8.菊花火锅。以鱼为主，用牡蛎、口蘑煮汤，放山鸡片、鱼肉丸子，快熟时再放入鲜菊花瓣，略焖片刻，菊花清香渗入汤中，汤鲜味美，堪称佳品。

麦杏：每天都要咀嚼一粒槟榔

《鹤林雨露》中描述："岭南人以槟榔代茶，御瘴有四：一曰醒能使人醉，盖食日久，则熏然颊赤，若饮醇然；二曰醉能使之醒，盖酒后嚼之，则宽气不痰，余醇顿解；三曰饥能使之饱；四曰饱能使之饥；盖如空腹食之，则充然勤盛如饱，饱后食之，则饮食快然而消。"

麦杏老太太现住广州市同福中路延寿里，是位年过100岁的老寿星。

麦老太太的长寿首先是与家族遗传有关。她的母亲寿终于102岁，她的姐姐和弟弟都是八九十岁时才辞世的。麦老太太的一生生活得较为平稳，使得家族的遗传因素得以在老人身上得到延续。她的身体很结实，至今很少患病。目前老人跟小儿子一起，生活在一个四世同堂的大家庭。

老太太长寿的另一个原因是心胸开阔，按老人自己的话说，就是"没心没肺的"，遇事想得开，不钻牛角尖。有时心里堵得慌，就快人快语地抖落出去。这样就没有杂事干扰，生活得无忧无虑。老人平时爱看电视，这也使得老人打发了很多无所事事的时间。

在饮食上老人有个独到的习惯，就是每天都要咀嚼一粒槟榔。槟榔是一种中药，味辛性温，能够降气破滞、行痰下水和消积化食，还可以用来洁齿杀虫。老人的牙齿很好，嚼坚硬的槟榔一点也不费劲，也许是在每天嚼槟榔时锻炼了牙齿，清洁了牙齿，才使其更加坚固起来的。

槟榔是棕榈科植物槟榔的种子，有仁频、宾门等多种称谓，自古以来就是我国东南沿海各省居民迎宾敬客、款待亲朋的佳果，因古时敬称贵客为"宾"、为"郎"，所以又有"槟榔"的美誉。

现代医学研究表明，槟榔果实中含有多种人体所需的营养元素和有益物质，如脂肪、槟榔油、生物碱、儿茶素、胆碱等成分。槟榔碱可兴奋 M-胆碱受体引起腺体分泌，增加肠蠕动，收缩支气管，扩张血管，同时也可兴奋 N-胆碱受体引起骨骼肌、神经节兴奋，使积血运行加快，体内水液正常输布。槟榔中分离得到的 Areca11-5-C 物质体外试验具有明显抑制血管紧张肽转移酶（ACE）的活性，对血管紧张肽 I 和 H 的升压反应产生量效抑制作用。从槟榔中分离的聚酚化合物腹腔注射，对腹水癌有显著的抑制作用，在体外对 Hela 细胞有中等强度的细胞毒作用。

祖国中医理论认为，槟榔性味温辛、无毒，有杀虫、破积、下气、行水等多种功效，对虫积、食滞、脘腹胀痛、泻痢后重、水肿及脚气等症有较好的治疗效果。槟榔具有独特的御瘴功能，是历代医家治病的药果，又有"洗瘴丹"的别名。因为瘴疬之症，一般都同饮食不规律、气滞积结有关，而槟榔却能下气、消食、祛痰，所以在药用性能上被人们广泛关注。即使墨客骚人对槟榔也情有独钟，唐宋八大家之一的苏东坡就曾写过"红潮登颊醉槟榔"的佳句。

鲜食槟榔有一种"饥能使人饱，饱可使人饥"的奇妙效果，空腹吃时则气盛如饱，饭后食之则易于消化，可谓人间鲜仙果。医学家李时珍在《本草纲目》中记载，槟榔有"下水肿、通关节、健脾调中、治心痛积聚"等诸多病症。不仅如此，槟榔还有治青光眼、眼压增高、驱虫等症的效果。

刘瑞珍：酸梅陈皮调理肠胃

中医认为：酸梅可排三毒，即食之毒、水之毒、血之毒。具有健胃、排毒、养颜和抗衰老之神奇功效，是理想的纯天然休闲食品。

《本草纲目》言其："陈皮，苦能泄能燥，辛能散，温能和……同补药则补，同泻药则泻，同升药则升，同降药则降。"

刘瑞珍老人家住环市镇，是当地有名的年过 100 岁的老寿星。据她儿子讲，到了冬天，老人特别爱睡觉，每天都要睡十七八个小时，"毕竟年纪大了，冬天天气冷，床上暖和!"

除了爱睡，老人胃口也不错，"早些年生活不好，留下肠胃毛病，冬天里天寒，经常犯病，为了调理肠胃，老人在冬天里特别爱吃酸的，像梅子就特别爱吃，还爱吃江门的特产陈皮，这些都十分开胃。"

在正常情况下，人体血液的酸碱度（pH 值）保持在 7.35–7.45 之间的弱碱性环境最适宜人体新陈代谢的进行和器官的生理活动。由于随着生活水平的提高，人们食用的肉、鱼、禽、蛋日益增多，这些食品被消化分解后，在体内呈酸性，长期大量摄入这些酸性食物致使人体内体液环境偏酸，由此导致了危及现代人健康的"富贵病"。

为了降低"富贵病"的发生，老年人应有意识的多食用一些碱性食品，来调节人体血液的酸碱度。所谓碱性食品并不是指口感上有碱味或添加了碳酸氢钠等碱性物质的食品（食品在味觉上呈碱性的很少）。从生理角度讲，食品的酸性或碱性是指食物进入人体，经过消化、吸收、新陈代谢以后最终产物是酸性还是碱性。一般来说，食物的酸碱属性与其所含的无机元素有重要关系。像我们经常食用的酸梅，就口味而言为酸性，但却属于碱性食物。经医学研究发现，经常食用酸梅对人体有医学作用。

1.酸梅有助于体内血液酸碱平衡。肝火旺的人宜多吃酸梅，不但能降低肝火，更能帮助脾胃消化，滋养肝脏；情绪暴躁的人，每天吃几颗酸梅，可保持心情愉快。

2.酸梅含有丰富的有机酸和矿物质。其钙含量与铁含量都比香蕉多了好几倍，是不可多得的健康食品。酸梅含有特别多的枸橼酸，能驱除使血管老化的有害物质。

3.酸梅还可以促进唾液腺与胃液腺的分泌，所以能生津止渴。

4.酸梅可在出游晕车时止呕治晕，饮酒过量时可帮助醒酒，劳累疲倦时可令筋骨、肌肉与血管组织等恢复活力。

陈皮，又名橘皮，以陈久者为佳，故称陈皮，也称贵老，且以广东新会柑、茶枝柑的柑皮品质最好。药理分析表明，陈皮含挥发油、黄酮甙（如橙度甙）、肌醇、维生素 B_1 等。陈皮有下列功用。

1.对消化系统的作用：陈皮所含挥发油对胃肠道有温和的刺激作用，可促进消化液的分泌，排除肠管内积气，显示了芳香健胃和祛风下气的效果。

2.对心血管系统的作用：陈皮煎剂、醇提物等能兴奋心肌。陈皮中的果胶对高血脂症引起的动脉硬化也有一定的预防作用。

3.对呼吸系统的作用：陈皮所含的挥发油有刺激性被动祛痰的作用，使痰液易咯出。陈皮煎剂对支气管有微弱的扩张作用，其醇提物平喘效果较好。

4.对泌尿系统的作用：陈皮煎剂可使肾血管收缩，尿量减少。

5.抗炎作用：陈皮煎剂与维生素 C、维生素 K 并用，能增强抗炎作用。

郑桂英：每天早晨食用少量姜末

《本草纲目》认为，生姜"可蔬、可和、可果、可药，其利博矣"。

《神农本草》记载，生姜性味辛温，入肺、脾、胃经，有解表散寒、温中止呕、化痰止咳功能。常用来治风寒感冒、胃寒呕吐、寒痰咳嗽等。

俗话说："冬吃萝卜夏吃姜，不用大夫开药方。"

民间云："晨吃三片姜，赛过人参汤。"

郑桂英，1902 年 10 月出生于山西五台县，她的丈夫是清末的一名秀才。

郑桂英出生在一个家境不错的家庭里，进过私塾，受过教育。现在已经一百多岁的她仍精神矍铄，行动自如。在儿孙的眼里，老人的长寿与她良好的生活习惯不无关系。

老人平时不抽烟、不喝酒、不吃油腻的食物。她从不让自己过于清闲。只要家里有没有做完的家务活，她就会主动去帮忙，并且做得干净利落。她尤其讲究卫生，每周都要洗澡，而她用过的碗、穿过的衣，也都要亲自动手洗得干干净净。

除了拥有良好的生活习惯，老人还有一个特别好的爱好，就是喜欢吃姜。郑桂英的丈夫不但是一名秀才，还是当地的"赤脚中医"，常年的耳濡目染也使得郑桂英懂得了许多中医方面的知识。她认为，姜不仅可以消炎、美容，还可以暖胃。因此，多年以来，郑桂英都保持每天早晨食用少量姜末的习惯。目前百岁高龄的她，不但全身都没有老年斑，而且还有长出黑发的迹象。

姜是典型的药食同源植物，它既是一般的食物和调味佳品，同时也是不可或缺的常用药物。姜的广泛应用在我国有着悠久的历史，早在1500年前的《名医别录》一书中就记载了姜的药用之法。

据现代药理研究，生姜含有姜醇、姜烯、姜辣素等多种成分，具有解热、镇痛、抗炎、镇静、催眠、抗惊厥、兴奋心脏等作用。生姜抗衰老的功能，也已被现代药理实验所证实。

首先，生姜能防止脂肪食物在体内的过氧反应，即可减慢其氧化变质的速度。在烹调时放入适量的生姜，不仅可以增加食物的鲜香味，而且，生姜中的姜辣素进入人体内吸收消化后，能产生一种抗衰老活性的酶，抑制体内过氧化反应和脂褐色素——老年斑的产生，延缓衰老体征的出现。

其次，生姜又能促进胃液分泌，增加胃肠蠕动，抑制肠内异常发酵，帮助食物消化。还有促进血液循环，兴奋中枢神经，抗菌消炎等作用。因此，中老年人在日常膳食中适量吃些生姜，可以达到防病健身、抗衰防老的效果。

姜的益处虽多，但却不可多食。李时珍也对生姜特别爱好，但他也尝到了过量食姜的害处："食姜久，积热患目，珍屡试有准。"因此，炎症患者、肺结核、胃溃疡、糖尿病以及痔疮患者等都不宜长期食用生姜。

另外，人们常说的"烂姜不烂味"的说法也是不正确的。烂生姜会产生一种毒性很强的物质，从而导致肝细胞变性、坏死，进一步诱发肝癌、食道癌等病症。因此，如果发现姜块有腐烂迹象，是万万不可食用的。

赛迪艾买提：对核桃情有独钟

明代李时珍著《本草纲目》记述，核桃仁有"补气养血，润燥化痰，益命门，处三焦，温肺润肠，治虚寒喘咳，腰脚重疼，心腹疝痛，血痢肠风"等功效。

《开宝本草》中记述，核桃仁"食之令肥健，润肌，黑须发，多食利小水，去五痔"。

在新疆维吾尔自治区西南部、昆仑山北麓的墨玉县有一位超百岁的老寿星，他叫赛迪艾买提。多年来，老寿星受到县武警部队官兵的精心照顾，身体健康，生活能够自理。

老寿星在饮食上，以玉米面饼为主食，除了蔬菜以外，老寿星经常吃葡萄干、杏干、桃干。这些干果有营养，咀嚼起来练咬劲，有利于固牙。牙好，消化就好，吸收就好。墨玉县盛产核桃，老寿星对核桃情有独钟。他经常吃核桃。

核桃又名胡桃，在国际市场上它与扁桃、腰果、榛子一起，并列为世界四大干果。核桃在国外，人称"大力士食品"、"营养丰富的坚果"、"益智果"；在国内享有"万岁子"、"长寿果"、"养人之宝"的美称。

现代营养学研究表明，核桃每百克含蛋白质14.9g，脂肪58.8g，核桃中的脂肪71%为亚油酸，12%为亚麻酸，碳水化合物9.6g，膳食纤维9.6g，胡萝卜素30ug，维生素E43.21mg，钾385mg，锰3.44mg，钙56mg，磷294mg，铁2.7mg，硒4.62ug，锌2.17mg。就营养成分比较来说，核桃营养价值是大豆的8.5倍，花生的6倍，鸡蛋的12倍，牛奶的25倍，肉类的10倍。核桃含有大量的钙、磷、铁，不但可以润肤，还有防治头发过早变白和脱落的效果。

核桃对人体的具体功效表现如下。

1.促进血液循环。核桃能防止动脉硬化以及动脉硬化并发症、高血压、心脏病、心力衰竭、肾衰竭、脑出血。

2.改善消化系统功能。核桃中含有大量的多不饱和脂肪酸、丰富的维生素A、D、E、F、K和胡萝卜素等脂溶性维生素及抗氧化物等多种成分，并且不含胆固醇，因而人体消化吸收率极高。它有减少胃酸、阻止发生胃炎及十二指肠溃疡等病的功能；并可刺激胆汁分泌，激化胰酶的活力，使油脂降解，被肠黏膜吸收，以减少胆囊炎和胆结石的发生。

3.保护皮肤。核桃富含与皮肤亲和力极佳的角鲨烯和人体必需脂肪酸，吸收迅速，有效保持皮肤弹性和润泽；核桃中所含丰富的单不饱和脂肪酸和维生素E、K、A、D等及酚类抗氧化物质，能消除面部皱纹，防止肌肤衰老，有护肤护发和防治手足皲裂等功效，是可以"吃"的美容护肤品。

4.提高内分泌系统功能。核桃能提高生物体的新陈代谢功能。最新研究结果表明，健康人食用核桃后，体内的葡萄糖含量可降低12%。

5.对骨骼系统的益处。核桃中的天然抗氧化剂和ω-3脂肪酸有助于人体对矿物质的吸收如钙、磷、锌等，可以促进骨骼生长，另外ω-3脂肪酸有助于保持骨密度，减少因自由基（高活性分子）造成的骨骼疏松。

6.防癌作用。由于核桃中含丰富的单不饱和脂肪酸与多不饱和脂肪酸，其中多不饱和脂肪酸中的ω-3脂肪酸能降低癌肿从血液中提取的亚油酸的数量，使癌肿戒除了一种非常需要的营养物质。

7.防辐射作用。由于核桃含有多酚和脂多糖成分，所以核桃还有防辐射的功能，因此核桃食品常被用来制作宇航员的食品。经常使用电脑者更视其为保健护肤的佳品。

8.抗衰老作用。核桃众多成分中，胡萝卜素和叶绿素赋予核桃金黄色，而叶绿素起新陈代谢作用，促进细胞生长，加速伤口愈合。还有助于美化人的外表，减少皱纹的产生。

9.预防心脑血管疾病。核桃它可以从多方面保护心血管系统。

一般来说，每天服用核桃仁的重量，应在40g左右，大约相当于四五个核桃。同时应该适当减少其他脂肪摄入，以避免热量摄入过高。

郭子兰：常年坚持食用蜂蜜

《神农本草经》将蜂蜜列为上品，说它"安五脏诸不足、益气补中、止痛解毒、除百病、和百药"。

《本草纲目》说蜂蜜之功用有六："生则性凉，故能清热；熟则性温，故能补中；甘而和平，故能解毒；柔而濡泽，故能润燥；缓可去急，故能止心腹肌肉疮疡之痛；和能致中，故能调和百药而与甘草同功。"

河南省武陟县谢旗营镇蒯村，有一位百岁老人郭子兰。郭子兰面色红润，耳不聋，眼不花，看起来挺精神。

据二儿子董林功介绍，老人一年四季和医生无缘，20余年没吃过药。更令人称奇的是，老人思维敏捷，记忆力良好，以前经历过的事和儿孙们的名字都能说得一清二楚，儿时学的歌也能从头唱到尾。

谈到老人的长寿秘诀，董林功说，可能与母亲常年坚持食用蜂蜜有关。老人一生喜欢甜食，尤其喜欢吃蜂蜜，为了保证母亲能吃上蜂蜜，董林功养蜂已有30多年，他母亲每天喝白开水、吃荷包蛋都要加一两勺蜂蜜。

老人年轻时就有个美好的愿望：要是每天有蜜水喝，那该多幸福啊。早在30多年前，老人的愿望实现了。老人说："我的生活像蜜一样甜。"

蜂蜜是纯天然的食品，是一种历史悠久的营养保健剂和被世人广为瞩目的多用途药材，富含有糖类、水分、氨基酸、维生素、矿物质、酶类、酸类等营养成分，是养生、健身、美容的佳品。现代医学研究表明，长期食用蜂蜜，对人体有以下几大作用。

1.抗菌消炎、促进组织再生。优质蜂蜜在室温下放置数年不会腐败，表明其防腐作用极强。实验证实，蜂蜜对链球菌、葡萄球菌、白喉杆菌等革兰阳性菌有较强的抑制作用。

2.促进消化。研究证明，蜂蜜对胃肠功能有调节作用，可使胃酸分泌正常。实验证实，蜂蜜有增强肠蠕动的作用，可显著缩短排便时间。

3.提高免疫力。蜂蜜中含有的多种酶和矿物质，发生协同作用后，可以提高人体免疫力。

4.改善睡眠。蜂蜜可缓解神经紧张，促进睡眠，并有一定的止痛作用。

5.保肝作用。蜂蜜对肝脏的保护作用，能为肝脏的代谢活动提供能量准备，能刺激肝组织再生，起到修复损伤的作用。慢性肝炎和肝功能不良者，可常吃蜂蜜，以改善肝功能。

6.抗疲劳。蜂蜜中的果糖，葡萄糖可以很快被吸收利用，改善血液的营养状况。人体疲劳时服用蜂蜜，15分钟就可明显消除疲劳症状。

7.保护心血管。蜂蜜有扩张冠状动脉和营养心肌的作用，改善心肌功能，对血压有调节作用。患心脏病者，每天服用50-140g蜂蜜，1-2个月内病情可以改善。高血压者，每天早晚各饮一杯蜂蜜水，也有益健康。

8.润肺止咳。蜂蜜可润肺，具有一定的止咳作用，常用来辅助治疗肺结核和气管炎。

9.促进长寿。苏联学者曾调查了200多名百岁以上的老人，其中有143人为养蜂人，证实他们长寿与常吃蜂蜜有关。蜂蜜促进长寿的机制较复杂，是对人体的综合调理，而非简单地作用于某个器官。

虽然蜂蜜对健康十分有益，但如果食用不当，效果还会适得其反，如吃生蜂蜜容易中毒；蜂蜜不能用沸水冲饮，否则会不同程度地破坏它的营养成分；蜂蜜的食用时间一般在饭前1-1.5小时或饭后2-3小时比较适宜；不能用金属和塑料器皿盛放。

曾明亮：四季喝自制的药茶

《药膳与养生》一书中说："老年人可根据自身状况，并结合医生的建议，按照合理、适当的进补方式坚持服用相应的中药，便可达到抗病防衰、延年益寿的目的。"

家住四川省内江市中区110多岁的曾明亮老人，是川南五地市第一位高龄老人。她生育9男7女，仍健在的有年近90岁的四子曾祥文、80多岁的六女曾淑芳，以及80多岁的七子曾炳文和八子曾兆林。

曾老寿星从不择食，食欲同常人，能吃两碗饭，65岁时牙齿落完，但她有一种顽强的毅力，用牙龈咀嚼食物。百岁至今，能吃硬胡豆、豌豆、猪耳朵、鸡翅膀、花生米等。

曾老寿星从未住过医院。曾明亮的家人将老人送到内江市一医生为她检查，结果为：血压稳定，五脏六腑功能正常。几十年来，只有过一次轻微腹痛，一次感冒。从未打过一次针。

曾老寿星在养生上有一个特殊的习惯，那就是一年四季喝自制的药茶，这一习惯坚持了几十个春秋。他在春夏季喝沙参、麦冬、人参片茶；秋冬季喝银杏叶茶等，并在茶中放少许冰糖。

近年研究证明，银杏叶及银杏叶提取物含有可抵抗多种疾病及延缓衰老的生物活性物质，其中银杏黄酮甙及萜内酯具有舒张血管、改善微循环作用，特别是对大脑血流障碍和脑动脉硬化治疗效果显著；能增进心脑血流量，改善脑营养，克服脑功能障碍；降低胆固醇和高血脂，拮抗血小板活化因子活性，对脑血栓患者的脑循环、葡萄糖代谢有调节作用；具有超氧化物歧化酶样作用，清除自由基，延缓血脑血管老化，对与自由基有关的疾病，如阿尔茨海默病、衰老、心脑血管系统疾病均有改善作用。

美国《华盛顿邮报》（1998年2月22日）载："中国的中医用银杏叶提取物治疗哮喘和过敏反应至少有5000年历史……"现在欧洲的医生平均每月要发表有关银杏叶制剂的文章多达120万篇，对银杏叶制剂的药理作用及临床应用进行广泛深入的研究。银杏叶药用价值的发现，令当今世人瞠目结舌，惊叹不已。

沙参是常用的补阴类中药，其味甘、苦，性微寒，归肺、胃经，有养阴润肺、养胃生津之功。药用有南、北沙参之分，两者功效相似，北沙参滋阴作用较好，南沙参兼有祛痰之功。传统上，沙参常用于阴虚肺燥津亏引起的虚劳咳嗽、口燥咽干、大便秘结等症。

现代药理研究表明，沙参含有挥发油、生物碱等化学成分。其有效成分能刺激支气管黏膜，使分泌物增加，故有祛痰作用；并能使正常家兔的体温轻度下降，对用于伤寒疫苗实验的家兔有解热及一定的镇痛作用；沙参还可提高淋巴细胞转化率，具有调节免疫平衡的功能。

麦冬别名是麦门冬、沿阶草、阔叶麦冬、大麦冬等，是常用中药，为百合科麦冬属及沿阶草属植物，以块根供药用。本品甘寒质润，具阴柔之性，滋阴之功，善于清养肺胃之阴湿润燥，又可清心经之热而除烦，是一味滋清兼备的补益良药。主治肺胃阴伤，咽干口燥，干咳少痰，或虚劳燥咳，咯吐鲜血，或口渴多饮，心烦失眠，肠燥便秘等症。

现代药理研究表明，麦冬含多种甾体皂苷，β-谷甾醇，豆甾醇等。麦冬煎剂能显著提高实验动物耐缺氧能力，增加冠状动脉血流量，对心肌缺血有明显保护作用，并能抗心律失常及改善心肌收缩力；还能协调胰岛素功能，降低血糖，促使胰岛细胞恢复正常。对白色葡萄球菌，大肠杆菌和伤寒杆菌有较强的抑制作用；有一定的镇静作用；能提高机体的免疫功能。

人参作用在本书已经有述，在此不加累述。

苏祖斐：每晚临睡前必服维生素

　　《老年人营养》一书中指出："维生素是生命所必需的有机物质，是人类身体机能的正常运作不可缺乏的物质，除了极少数的外，维生素是不能在人体内产生和合成的，维生素对于人类的生长、体力和健康都不可或缺，以自然状态存在的维生素只是微量地存在于天然食物之中。我们需要从天然食物或营养补品中摄取维生素。"

　　著名儿科专家、百岁老寿星苏祖斐认为，人体内的氧常常超出需要，过多的氧元素会形成"超氧化自由基"。自由基可侵袭人体的蛋白质、脂肪、脱氧核糖核酸（DNA）等大分子物质。而健康成年人的体内有清除超氧化自由基的系统，使自由基无害化。老年人清除功能较差。所以，她每晚临睡前必服维生素 B_1、B_2、B_6、C 和叶酸各 2 片，以补充小分子营养素来加强这种清除能力。

　　维生素，是维持生命与健康的基本营养素，任何年龄的人群都需要，但老年人由于具有某些生理上的特殊情况，对某些维生素有更多需求。因此，在日常饮食之外，应酌情适当补充。

　　维生素 B_1，又名硫胺素，有促进体内糖氧化，防止体内丙酮酸中毒，防治脚气病和神经炎，增进食欲，促进生长的作用。身体缺乏维生素 B_1 时，会严重影响整个机体的代谢过程，从而出现精力不易集中，记忆力较差、情绪抑郁、容易激动、四肢疲倦无力、食欲不振和皮肤出现异常感觉等症状，严重缺乏时会引起脚气病甚至对心肌功能造成损害。

　　维生素 B_2，又名核黄素。它是构成黄酶的辅基成分，参与体内生物氧化酶体系。若体内核黄素不足，则导致物质代谢紊乱。维生素 B_2 的欠缺会导致口腔、唇、皮肤、生殖器的炎症和机能障碍。近年来发现，它对防治某些老年病也有一定效果，冠心病，中风是当今老年人最易患的疾病，现在普遍采用小剂量阿司匹林作为药物干预措施。一些专家认为，维生素 B_2，可以作为防治心脑血管病的二级预防药物，它比阿司匹林更有优越。

维生素 B_6 是一组含氮化合物的总称。在蛋白质的合成与分解代谢、不饱和脂肪酸代谢及一些神经介质的合成方面发挥重要作用，对机体免疫功能亦有不同程度的影响。维生素 B_6 的缺乏可导致以上功能的失调。

叶酸属 B 族维生素，是一种老药，长期以来作为治贫血药沿用至今。近年来，科学家发现叶酸具有多价高效之功用，诸如防治贫血、预防早孕畸胎、抗动脉粥样硬化、防治心脑血管病、抗衰老、防治消化道癌、缓解糖尿病、减少骨质疏松性骨折发生率等，而其保健药价每天不及人民币一分钱，堪称价廉物美，药中一宝，家用必备。

维生素 C，又名抗坏血酸，暴露于空气中时易于氧化，在铜质容器或餐具中易被破坏。维生素 C 为水溶性，广泛存在于蔬菜及水果之中，但肉鱼禽类食物及腌制食物中都缺乏维生素 C，且高温久煮时易被破坏。维生素 C 有多种功能，如参与体内氧化还原，促进细胞间质形成，解毒，促进伤口愈合，增强抵抗力，防治动脉粥样硬化，预防衰老等作用。

原则上讲，老年人如胃口良好，饮食正常，身体健康时，无须额外补充维生素，只是在进食量减少、吸收不良、生病等情况下需要补充维生素，最好在医生指导下服用。

邵兰香：一直坚持吃钙片

有一期《新农村》曾刊文说："中老年人体内缺钙，可使脊椎骨软化变得躬腰驼背，骨质疏松易于骨折，还可出现疲劳和全身酸痛等。此外，常见的高血压病，也与钙的不足密切相关。实践表明，增加钙的摄入量后，可消除多种病痛和不适，使人身体健康、精力充沛。中老年人特别是绝经后的妇女，适当提高摄钙量，对抗衰老也有一定的作用。"

家居湖北钟祥市供销社宿舍区的百岁老人邵兰香总是一脸笑容，朗朗笑声，从二楼下到一楼，其脚步声过往行人都能听见。

谈起母亲邵兰香，继子唐银喜说，我妈性情好，热爱劳动，助人为乐，爱好幽默。有一次，她对孙女华翠说，我现在眼睛不行了，做针线活只能穿大针，不能穿小针了。十几岁的华翠说，婆婆，我读书把眼睛读成了近视，您快到100岁了还能穿大针。我才18岁，都不能穿大针呢。还有一次，华翠左扶右搀着婆婆下楼去吃团圆饭，婆婆说，你把手放了，我不要你扶。我不挂棍子自己下楼去，你以为我有多大年纪？孙女说，您都过了一百岁，年纪还不大？她现在头脑清清楚楚，记性特好。十几年未见的熟人，她一眼能认出，还能说出名字。

50多年了，她一直坚持吃钙片，所以头脑清醒不痴呆，手脚灵便不缺钙，心脏正常，血压正常。她现在生活规律，早睡早起，一日三餐。饮食多以清淡为主，早餐吃稀饭、馒头，包子，米粉，中饭、晚饭吃干饭，时令蔬菜、肉、鱼。晚上天黑就睡觉，早上起床后，清扫楼道。

人体衰老是生命发展过程中的自然规律。衰老与生物遗传、环境、个人生活方式和医疗卫生条件等多种因素有关。新近研究表明，衰老与缺钙也有关。

细胞内、外钙有非常大的浓度差，此浓度差可以造成一种跨膜活性状态。细胞的全部功能即分泌、收缩、兴奋、扩散和分化都取决于这种钙分布的跨膜梯度，衰老的表现也是由于细胞内钙含量增加而造成的跨膜分布梯度降低的结果。

人体另一个钙梯度存在于骨骼和循环体液之间，从骨骼到软组织的"钙搬家"现象也是衰老的典型特征。

正常人体钙主要存在于骨骼中，骨骼不仅是身体的框架，起支撑的作用，而且是一个巨大的储钙库，机体缺钙时随时可以从骨骼钙库里提取钙。通常骨骼中钙与细胞外钙（血液和软组织中钙）之比为 99:1，人体在长期钙丢失后，二者之比可以转变为 70-80:1 或 50-70:1，即骨骼中钙相对少了，血液和软组织中的钙相对增加了。这种钙在体内分泌的异常变化，给人体带来了两方面的疾患：一方面是骨骼缺钙，引起骨质疏松、骨质增生及各类骨折；另一方面是血液及软组织细胞内钙含量增高，导致钙在血管壁和心肌、肾脏等组织中沉积，引起动脉硬化、高血压、冠心病、结石、老年痴呆及恶性肿瘤等发生。

人过中年，骨质每年丢失 0.7%-1%，妇女更年期及绝经期后，骨质丢失进一步增加。人过 65 岁后，女性可能每年丢失骨钙约 30%-50%，男性丢失 20%-30%。人体钙在漫长的过程中丢失。

但是通过增加钙营养可以纠正钙在老年人体内的分布异常，减少多种老年性疾病的发生，对延缓衰老的进程会有很大的帮助。如果要让 60 岁的老人看起来只有 40-50 岁的样子，保持这个样子时间长一点，是完全能够做到的。

老年人面色红润有光泽，眼睛炯炯有神，发齿不落，身体挺直，步伐矫健，谈笑风生，睡眠充足，饮食如常。这些表现都与钙的功劳是分不开的。钙能促进皮肤下弹性组织的生成而使皮肤有弹性，抑制皱纹的产生，还能抑制老人斑的出现。钙能防止眼睛白内障形成，保持头发的正常光泽，保持牙齿洁白和坚固，防止骨骼变形，保持关节的灵活性，改善消化系统的生理功能，钙还能镇静安神，保持大脑正常的工作状态。一个人能够自己感觉有精神有力气、口齿伶俐，那他就永远也不承认自己已是老年人了。

邓进福：天天洗药水浴，从不间断

《家庭健康》一书中说："药浴除了普通的洗澡功效之外，加在浴水中的药物还能发挥其药效。因为是大面积接触皮肤而皮肤本身又有吸收药物的功能，所以，药浴还是一种能治疗多种疾病的良好疗法。"

在贵州省东南的从江县斗里乡有一位老寿星，他叫邓进福，1893年9月7日生于广西壮族自治区北部的融水县，后来迁入从江县。邓老寿星四世同堂，儿孙28人。他身体结实，精神矍铄，耳不聋，眼不花，脸色红润，仍能劳动。他长寿的原因是什么？一是性情开朗，二是坚持洗药水浴。

邓进福是一位非常开朗、心胸宽阔的老人。他长寿的秘诀没有什么特殊的，主要就是不生气，性情温和，豁达开朗，没有杂念，能排遣一切烦恼。邓老寿星心特别宽厚，遇到不顺心的事，他一笑了之。事情一过去，他把刚才发生的事全忘了，真是左耳进右耳出。像没有发生一样。他心宽，能容天下能容之事，是以海洋的胸怀和忍让精神为基础的，这和他温和的性情，厚道的品格也是分不开的。他说："心宽大度，与人为善，是一种美德，不要计较个人得失，要学会约束自己和忘掉烦恼，心境乐观，这样才能长寿。"这正是"胸怀海洋宽，能忍万事端，遇事能忘我，益心又延年。"

洗药水浴是苗族传统的风俗习惯。苗族身居山区，山上野生药材很多，一般都用多味能活血化瘀、防病、治病的中草药熬成药液兑水洗浴。邓老寿星也是如此，天天洗药水浴，从不间断，久而久之起到了防病治病、健身、延年益寿的作用。

药浴，在中国已有几千年的历史。据记载自周朝开始，就流行香汤浴。所谓香汤，就是用中药佩兰煎的药水。其气味芬芳馥郁，有解暑祛湿、醒神爽脑的功效。伟大爱国诗人屈原在《云中君》里记述："浴兰汤兮沐芳华。"其弟子宋玉在《神女赋》中亦说："沐兰泽，含若芳。"从清代开始，药浴就作为一种防病治病的有效方法受到历代中医的推崇。

在中医中，药浴法是外治法之一，即用药液或含有药液水洗浴全身或局部的一种方法，其形式多种多样：洗全身浴称"药水澡"；局部洗浴的又有"烫洗"、"熏洗"、"坐浴"、"足浴"等之称，尤其烫洗最为常用。药浴用药与内服药一样，亦须遵循处方原则，辨病辨证选药。即根据各自的体质、时间、地点、病情等因素，选用不同的方药，各司其属。煎药和洗浴的具体方法也有讲究：将药物粉碎后用纱布包好（或直接把药物放在锅内加水煎取亦可）。制作时，加清水适量，浸泡20分钟，然后再煮30分钟，将药液倒进盆内，待温度适度时即可洗浴。在洗浴中，其方法有先熏后浴之熏洗法，也有边擦边浴之擦浴法。

药浴作用机理概言之，系药物作用于全身肌表、局部、患处，并经吸收，循行经络血脉，内达脏腑，由表及里，因而产生效应。药浴洗浴，可起到疏通经络、活血化瘀、祛风散寒、清热解毒、消肿止痛、调整阴阳、协调脏腑、通行气血、濡养全身等养生功效。现代药理也证实，药浴后能提高血液中某些免疫球蛋白的含量，增强肌肤的弹性和活力。

但是，药浴时应注意：饭前饭后不宜进行，以防低血糖引起休克或影响消化功能；有高血压和心血管病病人，药浴时间不宜过长，以防昏倒；有急性传染病、妊娠和妇女月经期不宜进行；年老体弱者应有医护人员或家属协助照料，以防不测。

现向大家推荐几种家庭常用保健药浴方。

1.护肤美容方：绿豆、百合冰片各10g，滑石、白附子、白芷、白檀香、松香各30g。研末入汤温浴，可使容颜白润细腻。

2.健发美容方：零陵香30g，玫瑰花、辛夷各15g，细辛、公丁香、山奈各10g，白芷90g，檀香20g，甘草12g。共研细末，用苏合油10g拌匀入汤浴头，可预防脱发和白发，使秀发常年乌黑亮泽。

3.延年保健浴：用枸杞子煎汤浴身，可令人皮肤光泽，百病不生，延年益寿。

4.菊花浴：将适量菊花煎汁去渣后加入浴水中，15分钟后按常规洗浴，能解暑、明目、清热、醒脑，最适宜脑力劳动者采用。

张洪霞：从年轻时就不愿碰药

《家庭用药宝典》一书曾讲道："众所周知，药物是人类用于预防、治疗、诊断疾病和计划生育的重要物质。然而，如果用药不科学、不合理，就会产生许许多多的弊端，甚至还会招来新的病症，或者发生意外。"

家住广东省深圳市宝安区百岁老人张洪霞出生于1904年，2004年9月23日满100周岁。

她的女儿田女士说，老人现在身体挺好，除了耳朵有点背，心脏病、高血压、糖尿病等一概没有。

在谈到老人长寿秘诀时，田女士说，母亲从年轻时就不愿碰药，谁要她吃药，她就跟谁急。说来也怪，老人身体还特别好，偶尔头痛感冒，休息几天就好了。当有人问张老太为啥这么不爱吃药，老太太说，"不为啥，见了药就恶心，吃了会难受"。

药物是一把双刃剑，它既能治病也能致病。由药物引起的疾病称之为药源性疾病，又称药物诱发性疾病，是医源性疾病的最主要组成部分。它是指由于药物作为致病因子，引起人体功能或组织结构损害，并具有相应临床经过的疾病。通俗地说，药物不良反应，轻的称为副作用，重的称为毒性作用，这就是药源性疾病。

对于普通人来说，"药源性疾病"可能是一个太专业的概念，可是提到药疹、过敏等名词大家都不陌生。其实药源性疾病跟我们的日常生活有着不可忽视的密切关系。目前全球各类药品已达数万种，如此众多的药品流通于市场，供应于临床，如果不能正确选择与合理使用，则会危害人类的健康与生命。链霉素与庆大霉素引起的中毒性耳聋，抗肿瘤药物博来霉素引起的间质性肺炎，滥用广谱抗生素造成的伪膜性肠炎，降压药肼屈嗪造成的药物性红斑狼疮等，都是药物引起的疾病。

容易导致药源性疾病的药物种类也很多，按其发病率统计，依次为抗生素类药物，如青霉素、四环素及氯霉素等；解热镇痛类药物，以氨基比林为典型；镇静安眠类药物，以巴比妥及其衍生物为主。此外，药源性疾病的易感因素与影响因素亦颇多，如人种、性别、年龄、地域、环境等。

药源性疾病给公众健康带来了很大危害，我们要充分重视药源性疾病的危害性。我国自2000年实行《处方药与非处方药分类管理办法》之后，消费者自行购药机会大大增加。据中国消费者协会和北京市消费者协会公布的一项调查结果显示，有30%的患者"自己诊断，自己买药"。需要提醒大家的是"非处方用药"并不是没有副作用的药物，一定要避免用药盲目和滥用。要避免药源性疾病，除医生或药房、药师重视外，消费者还要提高个人的预防意识，在用药时主动向医生或药师咨询药物知识，最好在他们的指导下购买和使用。

杨菊梅：对付疾病，及早发现并治疗

朱震亨在《格致余论》中说："与其求疗于有病之后，不若摄养于无疾之先；盖疾成而后药者，徒劳而已、是故已病而不治，所以为医家之怯；未病而先治，所以明摄生之理。夫如是则思患而预防之者，何患之有哉？此圣人不治已病治未病之意也。"

　　家住湖北省水利水电研究所宿舍大院的百岁老寿星杨菊梅可谓无人不晓。

　　老人身体一直很硬朗，很少生病，偶尔的风寒感冒，一般都不吃药，没几天病就自然好了。老人的小儿子韩子和是学医出身，因此对于老人的调理有着一套科学的方法。平时，他对母亲的身体状况也特别关注，常常为她做一些身体检查，观察母亲身体的细微变化。一旦有一些身体上的不适，医生儿子马上就会对症下药，把疾病的苗头给控制下去。对老人用药也很有讲究，因为她平常极少用药，所以一般的药对她很有效果，立竿见影。老人从没用过什么特殊药、进口药。韩子和说，母亲的身体机能好，加上用药少，不会产生抗药性，因此药效显著。

　　人类进入 21 世纪，中国进入全面建设小康社会。小康社会包含着实现物质文明，政治文明和精神文明。这其中也包含着国民的身心健康。人的健康分为三个层次，也就是生理健康、心理健康和心灵健康。健康的最高境界是身心健康。要想达到健康长寿的目的，必须做到，没病早防，有病早治。有了健康的身体，愉快的心情，充沛的精力才能享受工作和生活的乐趣。

　　由于环境的污染，加之我们学习、工作、生活压力的增加以及一些不良的生活习惯，极易引起身体生理功能紊乱、免疫功能下降。目前我国 70%-80%的人处于亚健康状态（即疾病的前沿状态），这类人群自感头昏、头痛、疲倦无力、失眠健忘、记忆力减退、性功能降低，如果不及时调整会引起多种慢性疾病，如心脑血管病、高血压病、糖尿病、高血黏、高血脂、风湿关节炎等，严重地影响着人体的身体健康，早衰、早死现象逐年增多就是例证。给国家造成损失，给家庭造成不幸。如果能及时调整，加强锻炼，合理治疗，提早预防就能重新回到健康人群中来。据世界卫生组织统计，预防疾病的费用只占治疗费用的十分之一。这样看来不论从自身健康，还是经济角度看防病都是合算的。

　　"不治已病治未病"这句话出自我国古代医学名著《黄帝内经》一书，它的意思是不要等有了病才去治病，而是在未病时就预防疾病。它充分说明了医学的两个重要任务，即治病与防病，而且指出了后者更为重要，这句话在今天仍有现实意义。近几十年来，慢性非传染性疾病（如恶性肿瘤、心脑血管病、糖尿病等）增加，死亡率明显上升，已对人类生命与健康构成巨大威胁。慢性病医学研究表明，尽管在临床上上述疾病多出现在中老年人当中，但危险因素水平的增长趋势常在中青年就已出现。这些疾病一旦形成，其治疗有一定限度，但病死和病残率却很高，且治疗费用昂贵。因此，预防措施应在中年开始。只有做到无病早防，有病早治、防治结合，才能使我们每一位中老年人通向健康长寿之路。

第七篇

运动与长寿

孙美花：每天坚持运动

《吕氏春秋·尽数》："流水不腐，户枢不蝼，动也。"

民间谚语云："水停百日生毒，人闲百日生病。"

民间谚语云："铁不锤炼不成钢，人不运动不健康。"

鹤发童颜，步伐矫健，每次还能爬上九层楼梯，这样的百岁老人，你见过吗？在海南省定安县定城镇沙内村，有一位名叫孙美花的老阿婆每天坚持运动，在儿孙们的关爱中，健康地度过了一百年。

孙阿婆经常穿戴得整整齐齐，和女儿一起外出旅游。孙阿婆虽然头发花白，但眼睛很有神，精神爽朗，脸上几乎没有皱纹，怎么也看不出她已经有一百岁高龄。

孙阿婆的孙女王雪英说："阿婆最喜欢运动了，总是闲不住。这不，重阳节到了，我们便带着她去南山走一走。"阿婆年轻时就很勤快，不但到田里做很多农活，还包揽下所有的家务。阿婆的年龄越来越大后，便不再做农活了，但是仍然坚持每天运动。

王雪英说，"老阿婆喜欢运动，在村里是出了名的。"虽然在农村，健身设施非常有限，但这并没有影响到阿婆对运动的热情。每天清晨和傍晚，她经常一个人到村外的水泥路散步，那精神丝毫不亚于年轻人。

生命在于运动。从生命呱呱坠地开始，就要注意他们的身体锻炼，从青少年直至步入中年以至暮年，都应坚持运动不间断，让运动伴随着生命的进程，使生命的"炉火"燃烧得更旺，生命的活力更强大。法国思想家伏尔泰的"生命在于运动"的名言，已经风靡全球，为日益众多的人所接受并付诸实践。

新陈代谢是生命的基本特征。人体的细胞只有不断进行新陈代谢，才能够使机体充满活力，而运动正是能够促进体内代谢过程，给生命"大厦"增添活力。经实践验证，坚持运动对人体有以下作用。

1.运动使呼吸功能增强，心脏强大有力，每分钟从心脏泵出更多血液，将更多氧气运送往全身各器官、组织，给组织、细胞的新陈代谢提供充足的"燃料"。

2.运动促进消化吸收功能，提高消化酶的活性，使食物营养素更充分消化吸收，向各器官组织提供更充分的养料，使细胞的衰老步伐明显推迟。

3.运动能使骨骼、关节、肌肉保持良好功能，使生命的"机器"运转正常，延长各种"零部件"的使用寿命。

4.运动能减少体内多余的脂肪。过度的肥胖能增加高血压和糖尿病发病率，而运动则减少它们的发病率。

5.运动能改善心理状态，增加应付生活中各种压力的能力。一个人在缺少运动时，常感到疲劳，记忆力减退，甚至丧失工作兴趣。运动可扭转这种状态，使人情绪饱满，精神放松。

6.运动还能增强人体免疫功能，对预防各种疾病以至癌症都有重要作用。

可见，运动不足将导致加速生命之泉的枯竭，而坚持运动，定能使生命之树常绿。

近年来，"生命在于运动"成为不少老年人养生的座右铭。有些人对这句话有过分强调的倾向，似乎运动是养生的全部内容和唯一方式，可以解决老年养生的一切问题。"养生三平台"（健康的心理状态和丰富的精神世界；适当的运动；正确的饮食起居习惯和一定的医学卫生知识）就变成了"养生一平台"了！应当指出：

（1）并不是任何一种运动，或运动的任何方式、强度都是有益于生命的。古语云："动则生，动极则死"。如果不按照自然规律，不根据自己的情况来运动，往往会产生相反的效果。某地每年举办老人登山活动，多次发生有人当场猝死的事，就是一个典型的例子。

（2）每天从事运动的时间总是有限的，对于老年人，随着年龄的增大，疾病的增多,运动（特别是体育运动）的时间会越来越少。因此运动不能概括老年人养生的全部内容，而心理健康、精神世界和科学的饮食起居习惯会对养生起越来越重要的作用。

　　以上所讲，并不是否定运动对养生的作用，"运动使人长寿"这句话应从多方面加以分析理解。建议从自身的实际情况出发，选择适合自己的运动量和运动方式（包括体育运动、家务劳动、农村老人常从事的轻微生产劳动、散步、按摩穴位等），同时不要偏废其他保持身体健康的方法，如均衡膳食、保持平和的心态等。

何文章：雷打不动的晨练

　　《素问·生气通天论》："一日之中，早晨阳气始生，日中而盛，日暮而收，夜半而藏。早晨既然是阳气生发的大好时机，所以比较适宜于户外吐纳、活动肢体，不失为一种事半功倍的养生之道。"

　　沈阳市铁西区南十二西路的 12 号楼里，住着一位已经走过了 110 多个春秋的老人，他叫何文章，是沈阳市最年长的老人。

　　何老精神矍铄，神采奕奕，目光炯炯有神，看不出他已经 112 岁高龄了。他的儿媳说，何老身体非常健康，就是耳朵不太灵光，已经背了好几年了，但他会认真地看口型，猜测大家的谈话内容。

　　1977 年，何老 84 岁时老伴病故，从那以后，老人开始了雷打不动的晨练。每天清晨，何老都到劳动公园去锻炼身体。蹲马步、甩手臂、压腿、扭腰，姿势看上去比专业人士还要正规。之后，何老还要做引体向上和俯卧撑。

　　问起何老的身体缘何如此硬朗，他自豪地说："其实我没有什么秘密，简单地说，也就是坚持锻炼身体，维持生活规律，保持心情舒畅。"

在方兴未艾的全民健身浪潮中，晨练以其独特的魅力吸引成千上万的群众，特别中老年人是晨练活动的主力军，他们追索着青春，恢复着活力，增进着健康，更得到了生活乐趣，中老年人参加晨练活动，还具有"一人晨练，带动全家，影响一片"的意义。因此，分析研究科学晨练对身体好处十分重要。

1.晨练能提高和改善循环系统的功能。经常参加晨练活动，可以改善血管的弹性，增强心收缩力，促进血液循环，提高机体的摄氧能力。在一般情况下，运动时心脏每分钟输出血量是平时输出量的8倍，所以，平时不爱晨练活动的人，稍微活动就出现心跳加、气促、胸闷、头痛等现象。

2.晨练能改善运动系统的功能。经常参加晨练活动，可增强肌肉组织的耐久力，从而使肌肉变得发达，结实而有力。晨练能改善骨骼的营养状况，增强物质代谢，使骨骼有机成分增加，并可改善骨骼肌与关节韧带的弹性和柔韧性等，从而可提高骨骼抗弯、抗拉、抗折、抗压和抗扭能的性能，同时还可以提高关节和韧带的运输的幅度、灵活性和准确性。

3.晨练能改善神经系统功能。通过晨练活动可提高中枢神经系统的机能水平，提高机体的强度、均衡性和灵活性，使大脑皮质的兴奋与抑制的转换能力的提高。

4.晨练可以提高呼吸系统的能力。科学的晨练活动使呼吸频率加快，呼吸加深，使氧气的吸入量增加，提高人体供氧能力。经常晨练的人，呼吸系统老化速度比不晨练的人慢1倍。

5.晨练可以陶冶情操。晨练活动不但使人的体格健、外形美，而且可以健"心"，调节心理活动，消除人们心理障碍。同时晨练活动还可以多样性、娱乐性、趣味性等特点，满足现代人多方面的审美需要，给人们的生活带来乐趣。

晨练虽好，但也必须讲究科学性，否则不但不能带来强身健体的效果，还有可能给人体造成不适。那么老年人晨练应有哪些注意事项呢？

其一，不宜露体。早晨户外活动，要选择避风向阳、温暖安静、空气新鲜的旷野、公园或草坪等，不要顶风跑，更不宜脱衣露体锻炼。

其二，不宜过早。因室内外温差较大，人体骤然受冷，容易患伤风感冒及脑中风，所以老年人应在太阳初升后外出锻炼为宜。

其三，不宜过急。老年人晨起后肌肉松弛，关节韧带僵硬，四肢功能不协调，故锻炼前应活动关节和躯体、扭动腰肢，防止因骤然锻炼而诱发意外伤害。

其四，不宜空腹。老年人新陈代谢低，早晨血流相对缓慢，血压、体温偏低。而且经过一夜的消化，腹中空空，所以晨练前应喝些热饮料，如牛奶、蛋汤、咖啡、麦片等，以补充水分、增加热量，加速血液循环，防止脑血管意外。

其五，不宜激烈。老年人体力弱，适应性差，所以运动量不宜过于激烈或持久，宜多做些散步、太极拳、广播操等舒缓的活动。

石欣昌：40 年如一日坚持慢跑锻炼

在奥林匹亚阿尔菲斯河岸的岩壁上保留着古希腊人的一段格言："如果你想聪明，跑步吧！如果你想强壮，跑步吧！如果你想健康，跑步吧！"

40 年如一日坚持慢跑锻炼，对于一般人来说都是很难坚持的，可对家住河西区黄海里今年已经近百岁高龄的石欣昌来说，慢跑已经成为他多年养成的习惯。直到现在，老人每天还坚持跑步 200 米。因为坚持慢跑锻炼，老人还被评为"天津市老年健康之星"。

40 年前，石欣昌老人的小女儿是一名公交司机，由于工作性质凌晨 3 点就要上早班，晚班也要到夜里 11 点多才下班。老人担心女儿路上的安全，就开始当起"保镖"，每天接送。陪女儿走路去上班、回家，可是自己的那段路程就改成了跑步。就这样，石欣昌养成了每天慢跑的习惯，这一跑就是 40 年。由于石欣昌 40 年坚持慢跑锻炼，虽然已经年近百岁，可身体仍然硬朗。在 2003 年时，还被评为了"天津市第四届老年健康之星"。

慢跑是一种最适宜中老年人的有氧运动。它可以通过肌肉的活动，使人体从外界摄取更多的氧气，有利于提高心脏血管功能，降低血脂和胆固醇，改善胸部血液循环及减肥。它是一剂祛病健身、延年益寿的良方，被称之为"有氧代谢运动之王"。

长期坚持慢跑能增加体内血红蛋白的数量，提高机体抵抗力，抗衰老，增强大脑皮层的工作效率和心肺功能，增加脂肪消耗，防止动脉硬化，降低心脑血管疾病的发病率。减肥者如果在合理安排食物的同时，结合慢跑运动，不仅减肥能成功，并且减肥后的体重也会得到巩固。有氧运动对于脑力劳动者也是非常有益的。另外，有氧运动还具备恢复体能的功效。

怎样的"慢跑"才能称为"健康跑"？因人而异是"健康跑"的重要原则。一般来说，每一个人的体质和健康状况各有不同，因此在慢跑中一定要结合自身条件进行，同时遵循以下原则。

1.跑速要慢：日本学者长期研究表明，健康老年人的慢跑速度，男性每分钟150米，女性每分钟125米，是最适宜的速度；如果是肥胖者，则男性每分钟跑145米，女性每分钟跑110米为好；患有轻度高血压者，男性每分钟跑140米，女性每分钟跑110米较为合适；一般健康老年人，以每分钟120-130米的速度跑15-20分钟，就会跑出健康的心肺和产生减肥效果。

2.步幅要小：步幅小但动作要均衡。步幅小的目的是主动降低肌肉在每跑一步中的用力强度，尽可能延长跑步的时间。有许多人在跑步中过多地脚腕用力，还没跑多远就出现局部疲劳，往往使人放弃跑步。

3.跑程要长：慢跑距离应从短距离开始，如50-100米，逐渐延长至1000米左右。每次跑步时间不应超过30分钟。对于初次参加锻炼的中老年人，宜先练步行，待基础体力提高后再慢跑。也可以走跑交替，以后根据体力情况再提高速度和距离。

奥山虎：世界上唯一能参加马拉松赛的百岁老人

《田径新研究》杂志说："坚持长跑，除了能给人一副好身板，达到强身健体，祛除疾病的目的外，对于增强自信心，用宁静的心态去直面生活这面多棱镜，增强战胜各种困难和挫折的勇气，是大有裨益的。"

在日本九州有一位老寿星，他叫奥山虎，1892 年生。百岁之后，他还参加了规模巨大的长崎马拉松大赛，并取得了 60 岁以上老人组的第十八名。现在，他身体健壮，充满活力，很多年轻人都自叹不如。奥山虎长寿的原因很多，其中一个主要原因就是长期坚持运动。锻炼身体，至今受益。

马拉松赛跑，是超长距离赛跑，比赛距离为 42195 米 (84.39 里)。没有强健的体魄，持久的耐力和坚强的意志是跑不了的。奥山虎从小就坚持锻炼身体，年老后更是锻炼不辍。长期的锻炼，增强了体质，为参加马拉松赛做好了充分准备。

奥山虎年老心不老，有一颗年轻的心。因此，他忘却了年龄，才能在比赛场上一试身手。开始，他参加马拉松比赛的时候，也曾有过心理障碍，认为自己已错过了马拉松赛的最佳年龄，但很快就打消了这种消极的念头。认为自己还有实力，最主要的是有一颗年轻人的心，他觉得自己更有耐心和持久的坚持力。人生能有几回搏？他要展示一下自己的体魄和才能。于是，他果断地参加了比赛。结果，令人相当满意，他久久不能忘记。最近 18 年来，他参加了十七届马拉松赛，只有一年因患感冒而放弃了比赛。其中，有 7 次取得了名次。他是世界上唯一能参加马拉松赛的百岁老人。仅此一点，就值得骄傲。

长跑原是指竞技体育中的比赛项目——长距离跑，包括 3000 米、5000 米、10000 米、马拉松等项目。随着人们生活水平的提高，对健康问题越来越重视，长跑也逐渐成为增强体质、强健体魄的较好的运动方式之一。与竞技体育长跑有所不同，群众性的健身长跑目的是为了锻炼身体，提高身体对疾病的抵抗力，增进健康，缓解紧张工作、学习所带来的压力，使身体处于一个良好的生理、心理状态。故越来越多的人喜欢和加入了健身长跑的大军之中。

健身长跑对身体有哪些好处呢？长跑是一项全身性运动，对全身各器官系统都能产生良好的影响。

1.使肺功能变强，增大肺活量。进行规律性的长期长跑可发达肺部呼吸肌，使每次换气量变大，肺功能好转。平常人换气量为 60-120 升/每分钟，经常长跑者为 100-150 升/每分钟。

2.促进血液循环，使心脏、血管系统发达。平常人安静时的摄氧量为 200-300 毫升/每分钟，长跑时为 3000-5000 毫升/每分钟，长期长跑最大摄氧量能获得明显的改善，且心跳次数增加，增加由心脏送出的血液量，从而使输送到身体各个器官的氧量大大增加，各个器官的工作质量自然大大提高。另外长跑会加速血液循环，使冠状动脉有足够的血液供给心肌，从而预防各种心脏病。通过下肢的运动，促使静脉血倒流心脏，预防静脉内血栓形成。身体对长期长跑发生的适应性改变可改善新陈代谢，减低血脂和胆固醇水平，有利于控制体重。

3.增加肌肉的强度。长期长跑可增强肺部呼吸肌、心脏肌肉、颈部肌肉、胸腔肌肉、手臂肌及腰部、臀部、大腿、小腿、足部等处的肌肉，使各处肌肉不易堆积乳酸或二氧化碳等代谢物。

4.增加关节柔软度及强化骨骼。长期长跑可提高各关节的强度，韧带的柔软度；并增加骨骼的强度、密度，避免退化性骨质疏松。

那么，长跑前后有何注意事项？

在选择长跑作为长期规律的锻炼项目前，最好要"获得医生许可"，这是不可减免的程序，通过做运动负荷试验，了解您是否有"无症状性心脏病"，以免因运动而造成意外。一旦确定了运动项目，那么每次进行长跑前必须要有充分的准备活动，包括清晨长跑前，先喝一杯温开水，以补充水分，增加血流速度；排空大小便；搓揉双手及头面部，以增加这些部位的血液循环；做操或小步慢跑将四肢、胸、背、腹、腰、踝等部位的肌肉、韧带充分活动开；根据气温变化增减衣服，并选用松软舒适的跑鞋。

在长跑结束时，要注意做好整理活动，做几节徒手操，进行深呼吸。要加强营养，在保证正常饮食需要的基础上，适量增加糖、B族维生素、维生素C的摄取量，但忌暴饮暴食。许多人认为跑步的运动量很大，一定要大量补充动物蛋白，其实这样做是不对的，长跑中人体的消耗主要是葡萄糖，对蛋白质的需求不大。因此，跑步后以补充碳水化合物为宜。睡觉前用热水泡脚还可以减轻疲劳症状。

李矛银：散步好处多多

《黄帝内经》中指出："夜卧早起，广步于庭"，这里的"广步"就是散步的意思，提倡人们早晨起床后应到庭院里走一走。

唐代大医家孙思邈亦提倡"行三里二里，及三百二百步为佳，令人能饮食无百病"。

清代名医曹廷栋在《老老恒言》中说："坐久则络脉滞，步则舒筋而体健，从容展步，则精神足，力倍加爽健。"

七八年前，在奉先桥村经常看到这样的身影：一位百岁老人搀扶着一位91岁的老伴在村中散步，这位老人就是李矛银，他是村里年纪最大的长者。

李老寿星精神很好，腿脚灵便，耳朵也灵光，口齿清楚，没有想象中百岁老人的老态。他的老伴任婆婆是他的第二任妻子，两人结婚50年，从来没有拌过嘴、红过脸。虽然儿孙满堂，但50年来，李老寿星坚持和任婆婆住在老屋里，每天一起吃饭、散步，互相照顾。每天吃完饭，李老寿星都会带上妻子在村里的小道上散步，走路的时候，任婆婆会很自然地把手放在李爷爷的臂弯里，两人的拐杖叩击着村里的石板地面，发出清脆的声音。这背影让村里人格外感慨，村民们说，每次看到他们，就感觉非常幸福。

走过了一个世纪，经历了无数苦难，老人觉得现在的日子比什么时候都甜，"照这么过下去，我还能活10年。"老人说。

散步是一种人们所喜爱而又简便易行的健身方法。通过闲散和缓的行走，四肢自然而协调的动作，可使全身关节筋骨得到适度的运动，再加上轻松畅达的情绪，能使人气血流通，经络畅达，利关节而养筋骨，畅神志而益五脏。持之以恒则能身体强健，延年益寿。

现代医学指出，合理的有计划地散步，是老年人推迟衰老，增强机体适应力的重要因素。概括起来有以下好处。

1.散步可以保持关节的灵活性，同时增强腰部肌肉和韧带的张力与弹性，是防止肢体过早僵硬的好办法。

2.散步有益于心血管系统。它可以加速血液的循环，提高血管的张力，并将血管壁上的沉积物冲走，能有效地预防动脉硬化等各种心血管病。

3.散步可使全身肌肉周期性收缩，帮助血液和淋巴液循环，加速代谢过程，提高肌体免疫力。

4.散步能大大提高脑力与智力的劳动率，并有助于改变急躁性格，增强对各种环境与事物的适应能力。

5.散步对于肥胖的老人是既稳妥又省钱的减肥疗法。专家们计算过，如果时速为5.3千米，则每分钟可消耗4.8卡路热量。

散步健身的方法虽然简单，但要想真正达到祛病强体、延年益寿的目的，持之以恒是最关键的一点，同时还应掌握以下几大要领。

1.散步前应该让全身放松，适当地活动一下肢体，调匀呼吸，平静而和缓，然后再从容展步，否则便达不到锻炼目的。

2.步履宜轻松，犹如闲庭信步之态。这样，周身气血方可调达平和，百脉流通，内外协调，是其他剧烈运动所不及的。

3.散步宜从容和缓，不宜匆忙，更不宜琐事充满头脑，这样可使大脑解除疲劳，益智养神。

4.散步宜循序渐进，量力而行，做到形劳而不倦，勿令气乏喘吁。这对年老体弱有病的人，尤应注意，否则有害身体。

5.散步的速度：分缓步（指步履缓慢，行走稳健，每分钟约60-70步，这种散步适于年老体弱及饭后运动）、快步（指步履速度稍快的行走，每分钟约120步左右，由于这种散步比较轻快，久久行之，可振奋精神，兴奋大脑，使下肢矫健有力）和逍遥步（指散步时且走且停，且快且慢，行走一段距离，停下来稍休息，继而再走。也可快步一程，再缓步一段，这种走走停停、快慢相间的散步，适用于病后康复和体弱多病的人）。

涅斯托尔：赤脚走路岁百年

《五言真经》有云："竹从叶上枯，人从脚上老，天天千步走，药铺不用找。""树大全凭根深，人壮全凭脚健。"

格里戈里·涅斯托尔是目前乌克兰最长寿的老人。2007年3月15日他度过了116岁生日。生日当天，亲友们为他简单地庆祝了一下，为此老人喝了一杯加了水和果汁的香槟以示庆祝。老寿星还收到了当地政府专门为老人准备的礼物。

从护照上看，涅斯托尔生于1891年3月15日，比吉尼斯世界纪录组织1月份确定的目前"世界健在最长寿者"——114岁的日本老妇瑞皆川米子还要大将近两岁。问起老人长寿的秘诀，涅斯托尔半开玩笑地说："赤脚走路岁百年。"

涅斯托尔一生当过4个国家的国民。他1891年出生于奥匈帝国，年轻时在波兰居住，1939年移居乌克兰成为苏联公民，苏联解体后成为乌克兰公民。他从1939年起一直居住在乌克兰西部利沃夫州的老雅雷奇夫村。

作为乌克兰最长寿的老人，涅斯托尔不久前被授予了国家纪录证书。根据吉尼斯世界纪录，迄今最长寿女性的年龄是 122 岁，最长寿男子的年龄是 120 岁。

中医认为，人体的大部分经络都要通过脚底，赤脚走路可起到类似按摩、推拿的健身作用，达到疏通经络血脉、使气血畅通的目的。脚底反射学说认为，脚底是与内脏器官相连的敏感区，赤脚走路时，它受到地面和物体的刺激，使神经末梢的敏感度增强，迅速把信号传入内脏器官和大脑皮层，调节植物神经和内分泌系统。多进行赤脚锻炼，不仅可以锻炼腿脚、增强内脏机能，也可使头脑变得清醒舒畅。

在国外，19 世纪的德国科学家克钠普就提出赤足走路行走能预防和治疗很多疾病的观点，并强调其对神经系统的疾病特别有效。如今，世界上许多国家的疗养院，都主张赤脚行走来治疗神经系统及心血管等方面的疾病。那么，赤脚走路的健康现代医学原理是什么呢？

物理学家、生物学家和医生学家的研究表明，地球带有大量负电荷，而地球周围有个电离层，它由正离子组成。地球和电离层之间存在电场，一切生物都适应了这个环境。生活的现代化使人脱离了负电荷，在我们的身体里积累了过多的正电荷，因此使人容易生病。

从物理学的角度来讲，人体是个生物电磁场，我们生活在大自然的大电磁场中，一旦大自然的平衡更改或被阻挡，身心就会引起病态。想想城市里满地柏油路（柏油也是不导电的物质），再加上乘坐橡皮轮胎的车子，现代人可以一天 24 小时在"绝缘体"世界生活，它所造成的问题是不容忽视的。为防止静电危害健康，人们应通过接触地面消除多余的电能。数千年来，我们的先辈几乎天天赤脚走路，接触大地。但后来人们穿上了鞋，从而破坏了人体电能的平衡，静电危害健康，穿胶鞋和化学合成的鞋子更有害。正是因为我们脱离了大地，才会经常感到腿脚酸痛。

因此我们最好能多赤着足。当然，现代生活不允许我们整天赤脚走路，但只要重视，每天赤脚走走路的机会还是有的，诸如在公园里早锻炼，在铺设的鹅卵石上走；出外游玩时在草地或沙滩上；晚饭后在家里的地板或瓷砖地、水泥地上走，都可达到"土地接触法"的要求，如想长寿，不妨一试。

刘满秀：每天例行的爬楼梯、上屋顶运动

健康学权威肯尼斯·库珀经研究后说："每天爬 5 层楼梯，可使心脏病的发病率比乘电梯的人少 25%。"

在江西省德安县蒲亭镇西南一隅，有一栋四层的居民楼，2008 年，当时已年过 101 岁的刘满秀老人就住在这栋楼的二楼。这位百岁老人不仅身体好，而且还闲不住，经常收拾收拾家务，甚至还能够晒衣晒被。她特别喜欢"健身"锻炼。只是她"健身"锻炼的方法与年轻人有所不同，主要是爬楼梯。

有一天上午，她在屋顶上刚晒好衣被，突然一阵风刮来，把屋顶楼梯口的门"砰"地反锁上了！她在屋顶上呼唤住在二楼的儿孙，无奈附近马路上车声隆隆，儿孙们又正关着门窗看电视，一点儿也听不见。满秀老人却不慌不忙、十分镇静，她竟朝着附近马路上的行人打起了各种手势，以期引起行人注意。行人们见屋顶上一位老人在做操，果然走近来好奇观看，这才惊动儿孙，于是赶忙为满秀老人打开了屋顶门。次日，等屋顶门锁改成插销后，老人又开始了她每天例行的爬楼梯、上屋顶运动。

据国外一家运动健身研究中心调查，爬楼梯运动健身最早于 70 年代在美国和英国盛行，平均每 10 个人中就有一个是爬楼梯运动的爱好者，他们还成立了爬楼梯运动健身协会，定期交换心得体会，还搞一些象征性的比赛。据中心的工作人员对爬楼梯运动爱好者的追踪测试，认为爬楼梯运动有以下几点好处。

1.有助于保持骨关节的灵活，避免僵化现象的出现，增强韧带和肌肉的力

量，防止出现退行性变化。根据研究中心的一组对比调查结果显示：选取年龄（65岁）和身体条件基本相同的各26人，追踪8年后，始终坚持爬楼梯运动的前26名无一人发生腿关节病，肌肉十分健壮，走路显得很有力量。而后26人由于没有参与这项运动，也没有参与其他运动，其中有12人感到腿部发凉、麻木、走路无力，有14人患上了关节炎和关节僵直病。

2.有利于增强心、肺功能，使血液循环畅通，保持心血管系统的健康，防止高血压病的发生。研究中心还有一组老年人的调查结果显示：追踪20名65岁以上的老人6年后的身体情况，10名老人系统地坚持爬楼梯锻炼，没有一人出现心脑血管方面的疾病，也没有高血压病的发生。而另外10名没有坚持爬楼梯运动的老人，100%患有心脑血管方面的疾病。

3.消耗热量多，对于肥胖的形成起到良好的阻碍作用。据测算：用一般速度爬楼梯，每10分钟要消耗845焦（202卡）热量，下楼消耗为上楼的1/3。而且，爬楼梯时所消耗的热量比静坐时多10倍，比散步多4倍，比游泳多2.5倍，比打羽毛球多94%。

4.爬楼梯消耗的体力比较大，能够有效地增强消化系统功能，增强人的食欲。由于需要腹部反复的用力运动，使肠部蠕动加剧，能够有效地防止便秘的发生。

爬楼梯锻炼，无论男女老幼都可进行，但要根据自己的身体健康状况和具体的生活条件，选择适合自己的爬楼梯锻炼方式。那么，爬楼梯锻炼应注意些什么？

首先，爬楼梯锻炼要结合自己的实际情况。中老年人有不同程度的骨质疏松，某些身体过于肥胖的人，对膝关节的压力更大。因此，这些人一定要掌握好速度与持续时间的关系。开始时，应采取慢速，坚持一段时间，可以逐步加快速度或延长时间，但是不能过于剧烈，否则会增加心肺负担。

其次，爬楼梯锻炼要掌握正确的锻炼方法。下楼时，为了防止膝关节承受压力增大，应前脚掌先着地，再过渡到全脚掌着地，以缓冲膝关节的压力。爬楼梯后可对膝关节局部按摩，平时最好常做下蹲、起立及静力半蹲等练习，使膝关节得到充分的运动，防止其僵硬强直。

谢溪泉：每天骑车，双脚才不会僵硬

北京体育大学运动人体科学院运动医学研究室教授陆一帆说："骑自行车和跑步、游泳一样，是一种能改善人们心肺功能的耐力性锻炼。它不仅能锻炼肌肉关节，减肥，匀称身材，而且还能强化心脏，防止高血压，同时可以起到预防大脑老化，提高神经系统敏捷性的作用。"

台湾台南县东山乡近百岁的农民谢溪泉，不仅能扛着锄头下田，每天还要骑20多千米的自行车健身，甚至飙速，被邻居称为"东山乡之宝"。

据《世界日报》报道，住台南东山乡圣贤村的谢溪泉自幼贫困，白手起家，拥有近两公顷土地。他有六子一女，不愁吃穿，但到去年还独自耕种所有的农田，施肥、喷农药均不用他人。

自从谢溪泉在农田跌倒受伤后，才把农地租给女婿耕作，但他仍继续照顾面积约两分地的果园，常下田除草、整理果树。闲来无事，则骑着自行车到邻近乡镇市闲逛，或到公园与人聊天、听唱歌或购物。

尽管来回要骑上20多千米，谢溪泉却不觉得累，爬坡也难不倒他，下坡时还飙速如年轻人。邻居和家人都劝他少骑自行车出门，但他就是喜欢骑车时的自由自在。

"骑车不会累！"谢溪泉拍着小腿说，每天骑车，双脚才不会僵硬，去哪里都可以。谢溪泉身体好得很，只有听力差些。高速铁路通车后，他常坐在铁道旁，见火车通过就拍手，像个老小孩儿。

中国是自行车王国，城乡每个家庭都有自行车。因此，骑自行车是一种经济实惠有着广泛群众基础的健身方法。骑自行车锻炼，可谓融娱乐、健身与生活为一体。丹麦科学家日前发表的一项研究报告说，每天骑自行车上班的人患严重疾病或早逝的危险性比其他人小一半。哥本哈根大学负责这项研究的拉尔斯·博·安德松博士说，他们对 17500 名男子和 13500 名女子（年龄在 20-90 岁之间）进行了为期 30 多年的调查，结果表明：即使每天只骑车一刻钟，也能使健康状况得到明显改善。

骑车健身，一定要掌握好强度，强度正确与否与锻炼效果有着直接性的关系。

骑车的强度，主要是把心率控制在安全范围内，按照一般用心率计算的运动强度的方法，只要使每分钟心率控制在其上限=(220-年龄)×90%；下限=(220-年龄)×60%这一范围内，锻炼效果同运动强度就能成正比增长。下面给大家介绍几种骑自行车锻炼身体的方法。

1.长时间的慢速骑行。心率一般不超过最大心率的 65%，持续 20 分钟以上，会"燃烧"更多的脂肪来供给能量，因此，比较适合以减脂为目的的肥胖者。

2.快速骑行。可使心率达到最大心率的 85% 以上，此时机体主要通过糖原无氧酵解的方式来供能，可以提高全身尤其是大腿肌肉的无氧运动能力，帮助提升无氧阈值。也就是说，剧烈运动后的身体不适感将会被推迟，有助于我们从事更高强度的运动，或在高强度运动时坚持更长的时间。此外，快骑对心肺功能也颇具锻炼价值。

3.快慢结合的骑行方式。除了能兼顾有氧能力、无氧能力、心肺功能外，还能增加运动的乐趣。如能得到科学的指导，采用更合理的快慢结合锻炼方式，还会取得更好的健身效果。

4.中速骑行。也就是把心率控制在最大心率的 65%-85%，是锻炼心肺功能及身体有氧运动能力的好方法。

健身时最好将以上几种方式交替进行，但以其中一种为主，同时辅以其他方式，才能达到更好的锻炼效果。此外，健身者刚开始锻炼时，骑行速度不宜过快，时间一般为 20-40 分钟，其间如感觉疲劳，可隔一段时间慢速骑 1-2 分钟以恢复体力。经过一个阶段后，再逐渐增加运动的强度和持续时间。

骑自行车锻炼注意事项：进行骑自行车锻炼时，要注意正确的骑车姿势。首先要调整好自行车鞍座的高度和把手等。调整鞍座的高度可以避免大腿根部内侧及会阴部的擦伤或皮下组织瘤样增生。调整把手可以有助于找到避免疼痛的良好姿势。踩踏脚板时，脚的位置一定要恰当，用力要均匀，如果脚的位置不当，力量分布不均匀，就会使踝关节和膝关节发生疼痛。此外，还应经常更换手握把手的位置，注意一定的节奏，可采取快骑与慢骑交替进行。

大家一起行动吧！骑自行车健身，坚持不懈的话，一定能在延缓腿的衰老的同时，给您一个健康的体魄。

三浦敬三：滑雪滑出健康体魄

北京华北国际滑雪场的刘健教练说："滑雪也是一项有氧运动，能够增强心肺功能。特别是在快速下滑的过程中，对于心肺功能的锻炼更是显而易见的。"

作为百岁生日的纪念，三浦敬三正在积极筹备一项新的滑雪计划，目标为勃朗山系最长的冰河——法国的"valleeblanche"。这将是一次从海拔3842米的山顶下至1000余米的大滑降。

这位1904年2月15日出生的滑雪迷三浦敬三，一个人住在日本东京。他每天早上都要活动40分钟，包括做具有本人风格的体操和跑步，有时还在自己的两脚上绑上0.5千克的负重物。他做的这一切，都是为滑雪做准备。实际上三浦敬三每年至少有150天以上的时间用来滑雪训练。"90岁以前我5次去了勃朗峰冰河，无论我怎么滑和变换什么姿势，都不过瘾。"从三浦敬三说话的神态来看，他恨不得立刻就启程。"像我爷爷这样的百岁高龄还要去滑雪，这在当今世界大概也不多见，虽然我们非常担心他的身体，但更为他顽强精神所折服。"三浦敬三孙子说这番话，流露出对爷爷的一片敬慕之情。

运动有利于健康，相信这是谁都知道的道理。那滑雪运动对人体健康有哪些方面的帮助呢？

健康收益一：激活僵硬的身体。滑雪是一项全身的运动，在给你带来速度上的享受同时，也在无形中锻炼了你身体的平衡能力、协调能力和柔韧性。滑雪的实质就是掌握平衡的过程，在重心的不断切换中找到平衡点，以提升自己的协调能力。只有在充分的协调好全身的每个部位，才能在滑行中取得最好的平衡效果，做出最漂亮的动作。

健康收益二：减掉增多的脂肪。滑雪和跑步、游泳一样属于有氧运动，能够增强心肺功能。特别是在快速甚至是疾速的运动中，对于心肺功能的锻炼更是显而易见的，在室外滑雪中这种锻炼的效果尤为突出。面对那些以千米来计算的滑道，只有强大的肺活量和良好的心血管系统的支持，才能保持较长时间的滑雪运动状态。此外，在雪场的冷空气中运动，也是对身体氧气运输系统的考验，这也在无形中锻炼了心血管缩张的能力。

健康收益三：振奋低落的情绪。有的人到了冬天，就会变得忧郁、沮丧、易疲劳、注意力分散、工作效率下降等，专家把这种季节病称为"冬季抑郁症"。据有关资料表明，常年在室内工作的人，特别是那些体质较差或极少参加体育锻炼的脑力劳动者，以及平时对寒冷较敏感者，比一般人更容易产生冬季抑郁症。改变低落情绪最基本的方法就是活动，尤其是室外活动。室外滑雪自然也不例外。

滑雪是一项既浪漫又刺激的体育运动。越来越多的人开始喜欢上了滑雪，和其他体育运动一样，滑雪时如果不加以注意，不正确的运动姿势也会造成运动伤害。在滑雪时，如果擅自进行一些危险动作或者动作不符合规范，就有可能引起膝关节和踝关节的受损。例如滑雪时，膝盖的姿势长期不正确，会引起半月板的损伤，严重的还会造成半月板的撕裂。所以，在滑雪场内，特别是初学者，应该听从教练的指导，采用正确的姿势滑雪。

王永芳：打门球，十分适合老年人

《健康时报》："门球活动可健身健腿，促进全身血液循环和新陈代谢功能，促进消化吸收，增强和保持脑细胞活力，可减少或防止老年痴呆症的出现。"

年近百岁的王永芳曾在上海篮球队当了30多年的主教练。这次市运会上，他代表长宁区参加门球比赛，成为本届市运会当之无愧的老寿星。

年事已高的王老眼不花、耳不背，一提到门球更是侃侃而谈。20世纪80年代初，上海体育学院的李启腾教授从日本引进了门球运动，也迷住了王老。"我记得当时就在操场上画了个门球场，叫上篮球队的队友吴成章、田福海一起打。打门球很讲究技战术，不需要跑跑跳跳，十分适合老年人。毕竟年纪越来越大，打篮球体力跟不上了。"

门球是1984年，由日本传入我国的一种球类，普及到地、县一级还没有10年历史。此球运动具有集体竞争性，比赛时间短，运动量不大，而趣味性很强的特点，很适宜老年人参加锻炼。通过锻炼，可增强腰背、四肢肌肉力量，并有健脑、协调思维、动静结合、安全度高、争取集体荣誉的特点，是一种集体育与娱乐为一体的活动项目。据体育学者姚殿林对呼和浩特市门球队的老年人观察研究证实：经过几年的门球锻炼，不但球艺在一天天提高，而且所有队员的身体，不论过去有无慢性病，体质都有显著提高，门球之所以能提高健康水平，归纳起来有四种原因。

1.门球运动可舒畅心神、陶冶情操、给人以乐而美的享受。因为门球运动是一项意志性与技巧性、竞技性与趣味性相统一的活动。所以它首先把你带入团结奋进的集体和舒畅欢快的氛围之中，重新唤起往时的集体思想和奋进精神

2.门球运动可益心肺、活气血，使脏腑功能得以调整。每场球为30分钟，全队平均每人只有3分钟的进场击球时间，上场击球时都是形急实缓，快中有慢，动作适度，节奏均匀，从而保持了呼吸、脉搏和血液循环速度略高于平时不活动的速度，故而对老年人脏腑各功能，起到缓慢的调理作用。逐渐使心功能增强，血液黏稠度下降，肺活量加大，能量代谢率提高。

3.门球运动可改善脑神经功能。门球使人视觉、记忆、思维保持良好的状态。因为门球的击球员每棒都是瞄准他球、球门、终点柱等目标而击打自球。这些目标都比较小，要做到棒不虚击，百发百中，主要依靠击球员的双眼瞄准目标，站正位，使目标、自球、捶头、捶尾四点成一线。再就是运用力度，使自球受力后不偏不倚地滚上目标而命中，这一过程使视觉功能得到锻炼和改善。

4.门球运动可强筋壮骨、增强机体的灵活性和协调性。因为门球运动有十几米距离的快走，有3-5米距离的慢行，有猫腰拾球、闪击，有站立场外等候进场击球。这样亦快亦慢、亦屈亦伸、亦弛亦张、亦动亦静，将全身骨骼、关节、韧带肌肉充分而缓和地协调起来，使肢体关节都得到锻炼。故而能有效地预防老年性关节病和防止这一类疾病复发。

最后，在这里提醒参加门球运动的老年朋友，运动前应把手臂、腿、腰以及相应的关节充分活动开，最好穿防滑的鞋，冬季冰雪天参加户外门球活动更应小心，门球运动的体力消耗虽然不大，但容易兴奋，此时应注意控制自己，不应超过自己适合的步伐，或跨度活动的幅度，以免发生扭伤筋骨。

麦克莱恩：在高尔夫球场打球超过 70 年

《假日休闲报·高尔夫周刊》说："高尔夫是英语 golf 的音译。golf 就是由 green（绿色）、oxygen（氧气）、light（阳光）和 friendship（友谊）这 4 个单词的打头字母组成的一种运动。"

美国加利福尼亚州曾有一名 102 岁的婆婆，打高尔夫球竟然能够一杆入洞，创历来最大年纪打出该成绩的世界纪录。

麦克莱恩婆婆在美国加州奇科市的比德韦尔市立高尔夫球场打球超过 70 年了。她 5 日在场内第四洞发球。当她和她的两位女性朋友走到果岭的时候，她疑惑了。麦克莱恩问道："我的球呢？"

当发现球在球洞的时候，这位现年 102 岁的老婆婆才知道自己打出了一杆入洞的佳绩。这令毕生住在奇科市的麦克莱恩，成为历来在标准高尔夫球场一杆入洞的人当中年纪最大的一位。

高尔夫球不但是一项休闲运动，而且还有很好的健身效果。它有点类似于瑜伽，都是追寻大自然和心灵的净化。通过长期观察来看，打高尔夫球对健康至少有以下几大好处。

1.环境好，人与自然完美结合。高尔夫球场选址远离闹市区和有污染的工业区。高尔夫球场是经过修整了的大自然。打高尔夫，置身在鸟语花香之中，球员漫步于宽广的草坪上，在阳光的照射下，呼吸着清新的空气，可以嗅到树林、草地和泥土的气息。高尔夫与众多挑战大自然、超越生命极限的户外体育运动项目不同，高尔夫运动是享受大自然和贴近大自然，以大自然所赋予人类的极大恩惠，去体验人与自然和谐共处的最高自然境界。

2.运动量小，身体适应者众多。由于高尔夫球运动本身是"亦动亦静"的运动，因而并非激烈性运动。在打高尔夫的过程中，其中大部分时间的运动状态是徒步行走，这种行走与人日常生活中的行走无异。从孩童到古稀老人，都可以根据自身的兴趣和身体条件，漫步于天地人合一的大自然中，既可结伴对抗，又可单人休闲，既能男女配对参加比赛，又能老少同组，不论以什么方式，人们都可以尽情挥杆，享受快乐。

3.综合性强，集健身、休闲、社交、游览、竞技、娱乐、养性于一体。高尔夫虽不是剧烈运动，但高尔夫运动也有着相当大的运动量。球员要不断地挥杆击球，需要握力、腕力和臂力，乃至腰腿部和全身都不断地发力运动。击球过程中要不断地步行和下蹲、站起，全身都在进行着轻量而又持久的运动，不同体能的人都能得到良好的全身锻炼，打高尔夫已成为摆脱疲劳、放松精神、活动手脚和健康身心的一项良好的锻炼方式。

高尔夫运动中的一些基本注意事项提醒。

注意事项一：两手握杆用力要均衡，如果只用一只手挥杆会造成脊骨周围的肌肉锻炼不平衡，不利于保持颈部和背部的健康。

注意事项二：握杆时不要握得太紧，否则相关联的肌肉就会容易疲劳。恰到好处的握杆力度可以加快杆头速度，减少体能浪费。

注意事项三：打完球后不要立刻停下休息。运动立即停止时肌肉会有紧绷疼痛感，此时为了加速身体机能恢复常态，应散步 5 分钟左右来缓和神经肌肉紧张，同时放松关节、按摩肌肉。

注意事项四：患有糖尿病者，最好不要单独去打高尔夫，打球时身边应备有易于吸收的常用食物，预防低血糖反应的发生。

邱阿六：靠打网球保养身体

北京网球协会会长白介夫在八十高龄时说："根据我的实践及专家论证，在所有的体育项目中，网球是最适合老年人的一项运动。乒乓球、羽毛球的频率太快，老年人适应不了，而网球可快可慢，老年人可以承受。"

在台湾桃园县曾有一名高龄百岁老人，60年都没有看过医生，因为他从40岁开始就打网球健身。老人1903年出生，他的养生秘诀就是打网球。40岁那年开始接触网球，60年来征战球场，邱老先生可是网球场上的常胜将军，靠着打网球保养身体。

瞧！不论是发球、挥拍，老人家动作可是不输年轻人，人家不看医生靠的是一天一个苹果，不过，老先生靠的是每天一场网球，保持体力，活动筋骨，还能避免老年痴呆。

提到网球,大家会很自然地把这些运动同青年人联系到一起。但是在世界很多城市中，网球已经不是青年人的专利，部分老年人也开始喜欢上这项运动，并把它当作一种健身方式。网球运动具有其深厚的文化内涵，从运动到休闲，从健身到身体，从生理到心理，从社交到社会，从营养到养生，都具有和谐性、趣味性、技巧性于一体，是适合不同年龄人群都能学习的有氧运动。中老年人长期坚持网球运动，至少对人体有以下益处。

1.强身健体，增强体魄。网球是一种有氧户内外运动之一，由于成天忙于工作、学习和生活，大多数的时间在室内度过，需要到室外进行一些户外运动，网球就是最好的选择之一。

2.网球可以提高人们的综合素质。网球影响着人们的思想和行为。任何一种文化都是一种价值取向,规定着人们所追求的目标，通过网球运动中的技能、心理、准则、礼仪等将网球文化所要求的思想模式、道德规范、行为准则有机地融为一体，以提高其综合素质。

3.网球运动是一种最为时尚的运动之一。网球运动很适合都市人群。一般人看来，网球是一项绅士运动，打网球者经常给人们一种温文尔雅的感觉。随着生活水平的提高，人们的健康意识的加强，越来越多的人参与到网球时尚运动中来。

4.网球文化具有终身受益的作用。网球运动能在3-90岁男女之间进行的活动，是不受年龄和性别的影响。年轻人可以显示他们优良的身体素质、强劲的力量和快速的奔跑；少年儿童在愉悦中打网球；中年人及古稀老人，可以根据自身的身体、心理、生理条件，进行适宜的运动强度。由于网球运动的运动量和运动强度可调控性和趣味性，可快可慢、可张可弛，使得参与者以饱满的热情和适合自己的强度在不知不觉中运动完相当于跑完几里路程的运动时间。达到了增进健康、增进体质、强壮身心的目的。

5.打网球能健身，好身体是打好网球的基础。任何一项体育项目都有与该项目相关链的人体结构学、运动心理学、营养学等学科的相互联系、相互促进。网球运动也不例外。网球运动能增强血液循环系统的改善，消耗多余热量，心肺功能得到提高，可以增加人体免疫能力，提高抗病能力和病后康复速度，达到增进健康、增进体质、强化身心的目的。这是打网球能健身的出发点。一旦对网球的人技战技能有一定的掌握，通过网球比赛获得快乐，看到自己的获胜，并喜欢上这项运动后，会进一步提高自己的技术水平。这就需要一个好的身体素质作为基础。

杨连捷：踢毽子"踢"出一个好体格

《辞海》中说，踢毽子"对活动关节，加强韧带，发展灵敏度和平衡有良好的作用"。

耳听为虚，眼见为实：年近百岁高龄的老人，不仅没有一点儿老态龙钟的模样，而且还能踢毽子，踢出许多花样来！杨连捷老人说，不行喽，还是老啦！打去年冬天开始，右腿的关节有点儿疼，太高难的动作不敢做了。

说起踢毽子，老人就打开了他的"话匣子"，你想拦都拦不住：咱天津卫第一代"毽子王"叫"船儿周"，他姓周，是在海河上驶船儿的。空闲的时候，他就上岸在海河边教船工们踢毽子。他身形矫健，人也长得精神，踢毽子就像杂技表演一样精彩，围观的人越看越上瘾，其中一些人就向他拜师学艺了……我从小在海河边受熏陶，迷上了踢毽子，算是第三代传人吧。如今，杨连捷老人的徒弟已经是第四、第五代了。最让老人感到骄傲的是，他有几个徒弟的孩子也学踢毽子，虽然技艺不算高，在出国留学的时候，也把咱天津的花毽带到了美国、加拿大和澳大利亚，让老外见识了咱这独特的民间技艺……

踢毽子是我国一项古老的健身方法，据说在我国已有2000多年的历史。看似简单的踢毽子，不但可以让关节横向摆动，带动身体最迟钝部位，还能使身心高度集中，尤其对中老年朋友来说，还有意想不到的锻炼效果。

北京市毽绳运动协会秘书长师砚芳说，踢毽子与其他运动相比，其独到之处在于，它对调节人的眼、脑、神经系统和四肢的支配能力有着特殊的功能。它主要以下肢做盘、磕、拐、蹦、落等动作来完成，通过抬腿、跳跃、屈体、转身等动作使脚、腿、腰、颈、眼等身体各部分得到锻炼，其中最显著的区别在于，它的动作可以让人体的关节得到横向摆动，带动了身体最为迟钝的部位，从而大大提高了各个关节的柔韧性和身体的灵活性。

另外，长期参加踢毽运动还能增强心肺功能，促进血液循环和新陈代谢。师砚芳还说，踢毽子要求技术动作准确，使毽子在空中飞舞不能落地，每种动作须在瞬间完成，这样就会使人的大脑高度集中，心神专一，从而排除了杂念，使习毽者感觉到身心舒畅，活力无限。

踢毽对糖尿病人有特别的帮助，这是师砚芳的亲身体会。他说，糖尿病患者由于血糖偏高、缺乏运动，下肢会逐渐萎缩，而踢毽子主要以腿部、脚部运动为主，从而带动全身血液循环，这对血糖的调节起着很重要的作用。另外，对颈椎病、腰椎间盘突出、头痛、眼睛不适、肩颈病和坐骨神经痛等慢性疾病也起到了很好的缓解作用。

师砚芳认为，踢毽运动之所以能够广泛传播，还与所用器材简单、携带方便、所需场地小有着直接的关系。所以说，踢毽子的好处有一箩筐，说也说不完。

踢毽子是体育更是一种艺术。师砚芳说，锻炼身体的方式有很多，但要想既达到锻炼目的，又有一定的娱乐性和艺术性，那么踢毽就是一个难得的选择了。什么"过腿片马"、"鸳鸯葫芦"、"外磕还龙"，或上或下，若即若离，如训熟之燕雀，似恋花之狂蝶，丰富多彩，令人目不暇接。师砚芳说，踢毽最具亲和力的是"走毽"，大家围拢在一起，你一脚我一腿，小小毽子在人群中上下飞舞，不但可以强身，还可以增进朋友间的感情，一举多得，其乐融融。

张赫敏：每天健身球不离手

《无极健身球健身操》中说："健身球将运动健身、医疗保健、文化娱乐融为一体，具有很好的科学健身性、保健性、娱乐性以及观赏性、趣味性，是一种养生保健的好方法。"

张赫敏老太太一辈子追赶时尚，至100岁她还"拜师学艺"，编织出最时尚的手包，令亲朋好友家的时尚青年爱不释手，纷纷索要，为了满足这些时尚女孩的要求，老太太编了100多个手包！

老太太还喜欢看介绍健康养生知识的文章，她相信生命在于运动，一年四季除去下雪、下雨等恶劣天气，老太太每天早晨都要和女儿一起，到王串场公园晨练，玩健身球，她还时不时地在小区的健身器械上一显身手。老太太是个"准球迷"，足球、篮球、乒乓球，她全喜欢看，1995年第四十三届世乒赛在天津举行，老太太高兴极了，她说，世界大赛在咱家门口举行，全家人都去看！她派遣外孙去买票，就看中瑞男团决赛。好家伙，91岁的老太太率领着老少四代20多人，组成了一支颇有声势的家庭啦啦队，为中国队呐喊助威！回想起当时的盛况，老太太仍然非常激动，她说，王涛那孩子打得太棒啦！他躺下了，我老太婆站起来了，激动的呀！

张老寿星这么坚持锻炼就是要实现一个奋斗目标：2008年到北京看奥运会！这是百年不遇的大喜事，从"东亚病夫"到体育强国，我不但经历过了，还要亲身感受感受！

健身球是一种传统的健身体育用球，在我国有悠久的历史，它起源于山核桃，古人置于手中运转以祛病延年。目前有空心铁球、石球、玉球等，根据大小轻重不同有不同的型号。其操作方法是：将一副铁球置于掌手，用五指拨动，使之依顺时针或逆时针方向旋转。

中医认为，人体五指之上布有许多穴位，是几条经络的起止点，而经络则是联系人脑神经和五脏六腑的纽带。健身球之所以有益于强身健体，在于玩球时即可通过这些穴位和经络产生不同程度的刺激，以达到疏通经络、调和气血的目的。

玩健身球有以下好处。

1.通过指掌运动，健身球可以使手指、手掌、手腕弯曲伸展灵活，促进指、腕、肘等上肢肌肉的运动，可防止和纠正老人退行性病变所致的上肢麻木无力、颤抖、握力减退等症状。

2.健身球刺激手掌第二、第三掌骨，有利于调节中枢神经的功能，达到镇静怡神、健脑益智的功效，从而增进自身脏腑的生理功能，发挥"动则不衰"的生理效应。

3.手部运动对大脑有益，这已是不争的事实。玩健身球的时候，可以使人的思想集中于手上，排除各类杂念，消除紧张状态，使大脑得到放松。戏玩健身球时，球体规则旋转发出柔和的音响，犹如悦耳动听的"乐曲"，这无疑将会使大脑神经的兴奋与抑制得以适度平衡，张弛相宜。而且手部的运动能使脑部的供血更加充足，因此，常玩健身球能有效保健大脑，减缓脑部的老化速度，还能避免老年痴呆症的发生。

席佩尔：铁杆球迷

诺森布里亚大学心理学系主任桑迪·沃尔夫森说："足球确实具有促进心理健康的积极作用，它为人们提供了一个现成的话题，对球队阵容、战术、球员技术的看法都是令人愉快的辩论话题。"

2004年6月1日，新华网刊登了一条消息：继114岁的波多黎各老人伊格莱西亚斯逝世后，一名现年113岁的荷兰妇女成为目前世界寿命最长的老人。

这位荷兰老寿星名叫亨德利克耶·万·安杰尔-席佩尔，1890年6月29日出生在荷兰，与美国前总统艾森豪威尔、英国侦探小说家阿加莎·克里斯蒂和美国喜剧明星格劳乔·马克思同年出生。美国洛杉矶长寿研究组织向吉尼斯世界纪录确认了这位荷兰老人的年龄。

安杰尔-席佩尔老人现在住在霍赫芬市的一座养老院。据说，她依然喜欢每天吃传统的荷兰腌鱼，偶尔还喝点小酒。酷爱足球的她从 28 岁起就是荷兰著名足球俱乐部阿贾克斯队的铁杆球迷。她在采访中抱怨说，养老院里的其他老人都是不懂足球的"乡巴佬"。

足球运动是一项古老的体育活动，源远流长。中国早在距今 2500 年前的战国时代，就产生了与现代足球运动相类似的"蹴鞠"运动。专家常说，运动有益身心。然而哪种运动最有效？丹麦一项研究显示，踢球比慢跑更有益健康。

运动医学研究员克鲁斯特普与哥本哈根大学运动学院及其附属医院的专家共同研究。他们把 28 名非运动员平均分成两组，一组每周踢球 2-3 次，另一组每周慢跑 2-3 次，两组都持续 3 个月。研究员发现，踢球平均减少 3.5 千克脂肪及增加 2 千克肌肉质量，而慢跑者则平均只减少 2 千克脂肪，肌肉质量没有任何增加。另外，足球员的其他体格表现也比慢跑者要好。克鲁特普解释两者的差异时说，足球员经常改变运动速度，有时慢跑，有时狂奔，比慢跑者更易投入运动。

踢球对人体健康是有益的，看球赛同样对人体健康有益处可言。据英国媒体报道，世界杯开赛前的一项调查显示，足球给了人一个表达内心想法和情感的途径，有助于人们的心理和身体健康。面对绿茵场上的风云变幻、风起云涌，分属不同阵营的铁杆球迷们都以自己全部的身心，一次次体味着从欢乐之巅到悲情之谷的跌宕起伏，感受着足球的魅力。

需要提醒的是，老年人观看足球赛，应当把注意力放在双方的技术战术的水平方面，不要过于重视某一方的输赢，要以平和的心态来对待赛事，这样便会克服因情绪过分波动，而出现心情不适甚至其他意外。此外，患心脏病、高血压的老人不适合观看足球比赛。

刘君谦：坚持冬泳40多年

国家体育总局游泳运动管理中心社务部主任金志说："冬泳好就好在能健体去病，增强肌体的免疫力，这已经得到了实践的证明。冬泳对关节炎、风湿病、胃病、高血压等病症有着奇特的疗效。"

中国游泳协会冬泳委员会科研部原部长说："冬泳一向被认为是冬季最好的健身项目，经常坚持科学冬泳不但能增强人体的抗寒能力，而且有利于人体的微循环，提高人体对疾病的抵抗力。"

广州冬泳会的入会注册没有年龄限制，因此会员的年龄跨越非常大，当中有4岁的小龄童，也有近百岁的老翁。

在冬泳会中资格最老的当属近百岁高龄的刘君谦老人，由于退休前是医生，冬泳迷们都喜欢把这位德高望重的老寿星称作"刘医生"。他每次出场都会引起众人的关注，而每次冬泳会的活动他都会很积极地参加。谈起冬泳的感受，已经坚持冬泳40多年的刘医生深有感触。1960年前后，他不幸染上了肺结核，当时医生让他少动一点，注意保养。可是刘医生偏偏不信这个理，他认为既要积极配合治疗，还要加强锻炼。他很喜欢游泳，于是从那时起，他就开始每天坚持游泳。甚至冬天的冬泳也一天不放过。每天游得虽不多，只有100-200米，但坚持了一段时间，他的肺结核也痊愈了。此后他如获至宝，40多年如一日地坚持游泳锻炼，如今虽已经高龄还显得非常精神。他总是对别人说："游泳是最好的运动。我现在吃得好，睡得好，都没有什么病。"

冬泳有诸多益处，是集防病、治病、健身、抗衰老为一体的最佳项目。它能使人游出健康，游出年轻，游出自信。根据冬泳者的体会，它可以让人吃得香、睡眠好、精力充沛、不易患感冒，有些慢性病会自然消失。长期从事冬泳运动的人，至少会给自己带来以下几大好处。

1.冬泳游出健康。冬泳运动是运动医学中一门新兴学科，冬泳不单是运动，还具有冷刺激独到的健身医疗效果，这点已被世人所关注。大量事实证明，冬泳能增强体质、提高机体抵抗力和免疫力。每日冬泳如同每日做血管保健体操，对心脑血管疾病有明显的抑制作用。同时，冬泳对呼吸道疾病也有很好的理疗作用。

2.冬泳游出年轻。冬泳的冷刺激还可以调整中枢神经系统的兴奋和抑制的平衡，有利于植物神经系统的功能改善。一些患有植物神经功能紊乱的患者，通过冬泳而痊愈的事例不少。自由基是人体代谢过程所产生的一种有害物质，称之为"人体垃圾"，SOD则是清除人体内自由基的克星。有人对冬泳者的SOD含量进行检测，发现冬泳者血中SOD含量均高于正常人。因此，长期坚持冬泳耐寒锻炼对防病、抗衰老和延年益寿有很好的作用。

3.冬泳游出自信。冬泳是最好的减肥方法，坚持一年下来，可以最大限度地减少多余的脂肪，收到意想不到的减肥效果。随着"将军肚"的渐渐消失和额头上皱纹的减少，会使你越来越充满青春的活力。冬泳后气血通畅，使人面色红润；先寒后暖，使人精神焕发；肌肉放松，使人步履轻盈；每天都有这样一个好身体、好心情，怎能不让你信心百倍地迎接各种挑战呢？

综上所述，冬泳在自我保健医学中有诸多益处。但是，冬泳要遵循科学的方法，即循序渐进、逐渐增量、持之以恒、量力而行。经验告诉我们，不管开始冬泳时间早晚，都需要从秋季就开始不断下水适应，以便使身体在冬泳时能够达到不受损害的状态。

华佗：模仿五禽健身锻炼

蒲松龄《聊斋志异》卷五记述："世传养生术，汗牛如栋，行而效者谁也？惟华佗五禽图差为不妄。凡修炼家，无非欲血气流通耳。若得呃逆证，作虎形立止，非其验耶！"

《庄子·刻意》说："吹呼吸，吐故纳新，熊经鸟伸，为寿而已矣，此导引之士，养形之士所好也。"

华佗是我国东汉末年的一位著名医学家，于 208 年被曹操所杀害。史传他年逾百岁犹有壮容，身体非常健康。这与他创制的五禽戏有直接关系。

华佗经常自行去深山采药。在此同时他对山中的熊、虎、鸟、鹿、猿猴的动作发生了兴趣。很注意观察熊扑、虎跃、鸟翔、鹿奔、猿攀等动作，并依据熊沉缓、虎刚健、鸟活跃、鹿温顺、猿轻灵的特性，在前人医疗体育"引导术"的基础上，编创了一套行之有效的"五禽戏"。由于华佗坚持练习"五禽戏"，脸似古铜，黑发满头，牙齿坚固，步履稳健，身体十分健康。在他年近百岁时，仍面若童颜，精神矍铄，动作灵巧，步履矫健。他的弟子吴普、樊阿等人依法锻炼，也活到了 90 多岁，仍耳聪目明。因此，华佗的长寿，完全得力于"五禽戏"的锻炼。

"五禽戏"是我国传统的体育健身术，其内外兼练、体用兼备。所谓五禽戏，是指模仿虎的扑动前肢、鹿的伸转头颈、熊的伏倒站起、猿的脚尖纵跳、鸟的展翅飞翔的动作，组编而成的一套锻炼身体的方法。人们通过模仿它们的姿态进行运动，正是间接起到了锻炼关节、脏腑的作用。而正是通过肢体的运动才得以全身气血流畅、祛病长生。

现代医学也研究证明，五禽戏是一套使全身肌肉和关节都能得到舒展的医疗体操。它在锻炼全身关节的同时，不仅能提高肺功能及心脏功能，改善心肌供氧量，还能提高心脏排血力，促进组织器官的正常发育。就五禽戏本身来说，它并不是一套简单的体操，而是一套高级的保健气功。在这套保健气功里，华佗把肢体的运动和呼吸吐纳有机地结合到了一起，通过气功导引使体内逆乱的气血恢复正常状态，以促进健康。

五禽戏的练法有两种：一种是模仿五种禽兽的动作，用意念想着它们的活动，自然地引出动作来，只要动作的前后次序有个组合就可以了，每次锻炼的动作次序可以不完全一样。另一种是参阅现有五禽戏的书籍，学习整套动作。

1.熊形。右膝弯曲，左肩向前下晃动，手臂亦随之下沉；右肩则稍向后外舒展，右臂稍上抬。左膝弯曲，右肩向前下晃动，手臂亦随之下沉；左肩则稍向后外舒展，左臂稍上抬。如此反复晃动，次数不限。

练熊戏时要在沉稳中寓于轻灵，将其剽悍之性表现出来，本动作有健脾胃、助消化、活关节等功效。

2.虎形。第一左动：自然站立，左脚向左跨步，右手向左上方划弧横于前额，呈虎爪形，掌心向下，距额一拳，左手横于后腰，掌心向上，距腰一拳，身向左扭动，眼看右足跟，同时抬头，强视片刻，形似寻食。第二右动：方向相反，动作相同。

练虎戏时要表现出威武勇猛的神态。本动作作用于华佗挟背穴和督脉，用于坐骨神经痛、腰背痛、脊柱炎和高血压等病。

3.鹿形。第一左动：自然站立，左腿起步踢出，上体前倾，脚掌距地一拳，右腿微屈，成剪子步；右臂前伸，腕部弯曲，手呈鹿蹄形，指尖下垂与头平；左臂于后，距腰一拳，指尖向上，眼为斜视。第二右动：方向相反，动作相同。

练鹿戏时要体现其静谧怡然之态。本动作可强腰肾，活跃骨盆腔内的血液循环，并锻炼腿力。

4.猿形。第一左动：自然站立，左腿迈出，足跟抬起，脚尖点地，右腿微屈提步；左臂紧贴乳下方，指尖下垂成猿爪形；右臂弯曲上抬，右手从右脑后绕于前额，拇指中指并拢，眼为动视。第二右动：方向相反，动作相同。

练猿戏时要仿效猿敏捷灵活之性。本动作有助于增强心肺功能，健壮肾腰。

5.鸟戏。第一左动：两脚平行站立，两臂自然下垂，左脚向前迈进一步，右脚随之跟进半步，右脚尖点地；同时两臂慢慢从身前抬起，掌心向上，与肩平时两臂向左右侧方举起，随之深吸气；两脚相并，两臂自侧方下落，掌心向下，同时下蹲，两臂在膝下相交，掌心向上，随之深呼气。第二右动：方向相反，动作相同。

练鸟戏时要表现其展翅凌云之势，方可融形神为一体；本戏又称鹤戏，即模仿鹤的形象，动作轻翔舒展，可调养气血，疏通经络，活动筋骨关节。

五禽戏在练习时，即可单练一禽之戏，也可选练一两个动作。单练一两个动作时，应增加锻炼的次数。每日可锻炼四五次，每次 10 分钟。此外，在练习五禽戏时，应选择空气新鲜，草木繁茂的场所。

郭采如：习练武术

《中华武术》中曾说："系统地进行武术训练，对人体速度、力量、灵巧、耐力、柔韧等身体素质要求较高，人体各部位'一动无有不动'，几乎都参加运动，使人的身心都得到全面锻炼。""武术运动讲究调息行气和意念活动，对调节内环境的平衡，调养气血，改善人体机能，健体强身十分有益。"

年过 100 岁的老寿星郭采如出生在安徽省凤阳县，在他 40 多岁时到南京参加了工作，因而退休就定居于南京市。老人在 1998 年曾获得南京市长寿杯大赛的优胜奖。郭老长寿的诀窍很简单，那就是习练武术。

郭老平时爱好体育运动，他觉得干活是机械性的动作，全身的器官和关节并没有得到活动，因此白天在工厂干活，清早还要锻炼身体。他经常是很早就起床到郊外锻炼，回来后再吃早饭，然后去上班。这样坚持了几十年，风雨不改，始终如一，强健了他的体质，灵活了他的腿脚。在他进入80岁高龄时，清晨外出锻炼家里人不放心，再加上他又做了胆结石的手术，就开始在家居附近的公园里学练武术。不料老人一练就入了迷，越练越精，技艺越练越高。如今老人已经能够很敏捷地做劈叉、大鹏展翅、金鸡独立、手指俯卧、蛤蟆跳等高难动作。老人的长寿杯大赛的优胜奖就是他进行武术表演时获得的。现在郭老每天都在公园里练习武术，百岁老寿星的熟练灵巧的动作博得了很多观众的掌声。

中国武术有着悠久的历史和广泛的群众基础，是中华民族在长期生活与斗争实践中不断积累和发展起来的一项宝贵的文化遗产。

习武练功，如不明白养生之法，不但练不了高功夫，还往往练出一身病来。所以养生之道非常重要。以下诸法为道家武当派练功中常用的保健养生方法，坚特练习，会产生奇效，不但有助于成就武功，且可益寿延年。

第一法：忌凉法。前辈师长们说："热成功，凉招病"。武功练习之后，全身出汗，自然发热，此为正常必然的现象。而停功之后，切忌受凉。热身突然受凉，容易生病。

第二法：守汗法。练功出汗以后，不可用凉水洗、冷风吹，而应知守汗之法。出汗后，应该用干毛巾擦汗，在出汗后不可贪凉，突然跳入凉水中，不可用电扇吹。汗毛孔开时，突然遇冷闭住，汗浊余毒积于皮下，久而生病。

第三法：饮水法。汗后大量失水，应及时补水，但如马上大量饮水，易成疾患。正确的方法是：早上练功前先饮一杯头天晚上备好的凉开水，以补一夜的身体失水。晚上练功前，也应先饮一杯温开水为好。每次练功出汗后，不宜马上饮水，汗干后再少量饮半杯至一杯为宜。

第四法：解雾法。大雾天不应练功，因为雾毒浊气，对人体有害。在这种天气，应知解雾防毒之法。其法是：凡遇下雾天，要饮酒少许，可解雾毒、气毒。

第五法：防风法。练功出汗后，不可面对电风扇。防风如防箭，防止风毒入侵身体。不可在阴处待，不可在门洞风中站，否则均易生病。

第六法：解疲法。练功之后，身体若出现疲累现象，用打拍身体穴位方法可以解除。一是拍打双肩井穴。右手掌拍打左肩井穴，左手掌拍打右肩井穴，双手交叉同时进行，各36下；二是砍打足三里穴。双掌以掌根部同时砍打双腿三里穴36下；三是拍打足心涌泉穴。右手掌拍打左足心36次，左手掌拍打右足心36次。以上三法行持后，全身轻松，既解去一身疲累，又可健康长寿。

第七法：保肾法。习武练功，以保肾壮阳为主，以长寿延年为目的。现讲一种保肾方法：洗足法：每天练功后或睡前，用热水洗脚泡足10分钟左右，然后用剑指点揉足心36次；左手指点揉右足涌泉穴，右手点左足涌泉穴。天天坚持，即可治愈肾虚病，有壮阳之奇效。

吴图南：风雨无阻练太极拳

宋代的周敦颐说："太极动而生阳，动极而静；静而生阴，静极而动。一动一形，互为其根；分阴分阳，两仪立焉。"

早在200年前，太极拳的古老歌诀中就提出："详推用意终何在？延年益寿不老春"。

被誉为我国"太极泰斗"的吴图南老先生，一生活到106岁，堪称武林寿星。

吴图南于清光绪九年出生于喀喇沁旗的一个蒙古族贫苦农民的家庭，取名乌拉汗·乌拉布（蒙语"乌拉"即长寿之意）。他幼时体弱多病，曾患过肺结核、黄疸肝炎，还因癫痫抽风，致使右腿比左腿短约两厘米。家里人都以为他活不成了。九岁时，幸得清朝太医李学裕为他诊治。李太医说："你这病光吃药不容易好，最好要配合习武练功。"于是他拜太极拳名家吴鉴泉为师，学习武艺。练了一年多，他脸色红润，身体也结实起来了。后来，他又转到另一太极拳名师杨少侯门下继续学艺。经过十多年的刻苦磨炼，他学会了各种太极拳和刀、枪、剑、棍等技艺。自此，他身体健康、精力充沛，以优异成绩毕业于当时的京师大学堂。

吴图南在晚年时每天早晚都要练上20分钟的太极拳，风雨无阻，寒暑不断。他打太极拳娴熟潇洒，而且可以掌握自己内脏各器官，做到哪里不舒服就调节哪里。他说，练太极拳，要做到无形无象，全身透空，应物自然，尽胜在命，最后一切外物都不要。如果有其他外物，就会扰乱身心，不能推迟衰态。正是这种坚持不懈的精神，使吴老登上了百岁寿星的巅峰。

为什么太极拳能使人延年益寿呢？因为练太极拳时要求思想高度集中，用意识引导动作，这就调节了大脑的生理功能，使大脑皮层活动强度、灵活性、均衡性增高，对外界环境刺激反应的敏感性及调节功能也相应增强，从而使各组织器官能更好地维持正常的生命活动，促进新陈代谢，提高机体免疫和防御能力，在一定程度上起到防病抗衰的作用。

另外，练太极拳，能使呼吸肌功能加强，维持肺组织弹性，改善肺的通气功能，有利全身氧气供应。太极拳运动促进泌尿系统更好地排泄代谢物，使人体生命更加旺盛。太极拳运动时保持四肢关节及脊柱的灵活性、柔韧性，对增加肌肉的力量也有明显的作用。

但在练习打太极拳时，应注意以下几个问题。

1.练拳前要做好必要的准备活动。一般来说，练拳以清晨为宜。最好能排空大小便，喝一点豆浆、麦乳精之类的饮料，或吃几片饼干，但千万不要吃得过饱。接着可结合散步做一些随意的准备活动，然后静立片刻，调匀呼吸，排除杂念，准备操拳。

2.练拳时要用意而不用力。太极拳的每一个动作都是由意识来支配的，从而达到精神和肌肉两方面锻炼。老年人在操拳时，最好能选择一个清静避风的环境，以保持良好的心理状态，不要边练拳边与人交谈，以致失去锻炼的功效。

3.练拳时尽可能做到柔、缓、松、轻相结合。由于老年人受到体力上的限制，练拳的动作应尽量柔和、放松，自然、缓慢，避免造成呼吸急促、心跳增快等副作用，即使初学者，也要做到这一点，尤其身体较弱或患慢性病的老年人，更要掌握好这个要领，正在咯血、呕血、便斑、尿血的患者则暂时不宜练拳。

4.练拳时应掌握深匀细长的呼吸。匀细深长的呼吸，不但有"吐故纳新"的效果。同时也能改进血液循环和内脏活动机能。由于这是一种与动作相结合的腹式运动，初学者可能感到有困难，应在锻炼中慢慢适应，不要急于求成，千万不要故意用力呼吸来达到所谓的"气贯丹田"，以免出现头晕目眩、心跳气促等现象，影响自然呼吸。

5.老年人练拳以适度为宜，随着身体素质的增强，逐渐做到形气结合，得心应手，操之过急往往适得其反。

冷谦：十六段锦养生健身

《中华武术》："十六段锦由八段锦、十二段锦等法发展而来，姿势有坐有立，并结合自我按摩，整套动作协调连贯，兼顾了全身各部，作用较为广泛全面。"

冷谦是元末明初著名的养生家，他以气功养生，年逾百岁仍然非常健康，寿终于150岁。他根据自己养生健身的经验，写了一本养生专著《修龄要旨》。这本书既是他养生健身的经验总结，也为后人提供了简单易学的养生方法，其中一点对后人很有借鉴意义。

十六段锦。冷谦认为当时流行的各种养生的方法，有的招数重复或者力度不足，有的是花架子达不到养生的目的，于是把各种养生健身的方法，加以分析、归纳和总结，取其切当者十六条，定其名为"十六段锦"。这套功法，对人有强身和益寿延年的作用。

十六段锦是由十六节动作组合而成的一种健身运动方法。其法见于明代王廷相《摄生要义》，原名"导引约法十六势"。它是以"八段锦"为基础，结合了"老子导引四十二势"、"赤松子导引十八势"等法而形成。冷谦《修龄要旨》收录后，改称为"十六段锦"。十六段锦疗法借助一系列肢体导引动作，以理气活血，疏通经络，调和五脏，而达到祛邪治病之目的。本疗法具体操练方法如下。

1.先闭目握固，冥心端坐，叩齿三十六通，即以两手抱项，左右宛转二十四，以去两胁积聚风邪。

2.复以两手相叉，虚空托，按顶二十四，以除胸膈间邪气。

3.复以两手掩两耳，却以第二指压第三指，弹击脑后二十四，以除风池邪气。

4.复以两手相提，按左膝左揿，按右膝右揿身二十四，以去肝脏风邪。

5.复以两手，一向前、一向后，如挽五石弓状，以去臂腋积邪。

6.复大坐，展两手扭项，左右反顾，肩膀随转二十四，以去脾脏积邪。

7.复两手握固，并柱两肋，摆撼两肩二十四，以去腰肋间风邪。

8.复以两手交捶臂及膊上连腰股二十四，以去四肢胸臆之邪。

9.复大坐，斜身偏倚，两手齐向上，如排天状二十四，以去肺间积邪。

10.复大坐，伸脚，以两手向前，低头扳脚十二次，却钩所伸脚屈在膝上，按摩二十四，以去心胞络邪气。

11.复以两手据地，缩身曲脊，向上十三举，以去心肝积聚。

12.复起立据状，扳身向背后，视左右二十四，以去肾间风邪。

13.复起立齐行，两手握固，左足前踏，左手握向前，右手摆向后；右足前踏，右手摆向前，左手摆向后二十四，去两肩之邪。

14.复以手向背上相提，低身徐徐宛转二十四，以去两胁之邪。

15.复以足相扭而行前数十步，复高坐伸腿，将两足扭向内，复扭向外各二十四，以去两足及两腿间风邪。

16.复端坐闭目，握固冥心，以舌抵上腭，搅取津液满口，漱三十六次，作汩汩声咽之。

十六段锦疗法可全套操练，以治疗全身疾病，或作为健身防病之用，对肢体关节疾病，风寒湿邪侵袭脏腑等疗效尤佳。其中，各节皆有一定适应症，可针对病情选练一至数节，如胁肋风邪可选练第一、四、七、十四节；腰肾疾患可选练第七、十二节；心脏疾病可选练第四、十一节；肺脏疾病可选练第二、八、九节；肝病可选练第四、十一节；上肢疾病可选练第五、十三节；下肢疾病可选练第十三、十五节；余可据基本内容类推，至于第十六节则任何疾病皆可最后配合应用。

叶宗滨：坚持用调息法练道教气功

《内经》中讲"呼吸精气，独立守神"。

《广州日报》："人体所有的器官和细胞都需要充足的氧气，所以正确的深腹式呼吸方法不仅对人体健康有益而且还能治病与养颜。"

在浙江天台山有一位百岁的近代道士老寿星，他叫叶宗滨。他4岁时父母双亡，靠流浪乞讨为生，9岁时被一道士收留，出家做了道士。此后，他靠勤奋、刻苦的自学成才，精通道家各派经典，精通医术，并写得一手好字。1922-1941年，他曾在浙江天台山桐柏富住持道务。到1995年他已百岁，但身体健康，思维敏捷，仍然走村串户为群众义务治病。他长寿的原因是什么？

叶老寿星有一个习惯就是坚持用调息法练道教气功。道教气功把呼吸锻炼称为"调息"，也叫调气，即调节气息，锻炼呼吸。练功者根据自身条件，采用适合于自己的呼吸方法进行锻炼。其呼吸法有胸式呼吸，有腹式呼吸 (包括顺式、逆式呼吸)、意念呼吸、提肛呼吸法等。通过练功，他有了一个健康的身体。

中国的养生是以呼吸为主，肢体运动为辅，比起西方以运动为主，呼吸为次的养生方法要好得多。深长匀细的慢呼吸，可以降低人体基础代谢率和器官耗氧量，久而久之，有助于提高体质和延长寿命。

呼吸是人生的第一需要，历来养生之道都很重视呼吸器官的运动与操作。作为"生理呼吸"，它的基本形式有胸式和腹式两种。我们对这两种形式做一下具体介绍。

1.胸式呼吸。胸式呼吸时，只有肺的上半部肺泡在工作，占全肺 4/5 的中下肺叶的肺泡却在"休息"。这样积年累月长此以往，中下肺叶得不到锻炼，长期废用，易使肺叶老化，弹性减退，呼吸功能减弱。这样一来人就不能获得充足的氧，满足不了各组织器官对氧的需求，影响机体的新陈代谢，使机体抵抗力下降，易患呼吸道疾病。尤其是老年人，偶感风寒，易发生肺炎。肺的退行性疾病多侵犯老年人的中下肺叶，这与胸式呼吸长期造成的中下肺叶废用有密切关系。

2.腹式呼吸。腹式呼吸不仅弥补了胸式呼吸的缺陷，而且可使中下肺叶的肺泡在换气中得到锻炼，延缓老化，保持良好弹性，防止肺的纤维化。"呼吸到脐，寿与天齐"。这是养生学家对腹式呼吸法的高度评价。

做腹式深呼吸运动，可使机体获得充足的氧，也能满足大脑对氧的需求，使人精力充沛。腹式呼吸运动对胃肠道是极好的调节，能促进胃肠道的蠕动，利于消化，加快粪便的排出，预防老年人习惯性便秘等病。许多中老年人大腹便便，极易引起心脑血管病、糖尿病等，使健康受损，缩短寿命。如坚持做腹式深呼吸，既可锻炼腹肌，消除堆积在腹部的脂肪，又能防范多种代谢性疾病的发生。此外，腹式深呼吸还可激发小腹部的九条经络，使人体的各个系统处于稳定、平衡状态，也有助于大脑的调整和安眠。中国古代医家早就认识到腹式呼吸有祛病延年的奇功，因此创造了"吐纳"、"龟息""气沉丹田"、"胎息"等健身方法。

腹式深呼吸简单易学，站、立、坐、卧皆可，随时可行，但以躺在床上为好。仰卧于床上，松开腰带，放松肢体，思想集中，排除杂念，也可说是进入气功态。由鼻慢慢吸气，鼓起肚皮，每口气坚持 10-15 秒钟，再徐徐呼出，每分钟呼吸 4 次。做腹式深呼吸时间长短由个人掌握，也可与胸式呼吸相结合，这便是呼吸系统的交替运动。如能长年坚持每天做腹式深呼吸，就会收到"无心插柳柳成荫"的强身延龄的奇效。

古人有练腹式呼吸的 16 字令："一吸便提，气气归脐；一提便咽，水火相见。"包含了提肛、咽津、腹式呼吸三种保健练功方法，这也是祛病健身延年的16 字秘诀。

阮国长：咽津液保养肺腑

《黄庭经》赞之曰："口为玉齿太和宫，漱咽灵液灾不干，体生光华气香兰，却灭百邪玉炼颜。"

《养性延命录》有"食玉泉者，令人延年，除百病"的记载。

《本草纲目》中记载："人若能每天不吐唾液，则精气常留，颜容形槁，眼明耳灵。相反，经常吐唾液，则损精神，颜枯形槁。"

阮国长祖籍山东登州蓬莱县，生于乾隆二十五年 (1760)，其父阮世盛，其母孙氏，他是个独生子，家境贫寒，父亲在他出生后不几年便因病去世。刚刚 8 岁的阮国长便随养父去金州读书，后经商谋生。他 17 岁娶妻张氏，生一子。他 22 岁时，张氏病故，45 岁时其子也亡。从此，阮国长鳏居终生。58 岁那年，他的腿患疮疾，回蓬莱医治，无意间竟得秘方治愈。从这时开始，他就研究医术为别人治病。道光元年 (1823)，64 岁的阮国长来到宽甸太平哨小茧村族侄阮有祯家，行医兼经商，在这里生活了整整一个世纪。

听老一辈人说，阮国长又瘦又小，牙齿和头发分别于 74 岁、130 岁、140 岁三次掉光又三次长出，特别是头发，三次长出都是黑的。晚年虽住在庙里，他仍去海南北股河流域以及恒仁等地行医，大多是免费的，只开药方不卖药。因此，在这一带，他的名望很高，一日三餐都有人侍候。他人际关系很好，每当有的家庭父子兄弟不和睦、婆媳妯娌红脸，他都要登门劝解，动之以情，晓之以理，直到他们和好为止。20 世纪 20 年代初，官府就曾派员专门调查其长寿之道，叩其养生之术。据阮国长说："起居有恒，饮食有节，运动有时，清心寡欲，又有咽津法 (即吞咽津液)，保养灌溉肺腑，如甘露润万物也。"

咽唾液是我国古代的一种养生方法，又是练气功的重要方法，称其为"玉液还丹"，有延年益寿，强身祛病的奇特功效。中医认为唾液是一种与生命相关的天然补品，所以又有"玉泉"、"琼浆"、"金津玉液"、"甘露"、"华池之水"等美称。

中医认为，唾液乃气血化生，口唇得此而华，脾胃得此而昌，水谷得此而化。人若能每天常咽吞唾液，则精气常留，颜容不槁，眼明耳灵。反之，如果经常吐唾液，则损精气，皮肤枯槁。中医有谓，"肾液为唾"，肾为生命之根，先天之本，作为肾液唾，如能将舌下产生的津液一口一口地咽下，持之以恒，就能维持旺盛生命力，达到延年益寿的目的。

现代医学对唾液功能的认识也在不断加深，以前认识到唾液有促进消化的作用。近年来发现唾液含有大量生物化学物质，这些物质对维持生命的正常进行有重要作用。如其中含有两种神经因子，能刺激感觉神经和交感神经正常生长和活动，有几种蛋白质有促进止血和收缩血管的作用。唾液中含有的分泌型免疫球A和溶菌素，有免疫和抗菌作用，能杀灭口腔中的某些细菌，还能中和口腔内某些细菌产生的酸，保护牙床防止蛀齿。唾液中含有的"唾液激素"，是由多种氨基酸组成的蛋白质，含量虽少，作用却大，能促进细胞的分裂和生长，加速核糖、核酸和蛋白质的合成，维持血糖的稳定，调节体内钠离子的平衡，促进人体骨骼、肌肉、关节、眼睛、牙齿的生长。对于润洁口腔、止血愈伤、防御细菌、帮助消化、促进生长发育，都能起到有益作用。现在医学界已能提取唾液腺内分泌素，用于治疗老年性疾病，收到良好效果。

咽唾液的具体方法是：闭目静坐，意守丹田（即用意念守住肚脐下的小腹部），轻轻吐气三口，舌抵上腭，双唇紧闭，轻轻叩齿、鼓嗽，当津液满口时，用意念分三次把唾液送入丹田，如此反复三次，坚持二十天左右，即可见效。练到半年后，即感觉头脑清醒、精力充沛。长年坚持可起到有病治病，无病延寿的作用。

魏祥波：独创了一套健身方法——甩手法

《甩手歌》中唱道："用脚踏实肩下沉，上三下七有恒心，能去头重脚轻病，精力充沛体轻松。甩手治病的原因，胜似推拿与金针，气血不通起百气，气和心平病难侵。"

魏祥波，生于1903年3月22日，过百岁生日的时候，他仍居住在武汉交通管理干部学院家属院一个普通的单元房里。

问及老人健康长寿的秘诀，魏老说："生命在于运动。"话是这样说，魏老也是这样实践的。他一生热爱运动，在年轻时，他就酷好体育，不管是足球、篮球、乒乓球，样样精通，曾经是学校和单位的主力球员。年老了，虽然不能做剧烈运动，但他的体育爱好一直未减。值得一提的是，魏老在多年的锻炼之中，独创了一套健身方法——甩手法。魏老的"甩手法"是自己创立的，原来只是随便甩甩，想活动一下筋骨，可甩着甩着，就甩出了感觉，并摸索出自己独特的规律。魏老的甩手多在饭后进行，每次平甩100次，上下甩100次，横甩200次，交叉甩20次，平伸20次，这样的"甩手法"自从创立后就从没间断过。

甩手是我国民间广为流传的一种健身方法，手对缺乏运动技能和没有运动习惯的人、尤其是老年人来说，是一种既简便又有效的健身方法，且不受时间和场地限制，在家中、户外都可以进行。但最好能够在空气新鲜，空旷通风的地方做操，如果你每天早晨做一次，全天都会觉得有精神，当你感到精神紧张或疲劳时，立即放下手上的事，做做甩手操，能收到消除压力，恢复体力的效果。

中医认为人体内"气血"有了问题，百病丛生。反之，"气血"通畅，百病自去。根据这一原理，甩手一张一弛，能根本改变气血，增强体质。现代医学认为，甩手操能积极活动肩肘关节，促使手臂振动，活动筋骨，有助于人体经络气血的循环与通畅，对心肺功能健康十分有益。还对增进记忆力，消除精神压力有较好的效果。根据实验证实，甩手操能增强人体脑部内啡呔的产生，从而达到镇静，安神，稳定情绪的功效。

甩手动作简单，但姿势有讲究。甩手前，身体站直放松，两眼平视前方，两脚分立同肩宽，两臂自然下垂，两掌心向内。甩手时，两臂在腰腿活动的带动下来回摆动。两手臂在前摆时，和身体的垂直线不要超过60度，后摆时和身体的垂直线不要超过30度。运动时注意配合呼吸，可采用吸气摆臂2次，呼气摆臂3次的频率，经过一个阶段的练习可逐渐延长呼气时间。强度采用每分钟摆动60次，每次运动时间以15分钟为宜。

此外，甩手时要做到：上宜虚、下宜实、头宜悬、口宜随、胸宜絮、背宜拔、腰宜轴、臂宜摇、肘宜沉、腕宜垂、手宜划、腹宜质、胯宜松、肛宜提、跟宜稳、趾宜抓。

何仲涛提醒说，甩手运动最主要在于坚持，以饭前空腹为之，不宜在饥饿或饭后即刻进行甩手。甩手次数多少并无一定标准，视个人体力而定。甩手时，练习者要有意识地调整呼吸节律，适当深、慢呼吸。甩手时心中要无杂念，但初期无杂念实在相当困难，可一面看电视新闻一面做，既可摆脱无聊，亦可使自己持之以恒后产生习惯，习惯后有空闲就会自然而然甩起手来。

谢肇：每天早上起床后做手脚按摩

《手脚按摩诊病大全》一书中写道："从现代医学研究来看，手、脚是人体神经的末梢和枢纽，各种病症均能在手、脚有所反射，通过对手、脚的按摩，可以对疾病起到预防和治疗的功效。"

谢肇祖籍广东潮州。1941 年 8 月，她正在重庆女儿家，听女儿女婿说要去延安，便不由分说："我也去!"到了延安，谢肇被安排到延安保安小学。50 多个春秋过去了，谢肇用心血浇灌培育过的革命后代，许多人走上了党和国家的重要岗位，而她变成了年过百岁的老寿星。

103 岁时，谢肇仍思维敏捷，行动自如，精神矍铄，谈笑风生。这样的高龄竟如此健康，相知者无不想寻其秘诀妙方，她说："我活上百岁，没有什么神奇秘方，我每天早上醒来，先坐在床头做手脚按摩；接着，坐在床边摆腿和手扶床头原地跳跃；最后，下蹲 50-100 次。"平时谢老在室内，从不久坐和躺卧，而是不断地走动。不知是过惯了军事生活的原因，还是因为老有童心的缘故，在走动中，她不时地操练着军人的走步姿势：挺胸、昂首、甩臂，偶尔还靠在墙角、门旁暗自打挺。

为什么说注意腿脚保健会益寿延年？俗话说，人老先从腿上老。这是因为随着年龄的增加和活动的减少，人的肌肉发生废用性萎缩、关节僵硬、动作的协调性变差。加上腿脚距离心脏远，血液中的氧气和养料供给较差等。腿脚是支撑全身重量进行跑、跳、走的运动器官，产生了上述变化，就容易出现疲劳，对长期坐着或站立工作的人来说，腿脚衰老的现象就更为严重。怎样延缓腿脚衰老呢？延缓腿脚衰老的方法很多，下列保健操尤为有效。

1.腿保健操：

(1) 原地高抬腿快慢交替跑，每次 5 分钟。这对改善腿脚的血液循环极为有利。

(2) 拍腿运动：两手先从大腿向小腿顺序拍打，上下各拍打 5 次。这对活血化瘀，加快肌肉组织的代谢，特别是对下肢浮肿、瘀血、静脉曲张有良好的治疗作用。

(3) 压腿运动：面对与大腿同高的物体站立，然后将一腿放在物体上，脚尖向内，屈体压腿，左右交替进行，每次 3 分钟。

(4) 甩腿运动：一手扶墙或栏杆站立，向前踢腿，脚尖向上翘起；再向后甩，脚尖绷直，腿也伸直。两腿交替做，各甩数十次。

(5) 扭膝运动：两腿并拢，屈膝稍下蹲，两手放在膝盖上，前后左右转动双膝。先顺时针转，后逆时针转，各转数十次。

(6) 揉腿运动：用两手手掌紧夹小腿肚，旋转揉动，每条腿揉 20 次。

(7) 干洗腿运动：双手抱住大腿根，从上往下用力推摩到脚踝部；再从下往上，回按摩至大腿根，每天推摩几十遍可使关节灵活，预防下肢静脉曲张、下肢水肿和肌肉萎缩等。

2.脚保健操：

(1) 提起左脚先向左划圈，再向右划圈，各划 5 圈，然后换右脚做相同动作。

(2) 用脚跟走步，先用内侧，后用外侧，走 1-2 分钟。

(3) 坐在椅子上，两脚伸直，屈体低头，用两手扳脚趾，连续扳 20-30 次。

(4) 两脚并拢，慢慢提踵，脚尖着地，停一会儿，再慢慢放下，重复数次。

(5) 在房间里来回走 1-2 趟，然后用足跟站立，再慢慢把身体重心移到足尖，重复 5 次。

(6) 在房间内走 1-2 趟，用足尖站立，再把身体重心慢慢移到脚跟，站稳后脚尖向外、向里来回移动 3-5 次。

3.搓脚心：

搓脚心是一种使人健康长寿的方法，尤其是适合老年人及身体虚弱的人。国外医学研究证明，脚是人体的"第二心脏"，脚的健康，不但关系到整个身体的健康，而且和长寿有很大关系。俗语说："人老先从腿上老。"腿先老的人，走路拖拖拉拉，行动不利索，往往是身体衰老的先兆。因为腿是身体的支柱，腿先老了，身体的寿命也不会很长。脚是腿的基础，脚不衰老，腿也不会衰老，人的寿命就会延长。按摩脚心最好在晚上临睡前进行，先用热水洗脚，洗后擦干，然后，坐在凳子上，将腿曲起，脚心向内侧，按摩左脚心时用右手，按摩右脚心时用左手，直到局部发红发热为止，这样坚持一段时间，身体就会强壮起来。

李景修：每天早晨空腹做按摩，持之以恒

唐代医学家、养生学家孙思邈在巨著《千金要方》中说："食毕当散步，数里来回行，摩腹数百遍，可以无百病。"

《千金翼方》中说："平日点心饭后，即自以热手摩腹，出门庭行五六十步，消息之。"

辽宁 102 岁时仍十分健康的李景修老人，祖籍山东，新中国成立前夕定居营口。老人思维敏捷，腿脚利落，相对而坐，他能口若悬河，滔滔不绝地与你谈过去，说今天。走路别说不用拐杖，走平路年轻人也未必是对手。老人面目慈祥、和善，自道福寿双全。

李老汉没有什么手艺，靠打更、干零活维持生计，家境较为清苦，直到 1977 年小儿子李敦信结婚，李家仍靠糊火柴盒度日。尽管如此，李景修始终积极乐观，加上妻子精打细算，日子过得倒也快活。

近些年，日子慢慢地好起来，小儿子李敦信事业有成，著书立说，住上了二室一厅的暖气楼，老人的心情更好了，身体更硬朗了。

问起李老的长寿秘诀时，他说："我长寿除得益于好家风外，按摩也使我受益匪浅。从 50 岁开始，每天早晨空腹做按摩，持之以恒，从未间断。"

摩腹养生法是一种古老而又时兴的健身方法，在我国已有数千年的历史。历代养生家认为，腹部内连十二经脉、五脏六腑、四肢百骸，摩腹有内通外达之功效。

现代医学认为，摩腹于胃幽门腺和肠腺部位，能使胃肠蠕动加快，使胃液

分泌增多，有助于消化、吸收和废物排泄。同时，脐周围分布着丰富的血管网，反复腹部按摩能刺激皮下毛细血管扩张，改善血液循环，使机体代谢旺盛，免疫力增强，有利于祛病健身。此外，临床实践证明，摩腹对许多慢性病如肺心病、肺气肿、高血压、冠心病、糖尿病、肾炎、便秘等都有较好的辅助治疗作用。

现将常用的腹部按摩方法介绍如下。

1.用两手中三指（即食指、中指、无名指）放于心窝（剑突下）处，由左向右顺时针旋转21次。

2.用两手中三指，由心窝顺摩旋转而下，一边按摩，一边移动，至脐下耻骨联合处为止。

3.用两手中三指，由耻骨联合处向两边分摩而止，边按摩，边移动，至心窝处，两手交接为度。

4.用两手中三指，由心窝向下，推耻骨联合处21次。

5.以脐为中心，用右手由左下向右上，绕脐按摩21次。

6.用左手向右下向左上，绕脐按摩21次。

7.以左手叉腰，大指向前，四指托后，轻轻捏定，以右手中三指，自左乳下推至大腿根处21次。

8.以右手叉腰，大指向前，四指托后，轻轻捏定，以左手中三指，自右乳下推至大腿根处21次。

9.自然盘坐，两手握拳，分按膝上，两足趾稍收曲，将上身自左向右后旋转21次，然后，再自右向前转向左后旋转21次。转身时应逐渐将身向前后倾斜，即向前转时，可将胸肩转出膝前，以至伏膝上；向后转时，也尽量后仰。

摩腹是中老年人自我养生保健的好方法，但要注意不可在过饱或过饥时进行，且要排空小便。此外，腹内有恶性肿瘤或其他急腹症者，禁止摩腹。揉腹时，出现腹内温热感、饥饿感，或产生肠鸣音、排气等，属于正常反应，不必担心。

本疗法极为简易，疗效确实，可单独应用，也可配合其他疗法同用。一般每日做3-4次，病症轻者，如一般食积、气滞腹胀等，一至数天即可缓解。病症较重或病程较长者，则须持续摩腹较长时间方见成效。

陈立夫：养身在动，养心在静

王夫之《周易外传》说："动静互涵，以为万变之宗。"

周述官《增演易筋洗髓内功图说》说："人身，阴阳也；阴阳，动静也。动静合一，气血和畅，百病不生，乃得尽其天年。"

《张子正蒙注》说："动而不离乎静之存，静而皆备其动之理，敦诚不息，则化不可测。"

陈立夫原名祖燕，号立夫，生于浙江省吴兴县，今湖州市。他生于1899年，卒于2002年，享年103岁。

陈立夫是20世纪中国的重要人物之一，在100年的漫长生涯中，以20世纪50年代成为国民党在大陆失败的替罪羊为界，正好分前后两个50年。前50年，他是政治人物；后50年，他潜心于研究中国文化，著述甚丰，著作等身，再度引起华人学术界重视。但他对中华文化的挚爱以及期盼中华文化复兴的殷切情怀，却是当今海峡两岸中国人共同的心声。

一个曾数十年深陷政治旋涡，却能保持身心健康、长命过百岁的人。因而很多人对陈老的养生之道很感兴趣。

其中的"养身在动，养心在静"是陈立夫养生之道的核心部分。他说："一个人生活不能太呆板，必须保持活力。"因此要经常锻炼身体或参加一些体力劳动。他定居美国后，自己养鸡，清扫鸡舍卫生，这些都加强了体力的活动。最后两句"知足常乐，无求常安"则是"养心在静"的注脚，具体地描述了"心静"的表现，也是养生的关键所在。正是基于这样的养生之道。所以在他83岁患了癌症时，他并没有惊慌，心境平和地接受中西医和气功的综合治疗，终于战胜了病魔，获得了痊愈。

"生命在于运动"是一句广泛流传的名言。诚然，坚持运动锻炼是保持身体健康的重要方法，但健康和长寿之道应该是动和静的平衡。所谓平衡是指，既不能只动不静，也不能只静不动。无论动还是静，都要掌握一个适当的"度"。

人体生命活动是一个矛盾过程，运动可以促进体内血液循环，改善多种组织器官功能，加速代谢物的排泄，使一些抗动脉硬化及抗衰老的物质明显增加。但运动还会使体内氧消耗量急剧增加，产生大量活性氧，活性氧是促使人体衰老的主要物质。科学家经过对运动员长期跟踪观察，发现剧烈的、长期的大运动量，会导致组织器官损伤，加速衰老。因此，运动必须适度，特别是中老年人。生命过程不可缺少适度的运动，否则组织器官机能就会衰退；但也不可缺少休息，因为通过休息可使机体得到调整修复，清除活性氧，抗衰老，使寿命延长。

当然，一味静养对人体也是有害的。静养确实能减少能量消耗，使血压下降，心动趋缓。但如果坚持静止不动，反而减缓了新陈代谢，削弱内脏器官的运转功能，无益于祛病延年。

对老年人来说，所谓"静"应该理解为"养心"。中医强调"精神内守，病安从来？"其意就是强调"养心"，而不是饱食终日，坐着不动，无所事事。相反，要以动养身，以静养神，动静结合，才能达到健身养心的目的。特别是老年人，静养并不意味着终日生活在安静的环境中，更不是吃完饭就急着上床睡觉，或是窝在沙发里不动，而是要适当出去走走，多活动，以免饭后血液全集中于胃肠道，而造成脑部缺氧，同时多活动还能促进胃肠道的消化吸收。但心功能不全者除外，患有此类疾病的老年人要以静养为主，避免过多活动。

在锻炼身体时，必须要动静相宜有机结合。从体力角度来说，体力强的人可以适当多动，体力较差的人可以少动，皆不得疲劳过度。从病情来说，病情较重，体质较弱的，可以静功为主，配合动功，随着体质的增强，可逐步增加动功。从时间上来看，早晨先静后动，以便有益于一天的工作；晚上宜先动后静，有利于入睡。总之，心神欲静，形体欲动，只有把形与神、动和静有机结合起来，才能符合生命运动的客观规律，有益于强身防病。

曾明亮：每日静坐，静心养寿

清人石成金在其名著《长生秘诀》中有言："深山穷谷之中，人多长寿者，嗜欲少而心常静所致也。"摒除思虑、静坐休息之举，被古代养生家称为"最受用之乐事"。

2001年11月16日，是1999年被四川省老龄委和中国人寿保险公司评为世纪老人的曾明亮110岁寿辰。老人历经沧桑，饱受磨难，年过百岁，却耳不聋眼不花，鹤发童颜，身体硬朗。如果不是亲眼看到他本人，怎么也不会想到他今年已经110多岁。

老人特别爱安静，为了静心养寿，她买了60颗佛珠穿成项珠，每日静坐，手捻佛珠数数，每数1万次，就拨一颗手腕上的小佛珠 (共10颗)，如此共数10万次，几十年来从未间断。

静坐，是我国传统养生学中的宝贵遗产。通过静坐，可使人体阴阳平衡，经络疏通，气血顺畅，从而达到益寿延年之目的。如今，这古老的东方文化被注入了新的活力，一个强身健体的静坐养生热正在风靡全球。

在我国，自古以来，凡导引、打坐、吐纳、行气、按跷、气功等，都离不开静坐，其鼻祖很可能是远古时代的著名养生家彭祖，以后传入儒家。据《列仙传》载述："彭祖，殿大夫也。历夏至殷末，八百余岁，常食桂芝，善导引、行气。"800多岁当然是极为夸张的传说，但他肯定是位高龄老寿星，这是无疑的。

郭沫若在其《静坐的功夫》一文中指出："静坐这项功夫，在宋、明时代，儒家是很注重的，论者多以为是从禅而来，但我觉得，当溯源于孔子的弟子颜回，因为《庄子》上有颜回坐忘（即静坐）之说。"

实践证明，静坐对脑力劳动者防治神经官能症、头痛、失眠、高血压、冠心病及排除心理障碍等，均有良好的作用。近来有人提出，静坐还有增强消化功能、耐寒能力及润泽肌肤的美容功效。

静坐的具体做法：端坐椅子上、床上或沙发上，大腿平放，小腿要直，两脚分开，放松腰带，头颈正直，下颌微收，背伸直，两肩下垂，全身放松，闭目闭口，舌抵上腭，两手交叉放于腹部，两拇指按于肚脐上，手掌捂于脐下，然后排除杂念（初练时难以排除，以后杂念会逐渐消失，切忌操之过急），主动调整用腹式呼吸，要尽量慢慢地鼓起下腹作深吸气，再慢慢地呼气使腹部恢复正常。同时，将意识集中在脐下手掌捂处（丹田穴上），如此便可达到调身、调心、调息的"三结合"境地，进入一种似有似无、如睡非睡的忘我虚无状态，这就是所谓"入静"，会使你感到全身非常轻松舒适。一般每日早晚做2次，一次做30分钟。结束后，两手搓热，按摩面颊双眼以活动气血，此时，顿感神清气爽，身体轻盈，如同人体内的功能被启动而迸发出来，这样就能起到强身祛病的作用。

静坐是养生方法之一，作用是静以养心，还需与其他运动结合，发挥动以养身的作用，达到动静交替进行，养身养心的目的。而不是饱食终日，坐着不动，无所事事。

刘全保：劳动使我活了百多岁

东汉末年时的医学家华佗认为："动则谷气易消，血脉流利，病不能生。"

唐代孙思邈在《千金方》中记述："养生之道，常欲小劳，但莫大疲及强所不能堪耳。且流水不腐，户枢不蠹，以其运动故也。"

陕西省三原县徐木乡中山村有一位 114 岁老人刘全保，他在 100 岁时还可以下地干庄稼活，可谓是"健康老人"。现在，儿孙们不让他干活了，可他身体仍很健康，生活能自理，饭量正常，听力、记忆力都很好，能向来访的人讲述自己的经历，还能风趣地说故事。

老人的家庭已是五世同堂，儿、媳、孙子、孙媳对他都很孝顺，政府每月发给他高龄补贴。问起刘全保老人的长寿经验时，他说："我闲不住，干一辈子农活，劳动使我活了百多岁。"

中华民族是一个勤劳、勇敢的民族，热爱劳动是炎黄子孙的传统美德。劳动不仅是生活的第一需要，同时也使人锻炼了体魄，增长了智慧，延长了寿命。从古至今，劳动都是人类生存和发展的重要手段，是人体和道德健康的源泉。

在明代王蔡传写的《修真秘要》中，录有《真人养生铭》一节，开首第一句即是："人欲劳于形，百病不能成。"这不仅是养生格言，也是千百年来我国劳动人民的经验之谈。坚持适当的体力劳动，对肌体健康大有益处。

1.经常劳动，可以健身防老。四体常勤，五脏气血旺盛，肌肉丰满坚实，关节运动灵活，百脉通畅，故动作敏捷，反应迅速。即所谓"动则不衰，用则不退"。经常体力劳动，可以使冠状动脉血流量增加，改善心肌的营养和新陈代谢。而且，肌肉的弹性和张力亦会增加，变得丰满有力。和运动一样，劳动也能减低胆固醇的合成，起到疏通血管、防止心脑血管病的作用。

2.经常劳动，可以锻炼肌肉筋骨，使体魄健全，坚实有力。实践证明，经常劳动的人，由于有一定的运动量，增加了肌肉对氧的需要量，防止或减慢了肌肉的生理性萎缩时间，推迟了肌肉酸痛、关节僵直、动作失灵，以及骨骼脆而易断等衰老现象。

3.劳动可以增进人的智慧。在生产斗争实践中，人们不断地开阔眼界，增长见识，积累经验，更深刻地认识和掌握自然规律。加之劳动可以促进血液循环，维持心、脑和整个循环系统功能处于较高的新陈代谢水平，这样，可以使人的思维敏捷，反应灵活，精力旺盛。

4.劳动可以使人精神愉快、情绪舒畅。在生产劳动中，虽然要付出辛勤的汗水，但创造的成果令人觉得甘甜，它使人产生浓厚的生活情趣和乐观、旺盛的斗志。

为了提高劳动养生保健的功效，中老年人在具体进行劳动锻炼时应注意以下几个问题。

问题一：劳动养生要持之以恒。《养生延命录》说："人体欲得劳动，譬如户枢，终不朽也。"在我国许多百岁老人的调查中，经常劳动似乎是每位长寿老人的共同特点，值得重视。这也是"动则不衰"这句名言的最好佐证。

问题二：劳动养生宜常有小劳。莫至大疲，劳动也要根据个人体质的情况。年老体弱之人，多半气血衰弱，若和常人一样进行体力劳动，往往体力不支。然而，只要掌握适度，不使身体过分疲劳，经常做一些力所能及的劳动，对身体也大有好处。

问题三：劳动养生要劳逸结合。《抱朴子》云："养生以不伤为本。"劳动也要量力而行，有张有弛。要劳逸结合，不可勉强用力。当外界环境条件恶劣时，宜暂时避开；长时间的劳动，应该适当休息，否则会逐渐降低工作能力，使动作不协调，精神不振作。

第八篇

情志调养与长寿

侯右诚：心理健康

美国学者最近研究发现，人类 65%-90%的疾病都与心理上的压抑感有关。

联合国国际劳工组织曾在一份报告中指出："压抑已成为 20 世纪最重要的健康问题之一。"对老年人而言，老化情绪是形成心理压抑的一个重要方面。

在山西省吕梁地区东南部的孝义市有一位超百岁的老寿星，他叫侯右诚，1892 年 11 月生人。新中国成立后，他曾在孝义市政府、市政协工作。侯老寿星身体康健，精神饱满，思维清晰，步履轻便，组织、办事能力很强。他把自己的一生都献给了教育事业。

长寿之人的胸怀都是豁达大度的。侯右诚就是这样的人。他家里，虽然也有牙牙学语，蹒跚学步，茁壮成长的晚辈，但他看问题不局限于自己或家庭，往往从大视角、从民族的角度着眼。如早在 20 世纪的 40 年代，为对抗日伪的奴化教育，他就办过道德学社和尊德中学。解放后，广大群众虽然过上了好日子，但侯老寿星的家乡——吕梁地区仍然是有名的贫困地区。侯老寿星认为，要改变贫穷面貌，首先得办教育，治穷得先治愚。

心理健康是侯老寿星长寿的另一个原因。联合国世界卫生组织提出一个口号："健康的一半是心理健康。"这说明：健康是人体生理、心理和精神与内外环境处于最佳的适应状态。只有身体和心理都健康才算真正的健康。要心理健康，就要有积极向上，努力进取的精神，就要有宽厚大度的胸怀，热爱社会。关心公共事业，并为其充分发挥自己的聪明才智，遇到问题能理智地对待一切，保持人格的统一。侯老寿星就是按这个要求去做的。

世界卫生组织给予健康下的正式定义是："健康是指生理、心理及社会适应三个方面全部良好的一种状况，而不仅仅是指没有生病或者体质健壮。"心理健康是老年人长寿和安度晚年的基础。心理健康与否直接影响到身体健康，身体健康与心理健康相互作用、互为因果。

许多老人退休以后，一时难以适应新的生活：有的是对地位和权力的失落不适应，有的因为生活环境迅速变化产生怀旧心理，更多的是因日常生活的孤单甚至因为"空巢"家庭而产生孤独感、空虚感，在心理和行为上更多地表现出忧郁和消沉。时间久了，这会影响到其心理与生理健康，出现诸如心慌气短、关节痛、便秘等症状。

老年人要想健康长寿，就必须注意调节自己的情绪，保持健康心理。那么，应该怎样保持健康的心理呢？

1.要有乐观主义精神，长葆青春活力，积极参加力所能及的社会活动。譬如，走亲访友，旅游参观，考察访问，进行社区调查等。通过这些活动，对克服老年人的老朽感、孤独感和无价值感等是颇有裨益的，而且还能增添生活的乐趣。

2.要坚持有规律的生活。尤其是离、退休以后，原来工作时的一套生活程序已经消失，如果不能妥善地安排新的生活日程，无聊的感觉就会乘虚而入，生活将变得单调无味。为此，应该参加一些力所能及的体育活动，如打太极拳、练气功、散步等；也可以做一些力所能及的体力劳动和家务劳动等；还可以根据自己的兴趣爱好听听音乐，看看戏剧，习书作画，种花养鱼等来调节自己。

3.要创造一个良好的环境。和睦的家庭，友好的邻里关系是健康所不可缺少的因素。它可以使老年人的心理得到某种满足，从而使他们感到家庭和社会的温暖。

4.要正确对待疾病。老年人由于年龄的增长，往往体弱多病，因而容易引起焦虑烦躁、忧心忡忡等心理状态，这种心理状态会加速疾病的蔓延。因此，正确对待疾病是老年人心理卫生的一个重要方面。而乐观主义和坚强的意志，是老年人战胜病魔的最宝贵的心理要素。

玛丽亚：保持心境良好

《健康是想出来的》一书中说："从疾病谱的演变也可以看到，心理和社会因素导致的不良心境已然成为疾病谱中头几位疾病的最常见的致病因素。心境对于健康的重要性日益显现，在某种程度上，完全可以说心境决定健康。"

生于1889年9月14日的厄瓜多尔老人玛丽亚·埃丝特·卡波维拉活了116岁，她曾赢得了一项吉尼斯世界纪录：在世的最长寿老人。

卡波维拉的家人介绍说，百岁生日之后，这位老寿星曾经卧床不起，病情甚至严重到牧师到她床前做临别祷告的程度，然而，她奇迹般的挺了过来，16年来卡波维拉再未生过大病。

老寿星年轻时兴趣广泛。她钟爱绣花、画画，经常弹钢琴，并且喜欢在那时的乡村舞会上跳"华尔兹"舞。此外，她还有一个特殊的癖好：到附近种植园里喝上一口刚从奶牛或毛驴身上挤下的鲜奶。长久以来，她一直坚持一日三餐，从不抽烟或者饮烈性酒。但如今已是老寿星的她偶尔会在午饭时享受一小杯葡萄酒，午餐爱吃小扁豆和鸡肉，到了晚上，她会喝上一杯咖啡加热牛奶，或者细嚼几口夹着奶酪或果酱的面包。甜食也是老人喜爱的食品，她总是说自己离不开甜食。

79岁的女儿伊尔玛说，保持心境良好或许是这位老寿星的最大长寿秘诀。她一直保持着安静的性格，不会因为任何事而伤心，处事平静，长久以来她一直这样。

人生健康的思路应该是：养心为主，健身为纲，药疗为辅。也就是说，健康人生，首先要健康心境；心境不健康，无病也有病；心境若健康，有病轻三分。其实，健康长寿的"金钥匙"就蕴藏在每个人自己的"心境"中。

在生物—心理—社会医学模式下，应当从生物、心理和社会三个方面认识健康。而这三个方面对健康的影响均与心境密切相关。从生物学方面讲，生理上的缺陷、疾病，特别是痼疾，往往会影响一个人的心境，使人产生焦躁、忧虑、抑郁、烦恼等不良情绪，从而对心理健康产生不良影响，同时也会削弱或破坏某种或某些生理功能，导致心身疾病。

心理学和社会心理学的研究成果指出，正是通过对心境的影响，心理因素和社会因素对健康的影响才得以实现。通过影响心境，不良的心理刺激和社会刺激对心理功能造成不良影响，促使焦虑症、强迫症等心理疾病发生和发展；同时也对生理功能造成不良影响，导致如头晕、头痛、耳鸣、失眠（神经系统）、心跳心悸、血压升高（循环系统）、胸闷腹胀、腹泻便秘（消化系统）等心身疾病。

可以说，心境是生物、心理和社会因素影响健康的桥梁。有人说，健康状况是心境的晴雨表。可见，在新的医学模式下，提出心境决定健康这样的观点是非常合情合理的。

古今中外无数事例也证明，心境是人身的健康之源、自强之本、长寿之根。心境决定着人生的命运。智者利用环境，改善人境，健康心境，幸运就会时常伴随自己。自我养心，健康心境，关键要学会调摄，可以采用"顺、慎、和"三字诀。

顺，顺其自然。顺随一年四季气候变化养心，顺理顺章处理生活中矛盾纠葛。凡遇不如意事，任其来去，自己不背苦恼忧虑"包袱"。否则劳心伤神，有害健康。

慎，谨慎处事。凡事做最好努力，又做好风险防范预案。这样不怕一万，只怕万一，规避了万一的风险，进可以成功，退可以安全。

和，和谐为上。心平气和，享受现代文明生活。比你富裕的人千千万，比你困难的人万万千。持有这般心境意念，天天过得自娱自乐。

顺、慎、和，养心核心是个"适度"问题。中华传统养生学一再告诫：精神情志活动要适度，饮食五味要适度，体力房事要适度。适度才能达到和谐。所谓"人心不足蛇吞象"，全是欲望惹的祸。欲望是人生前进动力，贪欲则是生命危害杀手。

汤静逸：心情舒畅可长寿

《灵枢·口问篇》："悲哀愁忧则心动，心动则五脏六腑皆摇。"人生在世，不可能事事都顺心如意，碰到烦心恼人的事，也就难免要苦恼。但是，不能让苦恼长留心间。因为苦恼非但无助于矛盾冲突的解决，反而会对自己的身体造成伤害。

汤静逸（1893-1999），原名铁飞，他曾任黄埔军校第二期教官，与周恩来、叶剑英共事，汤老在70岁时长出了新牙，80岁时扔掉了多年常戴的眼镜，90岁时皮肤上没有一个老年斑，100岁时头发又第三次变黑，他神采奕奕，看书不戴老花镜，耳不背、腰不驼，思路之清晰，动作之连贯，行动之自如，与中年人相比竟毫不逊色。

汤老曾任国民党中将总指挥，全国解放时参加起义。1952年因反革命罪被捕入狱。在狱中，先后患肺病、骨痨和脓胸，均因及时抢救而得以生存。

历经磨难依然长寿，个中有何奥秘？

汤老说，自己喜欢做诗填词练书法。他说，他脑字里有几千首诗，平时经常低吟默诵，特别是面对人生重大磨难，都用这种方法尽快摆脱烦躁状态，令自己心情舒畅。

情绪与健康之间有着密切的联系，据了解，凡是长寿者，约90%左右的老年人都是身心愉悦的。

从现代医学显示，情绪好的人与情绪不好的人对健康与寿命的影响是截然不同的。心情舒畅的人，大脑是平静有序地支配着人体各种生理功能，使其处于良性的运转中，当人体处于平静快乐的心境，神经分泌系统运转正常，各个脏器之间配合调节正常，各脏器间功能也正常发挥，自身免疫力增强，疾病也就无生长的土壤。

情绪不好、烦躁是百病之源。尤其是老年人的脏腑功能减退，调节适应能力减退，更承受不了过度激烈的情绪变化，不仅会影响一般的生理活动，损害健康，甚至会有碍寿命。现代研究也发现，情绪导致疾病除了可以直接影响神经系统之外，还可影响人的免疫功能、内分泌功能以及机体的其他功能。有很多疾病，人们已经发现与精神情绪有一定的关系。比如溃疡病、高血压病、冠心病、糖尿病、癌症等。

那么，怎样来排解生活中遇到的烦躁情绪呢？

1.学会倾诉。当遇到不愉快的事时，不要自己生闷气，把不良心境压抑在内心，而应当学会倾诉。朋友们聚一聚，一壶清茶，一杯咖啡，就事论事倾诉一番，把自己积郁的消极情绪倾诉出来，以便得到别人的同情、开导和安慰。

2.高歌释放。音乐对治疗心理疾病具有特殊的作用，尤其高声歌唱，是排除紧张、激动情绪的有效手段。因此，当不满情绪积压在心中时，不妨自己唱唱歌，歌的旋律，词的激励，唱歌时有节律的呼吸与运动，都可以缓解烦躁情绪。

3.以静制动。当人的心情不好，产生烦躁情绪体验时，内心都十分激动、烦躁、坐立不安，此时，可默默地侍花弄草，观赏鸟语花香，或挥毫书画，垂钓河边，这种看似与排除烦躁情绪无关的行为恰是一种以静制动的独特的宣泄方式，它是以清静雅致的态度平息心头怒气，从而排除沉重的压抑。

4.不妨痛哭。哭是人类的一种本能，是人的不愉快情绪的直接外在流露。现实生活中除了过度激动外，哭总是由不愉快引起的。因此从医学角度讲，短时间内的痛哭是释放不良情绪的最好方法，是心理保健的有效措施。

卡尔芒：快乐是健康长寿的"金钥匙"

国际高原医学会主席皮特·哈克特，在此间召开的第六届国际高原医学大会上接受新华社记者采访时说："长寿最重要、最关键的原因是快乐。"

明代名医张景岳说："欲寿，唯其乐。"

世界长寿冠军，法国的老太太卡尔芒，她的长寿秘诀只有两个字：快乐。她生于 1875 年，那时，巴黎的艾菲尔铁塔还没有落成，路上还没有汽车。她于 1997 年无疾而终，这时，人类已将探测探测器送上了火星。她看尽人间的沧桑，享年 122 岁又 164 天，创下最新的长寿纪录。她去世之后，法国及世界各地的科学家对她长寿的机理进了详细的分析，得出的结论是，生活无忧无虑，心境开朗乐观，是她长寿的主要原因。她 121 岁生日时，回答记者的问题，就生动地展示了她的乐观，她的豁达与她的幽默。有记者问："您怎么能活这么大岁数？"她笑着说："上帝把我给忘了。"接着问："您的长寿秘诀是什么？"她一脸阳光地说："我要是有，早就卖给你们了。"又问："您打算还活多久？"她半嗔半怪、假装生气地说："得了，得了，我又不是小学生，别问个没完没了。"这三问三答，把她的乐观豁达幽默诙谐的性格特征表现得淋漓尽致。

长寿是老年人希望和追求的。长寿的秘诀很多，既有赖于物质上的享受，又有赖于精神上的追求。衣不裹体，食不饱肚，谈不上长寿；物质和金钱的拥有者，心情不愉快，也不能长寿；只有精神上的快乐和物质上的享受之完美结合，才能达到长寿。

人们随着社会的前进，物质生活上有了很大的提高，已经达到了长寿的需求。而追求精神上的快乐，达到长寿之目的，还有一段距离。

在人生的道路上，快乐与否，大多与名利有关。有些人把名利看得很重，当名利未酬时，怨天尤人，自寻烦恼；而另一种人，视名利为"生不带来，死不带去"的身外之物，必然丢弃烦恼，留下快乐。

快乐与否，很大程度上取决于个人的心情和为人处世哲学，同样一件事，有人感到快乐，有人觉得苦恼。对困难和挫折也是一样，有人遇到困难和挫折，如同泰山压顶，抬不起头来。有人认为困难和挫折，只是一种考验和锤炼。心情不一样，效果就不一样。前者悲观短命，后者泰然长寿。

有人说，快乐是一种宽慰。物质生活再窘迫，只要以快乐为伴，就会笑对逆境，奋发图强；快乐是一种奉献，只要把爱心主动奉献给别人，将自己融于社会、集体之中，再大的不快乐也会化解，才能获得真正的快乐；快乐是一种追求，面对绚丽多彩的夕阳生活，越来越多的翁妪，挥笔点墨，著书立说或在夕阳里的娱乐圈内，与民同乐，才能得到真正的快乐；快乐是一种享受。会享受者，天天快乐。不会享受者，时时不快乐。快乐者长寿也，不快乐者短命也。

愁，也一天；乐，也一天。乐，能健康，能长寿，能让我们每天过得有滋有味有嚼头，何乐而不乐呢？为了保持快乐的心情，老年人应为自己定下了"三个快乐"和"三个正确"的原则，所谓"三个快乐"，即在物质生活中要知足常乐，在精神生活中要自得其乐，在人际关系上要助人为乐；"三个正确"则是要正确地对待自己，正确地对待他人，正确地对待社会，主动让快乐伴随着生活。

刘世琼：笑口常开，无病无灾

美国斯坦福大学的威廉·弗赖依博士说："笑是一种原地踏步的运动，能使人延年益寿。"

中国谚语云："笑笑乐乐散了心，不笑不乐要生病。"

刘世琼老人，1906年7月2日出生在四川省纳溪县护国镇，19岁嫁到本县花果乡，与丈夫肖俊军共生育了一儿一女。婚后，由于没有田地，丈夫只得经常去为别人帮工做挂面。刘世琼则在家中带着儿女做家务活。时间一长，丈夫在外学会了做挂面的手艺，见这门生意能养家糊口，就回家与妻儿团聚，也做起了挂面，然后挑着到集市上去卖。

1943年，年仅17岁的儿子被拉壮丁去了台湾，之后一直音信全无。1952年秋天，肖俊军因病去世。从那以后，刘世琼与女儿一起生活，并挑起了丈夫丢下的挂面生意。每当刘世琼挑着挂面到集市上去卖时，都比别人卖得快些。原来，她的挂面不仅质量好，价格又比别人的低，而且她总是面带微笑，和蔼可亲，服务态度好。

如今，刘世琼老人一家已是五世同堂，外孙儿女辈多达46人。70岁的女婿陈良云介绍老人的长寿经验说："笑口常开无病无灾。"

在为老人拍照时，老人说："你可要给我照好一点啊，尽量把我拍得年轻些，漂亮些！"说完哈哈大笑。

笑是最优美、最自然、最良好的自我保健运动。古往今来的老寿星，无不是笑口常开的乐观者。早在2000多年前，《黄帝内经》就指出："喜则气和志达，荣卫通利。"说明精神乐观可使气血和畅，则生机旺盛，从而有益于身心健康。所以，民间有很多谚语，如"笑一笑，十年少，愁一愁，白了头"，"生气催人老，笑笑变年少"，"笑口常开，青春常在"，等等。可见，情绪乐观，笑颜常驻，笑口常开，是人体健康长寿不可缺少的条件。

笑是人体的生理需要。现代生理学研究证明，笑是一种独特的运动方式，对机体来说是最好的体操。笑实际上就是呼吸器官、胸腔、腹部、内脏、肌肉等器官做适当的协调运动。笑对呼吸系统有良好作用，它能使肺扩张，在笑声中不自觉地进行深呼吸，清理呼吸道，使呼吸通畅；笑能增强消化液的分泌和加强消化器官的活力；笑能消除神经和精神上的紧张，调节人的心理活动，消愁解烦，振奋精神，扬起生活的风帆；笑能调节植物神经系统和心血管系统的功能，促进血液循环；笑能使面部颜色由于血液循环加速而变得红润；笑能增强肌体活动能力和对疾病的抵抗能力，起到某些药物所不能起到的作用；愉快的心情可影响内分泌的变化，使肾上腺分泌增加，使血糖增高，碳水化合物代谢加速，新陈代谢旺盛，因此能促进身体健康。

不过，笑，虽然可祛病健身，但必须适度，必须懂得笑的宜忌。笑虽然不能称斤论两，但既然把笑比作治病的良药，就有个量大量小之分。适量有益，过量有害。下面提出大笑、狂笑的一些禁忌，谨防乐极生悲。

1.高血压和动脉硬化患者不宜纵声大笑、狂笑。大笑时，交感神经高度兴奋，肾上腺分泌增多，引起全身血管收缩，血压升高，心跳加快，易诱发脑溢血或心肌梗塞。

2.脑栓塞、脑溢血等脑血管病人在急性发作期和恢复期不可大笑，否则，会引起疾病反复，使病清恶化，甚或导致死亡。

3.心肌梗死病人在发作期或恢复期，心脏内有栓子者，皆不宜高谈阔论，哗然大笑。因为过度大笑会加重心肌缺血，易导致心力衰竭，甚至心腔破裂引起死亡，或者引起栓子脱落，导致生命危险。

4.胸腔、腹腔、心脏、血管等外科手术不久的病人不宜放声大笑。以免加剧疼痛，影响刀口愈合及刀口破裂。

5.患疝气的人不宜大笑。因为经常大笑使腹内压增加，以致疝囊增大，甚至降至阴囊后，形成嵌顿疝。

6.尿道或肛门括约肌松弛的人，不宜经常大笑。因为大笑时，腹内压增高，会造成大小便失禁。

7.进食时不宜大笑。若笑得过火，可使食物进入气管或支气管，引起剧烈咳嗽，甚至引起窒息，可能有生命危险。

8.饱食后不宜大笑，以免诱发阑尾炎、胃扩张及肠扭转。

叶坤：一生乐观

《马约尔临床研究》："性格乐观人的平均寿命要比悲观人的平均寿命长。乐观的人在工作、学习、体育、健康和长寿方面都显示出容易成功的倾向。"

保健谚语："忧愁、焦虑和悲观，使人体弱多病；豁达、喜悦和乐观，使人健康长寿。"

保健谚语："乐观和欢笑是养生保健的金钥匙；忧虑和愤怒是损害健康的腐蚀剂。"

生于1901年10月11日的老人叶坤，是个归侨，家住在宁德市蕉城区。16岁嫁到谢家，随后跟丈夫到菲律宾马尼拉做小生意，1933年回到老家。

老人一生虽经历风风雨雨，却坚强、乐观。她的二儿子谢培养说，母亲一生乐观、豁达，无论遇到多大困难，也不会发愁，这或许就是现在所说的心理承受能力很强。她一生乐善好施，慈悲为怀，即使自己经济并不宽裕，也乐于资助邻里、亲戚，所以她到老身边一点积蓄都没有。

精神乐观何以长寿呢？近代养生家丁福禄的见解颇为精妙："欢笑能补脑髓，活筋络，舒血气，消食滞，胜于服食药耳，每日须得片刻闲暇，逢场作戏，口资笑乐，而益身体也。"他十分具体地指出了欢乐的情绪可以调节中枢神经，使经络通畅，血气舒展。

乐观长寿是人所共知的常理。但是，需要指出的是，乐观不能简单地归结为情绪的欢乐，乐观所包含的内容首先是具有乐观主义精神的世界观，其次是乐观开朗大度的性格修养，再次才是情绪上的乐观状态。因此，俗语所说的

"笑一笑，十年少"，仅仅是乐观概念的内涵的一小部分，而不是指全部。因此，应注意从以下三个方面加强修养才能获得乐观长寿。

1.培养乐观主义精神，树立坚定正确的人生观。一个人要想保持乐观，就首先要从世界观的培养上下工夫，才能站得高，看得远，凡事从大处着眼，不因一时一事的挫折而烦恼。要有"心底无私天地宽"的情怀，才能保持乐观情绪，笑颜常驻，笑口常开。

2.培养胸怀宽广、气量豁达的开朗性格。开朗的性格能够调畅情志，保持情绪正常，气血流畅，这些都有利于对中枢神经的调节，有益于身心健康。相反，如果性格孤僻，性情必然抑郁，情绪总是处于一种紧张的状态之中，对身心健康是有害的。日常生活中的事情是千变万化、错综复杂的，事事不能尽如人意，对非原则问题要多忍多让，多谅解。并要注意自己的表达方式，有些事可以开诚布公，有些事又要委曲婉转。总之，只要在日常生活中既能坚持原则又能进行必要的妥协，就能使自己的心理处于一种平和、稳定的状态之中，长此以往，就会使性格开朗起来，心胸宽广起来。

3.时刻保持乐观的情绪。笑是乐观情绪的表达方式，而乐观的情绪能调动机体的潜力，影响内分泌的变化，消除对健康有害的神经紧张感，增强机体的抗病能力。乐观的情绪可使肾上腺分泌增加，使血糖增高，碳水化合物代谢加速，肌肉活动能力加强，这些，都是促进人体健康的必要因素。但是凡事都有一定的度，所谓"大喜伤心"就是这个道理。因此，乐观的情绪，应当以开朗的性格和乐观主义精神为基础，保持适度的乐观情绪，这是要切记的。

唐开珍：爱热闹

《家有老人》一书中提到：我们都有过这样的体验，一旦出现了好心情，生活就会感到舒适和美好，精神也就十分愉悦和兴奋。医学专家明确指出，好心情能够增强自身的免疫功能，为抵御病菌的侵犯，构筑了又一道牢固的防线。热热闹闹人自然就会有一个好心情。

十年前的一天，有记者曾到贵阳市土桥路的一户居民家中探访一位百岁老人唐开珍。唐开珍每天都会和一大群60岁到80岁的老太太在院子里谈天说地，大家都很喜欢这位爱热闹的老寿星。

老人的孙子本想接她到市区居住，但她呆不习惯，总是觉得进了楼房，没有老邻居跟自己说话了不自在。原本她很爱串门走邻居，可惜前些年摔了一跤后，现在行动不是太灵活。门口的土路又高低不平，老人就不怎么出门了。她每天的活动就是在院子里走走、晒晒太阳。大家都知道她爱凑热闹，所以只要自己没事，她们都会聚集到老人家里和她聊天，经常一聊就是一整天。邻居家有个6岁的小女孩儿，每次孩子放学回来，老人都要招呼她到屋里来玩，把孙子买给自己吃的营养品都找出来给她吃，小孩儿把家里翻得乱糟糟的，老人也从不生气。遇到小孩儿不肯吃饭，老人还会教育孩子"多吃点饭长得快，不听话、不好好吃饭，以后不能像祖祖一样长寿"。

不知你发现了没有，一般来讲，年纪越是大的人尽管是风烛残年，但越是爱凑热闹，越是不甘于寂寞，爱到热闹的街口或是人多的地方闲坐。这是为何？

老人爱凑热闹，这是积极人生的表现。这是因为，对美好生活的憧憬，把美好的希望寄托于未来，热爱大自然，热爱生活，热爱人类，这是人的本性，而且是不分年龄大与小的，不分老与少的，不分地位高与低的。对这种向往和追求积极人生的态度，人们应予以理解，尤其是对子女晚辈们来说，一定要积极支持老年人的这个爱凑热闹的愿望和习惯，并主动地为老年人多创造条件。

老人爱凑热闹，这是老年人追忆往事的需要。尤其是对那些年纪大的老人和对那些身体欠佳的老人来说，他们或坐在热闹繁华的街口，或来到人群中间，容易勾起对往事的回忆，使自己心情舒畅，有种生活知足感。怀旧，这是老年人的一种普遍的思想理念。

老人爱凑热闹，这是享受生活、保持心理健康安享晚年的需要。一般来说，老年人既容易忘事又爱絮叨，而且絮叨起来没完没了。其实，絮叨也罢，爱唠叨也好，都是一种心理健康的表现，也是保持晚年情绪稳定的有效的生活方式。这既能调节心理情绪，又有助于消化，可能比吃药都有显著地疗效。所以，作为晚辈们来讲，应当认真尊重老年人的这一生活习惯，不要总是把老年人关在家里自闷自乐，这样做是容易产生孤独感和失落感的，更是不利于延年益寿的。

人从小到大，生老病死，这是谁也无法抗拒的自然规律。但老年人有老年人的活法。比如老年人爱凑热闹，这也是一种生存规律。既然是个规律，我们就不要轻易地去改变它和碰撞它。研究老年人的生活习惯和规律，这也是一门科学。希望大家能真正重视这个问题。

毕焕：知足常乐，保持身心健康

杜光庭在《道德真经广圣义》中说："知足不贪，安贫乐道，力行趣善，不失其常，举动适时，自得其所者，所适皆安，可以长久。"

伟大的古希腊哲学家德谟克里特说过："通过对享乐的节制和对生活的协调，才能得到灵魂的安宁。"

英国的康道塞曾说："不要和别人的生活相比，享受你自己的生活吧！"

毕焕，女，1897年农历十二月初四出生（1999年资料），广东花都市狮岭镇合成村紫石岗人。17岁时嫁入杨家，只生养了一个儿子。39岁至43岁曾到新加坡做工（橡胶园除草，锡矿山洗矿），其余时间均在家务农。1953年丧偶，现在虽已老得眼蒙耳背，行动不便，但头脑清醒，记忆尚好，穿衣吃饭，大小便尚能自理。

毕老寿星虽没读过书，但颇明白事理，待人礼貌、和气、能关心、体贴人、处事公道，能忍让，深得家族晚辈和村人的敬重。1975年，她成了本村年纪最大的老人后，大家更是敬重她。

毕老寿有着知足常乐的个性。她长期生活在农村，又是一个普通的农妇，使她得以免受历次政治运动的冲击。她既未参与过整人，也没受过人整，精神、心理上没受过创伤，也没有思想包袱。由于家庭人口多、劳力少等原因，生活也不富裕，但她有个比较，总觉得新社会比旧社会好，今天比昨天好，相信明天会更好，满怀信心过日子。毕老这一生可谓与世无争，知足常乐，使自己保持了身心健康。

古人云，知足者常乐。所谓知足常乐就是安于现状，不与人攀比，满足自己的既得利益和现时状况，从自我满足中获得相应的乐趣。这也是人生的一种境界。

人的追求与享受是永无止境的。所谓"人心不足"、"贪得无厌"，就是指那些盲目攀比、对生活条件永无满足的人。一个人之所以产生烦恼，就是因为不知足所引起的。他们的欲望就像无限膨胀的气球，终有一天，这些欲望的鼓胀突破了极限必然会破体而出，必将把自己毁灭。特别是老年人应该懂得知足常乐。当进入老年后，多数人已经不再承担过多的社会责任，其家庭责任也随之淡化。随之而来的是以修身养性安度晚年为中心任务。因为生存的环境与条件已经相对定型了，大多数人已经不会有太大的改变。在这种情况下，作为老年人应该有"自知之明"，承认现实，理性地对待当前的既得利益与条件，不失为一种明智之举。

知足常乐，老年人不要盲目与别人比较，应学会量体裁衣地安排自己的生活，不求花天酒地，只求平淡人生。那么，老年人在日常生活中，要做到哪些知足，方可进入知足常乐的境界呢？

1.饮食知足。科学饮食，讲究"早好，中饱，晚少"。尽管人各有异，老年人养生，应以知足为原则，一是以有"饱感"为宜，不宜因可口，饮食过度；二是宜少食而多餐，不可临喜筵而贪杯。

2.遇事知足。在现实生活中，老年人要学会暂时排遣开自己的烦恼。生活往往会受多种因素的制约，不管遇上多么不愉快的事，也要不时地摆脱精神上的负担，不要把自己的坏情绪转嫁给周围的人，只要心胸开阔，遇事想得开，心情就会舒展而愉快。

3.劳作知足。劳动创造世界。但是，由于人的体力、脑力在一定时间内是有限度的，过分劳累，对老年人的身体有害。因此，老年人劳动，一定要做到"三适"，即：适体、适量、适度。

4.睡眠知足。科学研究证实，老年人适量的睡眠，可以使机体消除疲劳，有利于恢复体力和精力。但是，过多的睡眠，会使人情绪低落，头昏脑涨，于健康无益。

5.房事知足。科学研究证实，老年人保持正常的性生活，对双方的身心健康都有好处。但是，如果纵欲，有害无益。

周有光：随遇而安过百岁

清·刘献廷《广阳杂记》云："世间之事，必不能样样顺心，人生不如意，十有八九。与其事事挂心，苦于心间，不如随遇而安。故且从俗浮沉，与时俯仰，以通其狂惑。万事随心，一切随缘，莫强求。缘由心生，随遇而安，生无牵挂，顺其自然。何必沉溺于世，生活无法改变，伤痛苦乐皆随意变。世间本就世事无常，看开即是。万般恩怨看淡便罢。天南地北随遇而安，了此一生。"

周有光，1906年出生。这位生于清朝光绪年间的老人，一生中经历了晚清、北洋、国民党政府和中华人民共和国四个时期，堪称"四朝元老"。

人生没有一帆风顺的，周有光先生生逢"四朝"，更是经历了数不清的风霜雨雪。但提及当年的种种情境，周老却谈笑风生，全无一点心酸感触。甚至于在他看来，这一生种种的坎坷事件，都不过是幸运的另一种表现形式而已。

"文化大革命"时，周老被下放到宁夏平罗"五七干校"。当时所处的境地，足以令多数人哀叹命运不公了，但他却仍能从中看到生活美好的一面。在我们看来，幸运的与其说是他所遭遇的事件，不如说是他所拥有的心态。周老这种宠辱不惊的心态是如何修炼而来的呢？

周老说："我的这个处世哲学，是这样子的，叫作随遇而安，塞翁失马，焉知非福。到'五七干校'去，那个地方走20里路也看不见一个人的，可是我去了呢，我觉得我得到许多好处。""要能够适应不好的环境。你不要着急，不要失望，遇到任何坏事情，你要稳定，要安定，同时要保留积极的思想，不要消极。""因为你假如不是这样子，有时候自杀就是这个道理，他走到要拐弯的地方，他不能拐弯，就只好死了。"后来的生活印证了周老这种"随遇而安"的处世哲学的英明。

人都会老，这是人自己无法左右的自然规律。当面对离休、退休这一关口时，过得好的老年人，生活依旧有趣味；过得不好的老年人，就会产生孤独感和自卑感。长久的孤独，尤其是老年丧偶者，甚至会产生变态心理。所以，退下来的老年朋友都应学会随遇而安，学会知足常乐。如此方能心理健康，晚年生活愉快幸福。

所谓随遇而安就是无论遇到什么环境，都能适应并且满足。对待所遇到的任何事情都能够承受、能够心情安定、能够安于发生的任何状况。这样才算得上随遇而安。

老年人心理比较脆弱，记忆力与感知功能衰退，降低了老年人的判断力、控制力及反应灵敏性，也降低了他们对社会的适应能力，经不起外界过度的刺激。因此，要学会随遇而安来自我减少心理负担，就不会因外界的情况而影响自己的情绪，就能使自己保持良好的心情去接受生活的考验。

老年人随遇而安体现在方方面面。从社会现象到家庭关系，从个人生活到为人处世，从人际关系到物质利益，从生死观念到日常保健，从夫妻关系到子女孝顺等，可以说随遇而安体现在老年人的时时、事事与处处。体现在生活的一言一行与一举一动之中。

随遇而安的老年人具有非常显明的态度。遇到别人名誉高、待遇好的人，他们能做到不眼红；遇到飞扬跋扈者，他们能善于进退；遇上争风吃醋的人，他们能宽容谦让；遇到看不惯的事儿，他们能不生闲气：他们对自己与自家的生活始终没有过高的要求，而是安于现状自得其乐。

随遇而安的老年人胸襟宽阔，能够坦然地面对人世间的一切变化。这样的老年人心理始终处于平衡状态。严于律己宽以待人，故常常是宾朋满座贵客盈门。生活中他们往往心情舒畅笑口常开。心胸坦然豁达大度，自然而然就会健康长寿。

随遇而安在某些人们的眼里似乎缺乏原则，其实对于老年人来说，不失为是一种处世之道。它不仅有利于社会的安定，而且能够保持良好的人际关系，同时保持家庭的稳定。随遇而安对于个人来说无异于是心理健康的灵丹妙药，它化解人们心中的烦闷，驱散胸中的忧伤，赶走头脑的愤懑，清除人身的积怨。

张学良：胸怀坦荡人长寿

法国作家雨果有这样一句名言："世界上最宽阔的是海洋，比海洋更宽阔的是天空，比天空更宽阔的是人的胸怀。"

张学良，祖籍辽宁海城，1901 年 6 月 3 日出生于辽宁省台安县九间乡鄂家村张家堡屯（旧称桑子林詹家窝铺）。综观他的一生是伟大的，他实行易帜使中国从形式上走向了统一；西安事变让中国从内战走向了联合抗日，并在一定程度上加强了中国人民内部的团结，为中国抗日战争作出了不可磨灭的历史功绩。

张学良百岁之龄依然心爽气畅，体泰神清，精神矍铄。对于一个有着坎坷经历、饱尝风霜的人来说是十分难能可贵的。那么他是如何养生才获得高寿的呢？

心胸坦荡。祖国的传统养生学认为："心正则身无病"、"凡欲身之无病必须先正其心"。张学良将军自九一八事变后，厄运丛生。他父亲去世了，东北失守了！他还因为爱国抗日遭到蒋介石的监禁，失去了人身自由。在这一桩桩灾难和打击面前，他不悲观，不失望，坚信自己做得正，站得直，坚信自己正义在握，侵略者必败，民族必兴。然而面对蒋介石的"管束"，就只好豁达以待，"什么事都不放在心上"。正是这种胸怀坦荡的良好心态为他的健康长寿创造了良好的心理基础。如同古代的一位禅师的偈语那样："春有百花秋有月，夏有凉风冬有雪；若无闲事挂心头，便是人间好时节。"

坦荡，《辞海》中的解释是："泰然自得貌。"《现代汉语词典》的解释是："形容心地纯洁，胸襟宽畅。"坦荡的胸怀，来自一个人全面的修养，包括知识结构、思想水平、见识多少、道德水准，更主要的是所追求的理想、奋斗的目标。

胸怀坦荡最重要的是要有一股浩然正气，不光是真正有学问有修养的人才会做到胸怀坦荡，这应该是个大众词汇。胸怀坦荡能使人善待荣辱、挫折、失意与他人的过失，因而胸怀坦荡者可以长期保持一种乐观向上的心态。正所谓："大其心，容纳万物；虚其心，容天下之事；定其心，笑对逆境之变化；静其心，冷静处理突发之事。"在此种心态下人就会变得豁然大度，放得下，想得开，顺其自然，排除杂念，保持一个安闲清净的心态，这样真气调和，免疫力增强，人就不易得病，也就自然能够延年益寿。

为了健康长寿，为了生活的幸福，为了让这个世界变得更加美好，中老年朋友们，应该敞开自己的心胸，做一个胸怀坦荡之人。

要做到胸怀坦荡，首先应具有一颗纯洁善良的心。一个人心地纯洁，自然会具备各种美德。关于美德，英国伟大哲学家弗朗西斯·培根有这样一段论述："人的美德犹如名贵的香料，在烈火焚烧中会散发出最浓郁的芳香。正如恶劣的品质可以在幸福中暴露一样，最美好的品质也正是在逆境中被显示的。"一个具有美德的人胸藏鸿鹰之志，即使步入风烛残年，依然老骥伏枥，志在千里；一个具有美德的人创业百折不挠，即使面临山穷水尽，依然不改初衷，谈笑自若；一个具有美德的人乐于雪中送炭，即使遇到各种障碍，依然义无反顾，助人为乐；一个具有美德的人敢于仗义执言，即使身陷刀山火海，依然坚持真理……

要想做到胸怀坦荡，还应有宽敞的胸襟。这样，就不会自命不凡，恃才傲物；就不会施恩图报，口是心非；就不会捕风捉影，小题大做。

做个胸怀坦荡的人吧！人们都应胸怀坦荡并追求有意义而幸福的生活，这样的生活才是快乐的人生，幸福的人生，健康的人生。

张国清：淡泊名利可长寿

儒家大师朱熹也感叹道："世上无如人陷欲，几人到此无误平生。"

司马迁说："君子疾没世而名不称焉，名利本为浮世重，古今能有几人抛？"

清末张之洞的养生名联说："无求便是安心法。"

"风在吼，马在叫，黄河在咆哮……"张国清老人畅游汉口江滩，并放开嗓子唱了起来，边唱还边打着节拍。

张国清是几年前武汉市唯一健在的百岁老红军。1935年，他随红二军团踏上漫漫长征路，爬雪山，过草地；抗日战争时期，经历百团大战、平型关战役。至今，老人的腿上还残留着弹片。

军功章面前，张老心境淡然：住的是20世纪80年代分的一套老房子，穿的是旧衣服，用的是旧家具。"老人家生性豁达、性格开朗，烦心事不过夜，对组织上没提过任何要求。"女婿说。

"因为心态好，我每天能睡三个觉，当然要长寿喽！"张老哈哈一笑。

名利观念人皆有之，名利需求是人之本能。名利是伴随着人们赖以生存的基础。名与利是相辅相成的。古往今来功名利禄是作为人生追求的目标。古今中外为名利而"献身"者大有人在。为名利而铤而走险者比比皆是。有的人宁愿把自己的生命作为赌注去换取名利。俗话说：君子爱财取之有道。有道得来的名利是正当的，也是社会所提倡的。因为任何人都必然需要物质条件来维系生命，但是获得物质利益应该是靠自己的诚实劳动所得。这样获得的名利是社会所承认的，是人们所拥戴的。

淡泊名利说起来简单，真正做到并不是一件容易的事情。有的人可能用毕生的精力去争取，到头来仍然没有通过淡泊名利这一关。诸葛亮说过："非淡泊无以明志，非宁静无以致远。"就是说不贪图功名利禄、心胸开阔、无忧无虑、无仇无怨、无悲无悔就能保持愉快、满足与积极情绪，自然有益于身心健康。

淡泊名利也是长寿的秘诀之一。文坛寿星冰心老人曾以"淡泊以明志，宁静以致远"为题，总结她养生长寿的经验。她认为淡泊就是对物质生活不过分奢求，过简朴的生活，宁静是心里尽可能排除杂念，少些私心，这样就不会伤神而伤身，终会健康长寿。

淡泊名利有益于老年人情绪的控制。人到老年由于生存阶段的改变，过去唾手可得的名利可能一夜之间便化为乌有。物质利益将相应减少，过去享受的某些福利待遇也随之降低；人际关系也发生了根本的变化，过去由于工作关系所形成的交往也慢慢淡漠了。在这种情况下，唯有淡泊名利才能让你从烦恼中解脱出来。

其实人生名利如浮云流水，如果能够淡然处之，则是老年人人生之幸。俗话说，钱财乃身外之物，生不带来死不带去。作为老年人只要生活条件基本具备就行，不要一味地去追求难以实现的过高标准与要求。摆正自己的位置，调整好自己的心态。抛弃无味的烦恼，使自己始终处于良好的、轻松的、舒畅的生活环境之中，就能够提升自己的生存质量。因此，只有淡泊名利者才能使自己有一个幸福而快乐的晚年。

人生如梦，岁月无情。穷也好，富也好，得也好，失也好，一切都是过眼云烟，只有心情好，一切都好！

乐天法师：淡泊人生，超然生死

我国古代的养生家嵇康说："清虚静泰，少私寡欲。"

诸葛亮在《诫子书》中道："夫君子之行，静以修身，俭以养德，非淡泊无以明志，非宁静无以致远。"

乐天法师天生是一个乐天派，他一百多岁了，身体还特别健康，耳不聋，眼不花，牙齿完好无损，总是红光满面，一副乐呵呵的样子。有一位生命学专家想从法师这里得到长寿秘诀，就专门来寻访乐天法师。第一次寻访时，乐天法师说："没有什么秘诀啊，连我也没弄明白，我为何如此长寿。"

几年后，生命学专家不甘心，又来拜访乐天法师，讨教长寿秘诀。乐天法师想了想说："我知道为什么了，但是，天机不可泄露。"又是几年过去，乐天法师的身体依然强健如故，执着的生命学专家再次前来拜访。这次，老法师终于说出了他的长寿之道，他不无遗憾地说："我从60来岁就盼着圆寂，视圆寂为佛家的最高境界、最大快乐。可是，我的修行一直不够，一直未能实现早日圆寂的最大夙愿……这，也许就是你要探讨的长寿的奥秘。"

淡泊人生，超然生死的心态，让老法师早早卸下了生命和心灵的重负，一直生活在别样的期待和无所畏惧的轻松愉快之中。生命之树在心灵的沃野上，便一发而不可收地膨胀着年轮。

淡泊是人的一种生活态度，更是一种人生的境界，宽容、谦虚、平静、知足、不攀比。当然，淡泊不是安贫乐道，更不是甘于平庸，不思进取。淡泊是为人处世的人生情怀，更是一种令人向往的人生境界。古人云，不以物喜，不以己悲。先贤的智慧，穿过悠久的时光隧道，至今仍然在指导着我们生活的方向。

一个人如果欲望太多，金钱、权力、美色，什么都想得到，什么都不肯释怀的话，那么生命该如何承受重负，人生又怎能获得快乐呢？因此，在人生的旅途，追求一种淡泊，坦然面对生活对你的赐予，包括所有的磨难和不公。用平和淡定的心态去看待社会现实中的一切。不惊荣辱，不计较得失，也许我们就会活得轻松，活得自在，活得精彩，活得有滋有味。

人生如戏。若要还原真我，需要人生的智慧，更需要一种淡泊宁静的心态。与淡泊相反的是人类的欲望。要扼制住人的过度欲望，不使其成为脱缰的野马，既要靠一个人的思想修养，又要靠勇气和信心。人具有淡泊之心，才不会为尘俗所迷，为物欲所困，为诱惑所动。也才会心境明净，不容尘埃。人也只有在如此心境之下，才会健康，才会颐养天年。"万绿丛中一点红，动人春色不需多。"生活中，懂得了一个"淡"字，人生的无限风光就尽在其中了！

为此，向老年人劝谕"淡泊人生"是适宜的。如何保持"淡泊人生"的心态呢？老年朋友可从以下几点做起。

1.淡泊人生。首要是淡泊名利。名利这个东西，本是身外之物，生不带来，死不带走；若专注追名逐利，把名利当包袱来背，定会越背越沉重，压得你喘不过气。到头来，落得个身败名裂，又何苦来呢？

2.淡忘年龄。老人忌讳年高，容易产生恐惧心理，这种常把"老了"、"不中用了"挂在嘴边，这是情感的反映和坐待人生结束的心态，会给自身健康笼罩阴影，对身体产生消极影响。只要淡忘年龄，从心理上解放出来，我们必将再次拥有青春。

3.淡忘形体。庄子说："养老者忘形"。就是说，修身养性应忘却自己衰老形体的存在。这样，就什么也不怕了。遇病能正确面对，不悲观、不焦虑、不消极，积极治疗，自然有利于战胜病魔，康复身体。

4.淡忘生死。死亡是不可避免的，每个人都必须面对。是乐观接受，还是惊恐万分？对此，我们应该有个正确的理解，化解对死亡的恐惧感，调节好自己的情绪，调整好自己的心情，乐观地做人，洒脱地生活。

5.淡薄情怀。一切喜怒哀乐之事，都宜淡然忘怀，使神情超脱。忘怀指的是不自扰、不自卑、不沉沦，做到视有若无，豁达宽度。

吴楚和：清心寡欲

古人讲过："寡欲者，其志洁；多欲者，其心贪也。"

唐代大诗人白居易在《不出门》一诗中云："自静其心延寿命，无求于物长精神。"

几年前，在福建省寿宁县武曲镇甲峰村有位年过 100 岁的老寿星叫吴楚和。除了耳朵有点失聪外，身体依然很硬朗，还能干些零活和阅读书报。人们问及他长寿的感受时，他说："人要长寿，就得清心寡欲，小事不计较，大事想得开，放得下。"

吴楚和老人从小家境贫寒，艰苦的生活磨炼了他，使他养成了干活不怕苦累和勤俭度日的好习惯。在他中年丧妻后，遗留下 5 个儿女。这在一般人看来简直是天塌地陷，无法继续生活下去了；但他并不气馁，也不怨天尤人，而是依靠自己的双手，土里刨食，一分钱掰成两半花，含辛茹苦地把 5 个儿女拉扯大，给 3 个闺女找了婆家，给两个儿子说上媳妇。现在老寿星轮流吃住在 2 个儿子家，3 个女儿也很孝顺，经常来看望老人，使老人过着其乐融融的生活。

吴楚和老人小时候，尽管家庭生活拮据，但他父亲还让他读了两个冬天的私塾。读了书，识了字，使他明白了很多事理。加之他本性乐观，心地平和，清心寡欲，从不争强好胜，处理事情比村里那些没有读过书的同龄人显得平和得多。他遇事看得开，不钻牛角尖，小事不计较，大事不急躁，想得开，放得下。他一辈子没有同乡里人吵过架，不管遇到任何困难和挫折都能依靠自己的努力化解掉。

心理学家研究认为，欲望越高的人，越容易自寻烦恼；奢望越大的人，越容易挫折缠身。物质上的清贫，可以拥有精神之乐；欲望上的清贫，可以舍去烦恼之苦。清心寡欲，是一种境界。因为欲望不高，容易产生满足感和幸福感，无怨、无悔、无忧、无虑，自得其乐，自然有益身心健康。

清心寡欲首要的就是清心。要使自己处于清心的状态就必须始终保持清醒的头脑，在任何时候都应该具备清楚的思路，对自己保持清心寡欲有一个清晰的思维方式，在任何时候处事都要坚持廉洁自律，为人则应当清清白白日月可鉴，办任何事情都应该公正、正直。这样才能使自己的心态始终处于心静平和，也就是"心底无私天地宽"。

寡欲的关键是如何认识和对待欲望。欲望对每个人来说都会有的，如果人们没有了欲望，将会失去生存的意义。欲望本身具有两重性，有积极的一面，也有消极的一面。欲望对于人们的积极作用，体现在它能够促使人们去努力与奋斗。为了达到自己的欲望，人们会不懈地努力，千方百计充实自己，提升自己的素质以尽快地实现自己的欲望。欲望不可能无止境地提升。一旦超过了自身的能量后，你的欲望就不可能实现。这时的欲望就改变了性质，变成了奢望。常言说得好：欲壑难填。人们的欲望是没有止境的，也是不可能满足的。对于那些私欲膨胀的人，欲望往往是葬送自己的坟墓。而且这个坟墓是自掘的。寡欲并不是绝欲，不是要求人们不能有丝毫的欲望，而是要求大家尽量地减少自己的欲望，特别是应该去掉那些本不该有的邪欲和越过自身能力的奢欲。那些本该自己拥有的正当的、在自己能力范围之内的欲望非但不能减少，而且应该力所能及地去争取。

清心寡欲是一种境界，是人们领悟人生的一种感悟与追求。老年人做到清心寡欲具有特殊的现实意义。人到老年应该服老，不要给自己闹别扭。控制自己的欲望，舍弃那些本不属于老年人的欲望，减少那些容易对自己形成累赘的东西，更有益于自身的身心健康。这等好事何乐而不为呢？老年人做到清心寡欲首先要心静。做到没有任何私心杂念，没有过分的要求，更没有丝毫的贪念。其次就是要节制自己的欲望，无论是钱财还是名誉，都应该淡然处之。

最后，对老年人的欲望也有提倡与保护的方面。为了丰富晚年生活，其实老年人有许多适合自身的追求。我们所提倡的老有所养、老有所乐、老有所学、老有所好等都应该是满足老年人不同欲望的方面。老年人自己应该有选择适合自身的欲望的权力，以满足老年人自己提高晚年生活质量的需求。

帅孟奇：心底无私天地宽

石剑久一诗中说："性急匆匆惹祸端，但凡为事要心宽，他将言语声嗔怒，我把情怀作世观，我与闲心聋与耳，任其巧舌说千般。贤人闲慎感烦恼，忍字常常着眼观。"

当代著名作家苏叔阳说："心宽一寸，病退一尺。"

帅孟奇，1897 年 1 月 3 日生于湖南省汉寿县东乡陈家湾的一个贫农家里。自她 1926 年入党后，几十年如一日地为革命勤奋工作，把自己的一切都献给了党的事业，毫不利己，专门利人，成为人们学习的楷模。她是八大候补中央委员，十一大中纪委常委，十五大特邀代表。曾任中央组织部副部长、顾问，中共纪检委常委，中顾委委员。老人于 1998 年逝世，享年 102 岁。

问到长寿的秘诀在哪里？她说："很简单，心底无私天地宽嘛!"确实如此，在 70 多年的革命生涯中，她对革命事业无限忠贞；她有慈母心怀，收养了不少烈士遗孤，像妈妈一样关怀、爱护他们；她把补发的几万元工资连同利息如数上交国库；她一次次从自己的工资中拿出一把把的钱捐助灾区……她自己却过着十分简朴的生活，吃的是粗茶淡饭，穿的是打补丁的布鞋布衣，屋里摆的是普通家具；侄女让她给要套房子，她一口回绝……由于她心地善良，没有私心杂念，不为悲、喜、忧、怒、思、恐、惊等七情刺激而造成心理失衡，遇到困难和挫折，通过自宽、自慰、自勉、自立自强，很快地恢复心理平衡。因此，她能活过百岁，成为人瑞也就很自然了。

心是人体中五脏六腑的主要气管之一，是人情绪的控制总台，它每时每刻都在不停地运转和工作着。如果一个人的心跳要是停止了工作，那么这个人的生命也就基本上走到了尽头。因此，心跳是人生命的动力源泉。

要保持一个人完整的心脏能够使其正常运转，就必须做到经常的去保护它，爱护它，保证我们人体心脏的正常工作机能，这是唯一的方法和手段。否则，将会加快和缩短人的寿命期限。

怎样才能保护心脏的功能不会衰竭并使其能够发挥正常的作用呢？最简单也是最有效的方法，那就是无私，正所谓心底无私天地宽。俗话说得好："心宽体胖，活的健壮，没心没肺，活得不累，与世无争，活得轻松。"

什么是心宽？心宽就是指一个人的心境要宽大无比，能够包罗万象，内心装得下整个世界。做人要宽宏大量，心胸开阔，能容纳各种矛盾。宽宏大量就是心里要能够装得下一切，能包容一切。就像宇宙一样，能够包容和承受所有不同大小行星的存在。所有的存在都是一个完整的天体。这就是包容和宽容。

做人首先要学会包容、宽容、忍让和忍受，用知识和头脑去理解、容纳不同的人或事，要大度于人，能够承担或承受他人的存在，不要做与人为敌的事情，更不要去制造不良矛盾和不良事端，多与人沟通、交流、对话、磨合，互助互利，互补互惠，更是要相互信任，相互尊重，把别人的事情当作是自己的事情来对待，积极想办法去做好，处理好。不要有"气人有，笑人无"的心态，显得小肚鸡肠。要学会做人，与人为善，与人为美的高贵品质，做一个高尚的人，纯粹的人，有道德的人，更不要去做伤害他人的事情，要"以助人为快乐，以善待他人为己任"，做一个品德高尚心中无瑕、更加完美的人。

这正是，宽容使人健康，健康使人长寿，长寿使人幸福，幸福使人美满。像这样的人才潇洒，一生不悔。

总之，人要幸福长寿，就要树立共生、共存、共发展的思想理念，做到让人开心、心宽、宽容、容和、和谐这样一个完美无缺的生活环境和生活气息。只要你的身心修养达到这个境界，那么你就会健康长寿。

钟宝玉：宽容豁达，一切都好

美国著名教育家卡耐基说："生活的快乐与否，完全决定于个人对人、事、物的看法如何，因为，生活是由思想造成的。如果我们想的都是欢乐的念头，我们就能欢乐；如果我们想的都是悲伤的事情，我们就会悲伤。"

钟宝玉老人于 1894 年 6 月出生在龙南县渡江镇象塘村。她 16 岁嫁入偏远的安基山营林场林洞村，生有两个儿子，老伴于 1968 年过世，她竟跨过了两个世纪。

钟宝玉老人说，她这辈子从来没有生过大病，也从来没有到医院看过医生。有时候有点感冒、便秘的小毛病，自己上山去采点草药，服几剂就好了。

认识钟宝玉的人都说钟宝玉是一位性情温和、心胸开阔的老人。生活中遇到什么问题，她总是不紧不慢，心态平和，和风细雨地去解决；对待邻里总是态度和蔼、热情，乐于帮助别人，几十年来从未和村民红过脸，闹过矛盾；当家人与她产生不同意见时，她总是迁就别人，不与任何人发生争执；她家承包的山林有时遭到别人偷窃，她知道后只是挥挥手说："算了，算了。"

问及她的长寿秘诀时，钟宝玉呵呵地笑道："哪有什么秘诀，宽容豁达，一切都好！"

一位老人，因与人争吵遭对方辱骂后恼羞成怒，顿时倒地，还未送到医院就气绝身亡；一位已退休的老局长，因单位给科以上的干部装电话未给他装，他认为"决策者"忘恩负义，一气之下，血压剧升，住院月余。

在生活中，因受气致死的现象虽不多见，但因怄气而影响健康的事例却屡见不鲜。所以，一个人要想健康长寿，就必须心胸宽阔，性情开朗，做到"宽容豁达"。

首先是要宽容别人的过失。当别人因过失而伤害了我们，或使我们的利益受到损失时，不要只想到自己受到的伤害和损失，而要站到对方的位置上，想想别人并不是有意的。如果是被熟悉的人所伤害，不妨想想他往日对你的帮助和关怀，以及他对你的一切好处。这样，火气、怨气就会大减。如果斤斤计较，今天记恨这个，明天记恨那个，其结果只会是伤害自己的健康。

其次是要宽容别人的有意伤害。许多人能原谅别人的过失，但不能原谅别人的故意。其实，只要想想别人之所以要气你、故意伤害你，其目的就是要你过得不愉快时，就不难悟出"使你生气、怄气正是他的目的，正中他的下怀，是帮他达到目的"的道理，而不上别人的当。也许有人会认为"人争一口气，佛争一支香"，但是，如果命都争丢了，又还哪里争得来"气"？

再则是要宽容自己的过失。不少人因自己发生失误或陷入困境后，总是后悔、自责，使自己陷入负性情绪中不能自拔。其实，人非圣贤，孰能无过，所以，我们对待失误，痛苦只该有两天：一天是发生失误的当时，一天是总结经验的时候，除此之外，则只需记住失误的经验与教训。

田李氏：逢事看得开，遇事不着急，从容处之

老子在《道德经》第十六章中说："知常容，容乃公，公乃全，全乃天，天乃道，道乃久，没身不殆。"心急太甚，不仅没有心情享受已有的人生，而且戕害自己的健康，有悖于养生之道。

古人云："事从容则有余味，人从容则有余年。"

七年前，时值 104 岁的田李氏，家住在天津市静海县子牙镇潘庄子村。

田老太太身子骨真硬朗，心肺正常腰板直，遛在街巷里步履利索。一根拐杖横拿手中不用，当备用。她的两只缠过的小脚，成为村上年轻人眼里的"古董"——"三寸金莲"。

85 岁那年，住黑龙江省的女儿有病，她只身一人，乘火车、倒汽车、坐马车去黑龙江探望。原来在生产队里干活时，虽为缠足小脚，摘棉、掰玉米、扛麦捆，总是争妇女中头等 2 分。进入 90 岁以后，虽不干农活了，但还不顾儿孙们阻拦，找点家务干，或者是街巷里遛遛，坐门口晒晒太阳。

问到长寿秘诀时，田老太太只是说，没有别的，就是逢事看得开、遇事不着急，从容处之。

在我们的生活中，常有太多的矛盾，如夫妻不和、邻里不睦、同事不谐等，这时候，可以用"冷处理"的方法，把正在闪射的"火星"冷却。"冷处理"，不仅是人们处理问题的一种手段，同时还是一种养生之道。

因为在内心的矛盾冲突或情绪危机难于解脱时，极易导致机体内分泌功能失调，诸如使儿茶酚胺类物质——肾上腺素、去甲肾上腺素过量分泌，引起体内一系列劣性生理化学改变，造成血压升高、心跳加快、消化液分泌减少、胃肠功能紊乱，等等，并可伴有头昏脑涨、失眠多梦、乏力倦怠、食欲不振、心烦意乱等症候。紧张心理的刺激会影响内分泌功能，而内分泌功能的改变又会反过来增加人的紧张心理，形成恶性循环，贻害身心健康。由此，学会"冷处理"，你就会冷静地调整，面对各种复杂的变化从容不迫，处逆境而不乱，受打击而不惊，化险为夷，转忧为喜。

生活中的每个人，总有避免不了的"缺陷"，在人与人之间，我们要"将心比心"，不能一味地去指责他人的缺欠而忘了自己其实也不够完美。以谅解、宽容、信任、友爱等积极态度与人相处，会得到快乐的情绪体验。尤其是有些事情一时想不通，不要去钻牛角尖，应暂时把它放一放，把注意力转移到别的地方去。"无心恰恰有，用心恰恰无"，用这样的心态处理日常遇到的问题，我们就会战胜自我，就会保持健康的心态，拥有长寿的生命。

黄华珍：凡事不操心

《体坛报》中说："老年朋友要想少生烦恼，就应对琐事不操心。少操心，也就少了忧虑，多了快乐。这也是我们必修的一门将生活化繁为简的学问。"

八年前，时值102岁的黄华珍老人家住武汉市武昌区东湖路。老人脸色红润，精神矍铄，乍一看去真不像是一个过了百岁的老人。

黄华珍老人是位非常的传统的女性。年轻的时候，她恪守"三从四德"，丈夫怎么说就怎么做，丈夫让她辞掉工作，她就离开单位一心一意地做家庭妇女。就连最艰苦的逃难时期她也没有怎么操心，"天塌下来都由丈夫顶着，一个家庭妇女只要做好家里的分内事就行了"。丈夫就是天，就是山，就是她的依靠。等到年纪大了，黄华珍又顺从儿女，一切依儿女的主意，对儿女完全放心。"儿女的事，由他们去，没必要操那份闲心。"真正所谓"海阔天空，云淡风轻"。

女儿余道玉说，母亲什么事都不喜欢管，家里有什么事也不多问，习惯了不操心。所以一颗心总是快乐的、单纯的，没有烦心事郁结在心里，自然是神清气爽、体健身强了。

目前我国已步入老龄化社会，并且正处于快速老龄化阶段，离退休的老年人越来越多，这些赋闲在家的老人大多无事可做，不得不重新将生活重心转向家庭，于是许多家庭突然间就多了一至两个"唠唠叨叨"，对家庭的大小事情格外关注，而且事无巨细都得操心的"大管家"。

在心理学上将这类老年人的这种表现称之为老年人的"想抓住"心理。其主要表现为：老年人对自己的子女表现出过分的操心，虽然他们都已经是成年人，但老人依然把他们当成小孩子一样来看待，整日唠唠叨叨数落个不停。

老人退休后将感情和生活重点重新放在儿女们身上，是完全正常的。归根结底，造成这种现象的原因是老年人退休后，突然变得无所事事，导致心理落差较大，特别需要他人和社会的尊重和关爱，但由于他们的生活圈子较狭窄，因此对子女的情感依赖就越来越强烈，希望能在子女身上得到感情的满足和宣泄，通过对儿女的操心来引起儿女们对自己更多的重视和爱。与此同时，也通过这种方式不断地进行自我暗示，证明自己是有用的，是有价值的。

过度为儿孙操心会让老年人长时间处于紧张、焦虑的状态中，患有高血压和心血管疾病的老年人很容易因此而发病。

对子女过度操心的老人，其实可以通过自我调节来避免。老人首先要学会以一种正常的心态与子孙相处。要相信自己子孙的能力，给他们一份爱和一双"翅膀"，让子孙拥有自己的生活空间。同时，老人要积极培养更多的兴趣爱好，寻找生活圈，比如经常串串门、聊聊天、广交朋友等，获得更多的感情支持，尽量减少焦虑、浮躁的情绪出现。另外，老人还要掌握一些自我调节的技巧，如抑郁时可以打开电视看看娱乐节目；出现心慌、害怕、焦躁不安等现象时，可以听听音乐，做做深呼吸等。

但是，现实生活中很多人对老人们的操心心理都存在理解误区，认为老人事事都要插手、件件都要当家是独断专行的老派家长作风的体现，其实这种行为恰恰是老年人自身渴望被关怀被牵挂的心理表现。因此做子女的应当怀着同情理解的心态与老年人多沟通，千万不能疏远老年人，更不能表现出厌烦的情绪。

郑云鹄：心态平和，与世无争

中医古籍黄帝内经告诫我们"恬淡虚无，真气从之，精神内守，病安从来"。就是说，要防止疾病的发生，就必须调和情绪，做到心胸坦荡，豁然大度，放得下，想得开，顺其自然，排除杂念，保持一个安闲清净、淡泊人生的心态，这样真气调和，免疫力增强，人就不会得病了。

四川省广元市年龄最大寿星郑云鹄，生于1900年。

当他106岁的时候，有人询问他健康长寿的秘密时，他年近花甲的幺儿媳张桂珍说："县委书记邓光志派车把爹送到县医院体检，做了血常规检查，X光透视，B超，还进行了内科和CT检查。检查结果，老人身体一切正常，医生开玩笑说，老人的心脏功能，就像50多岁中年人的心脏一样！"

郑云鹄老人最大的特点是性格开朗，心态平和，与世无争，他常说"吃亏是福哇！"他能坦然面对生活中的困难和人生道路的艰辛，遇到天灾人祸，也不怨天尤人。他青年时曾被三次抓过壮丁，三次都巧妙地逃出了虎口狼窝，郑云鹄一生养育了四个儿女，现在五世同堂，重孙都上大学了。他对生老病死，认为那是自然规律，只能顺其自然。他三十多岁时，十一岁的长女不幸夭亡，他没有过分悲伤，还好言劝慰父母和妻子。近十年他的三个儿子相继离世，白发人送黑发人，他却从来没有大悲大喜过。

心态，是一个人思维活动、言谈举止和对待事物的态度。良好的心态是健康人生的保证。保持一颗年轻的心、宽容的心、快乐的心，是长寿的关键。以积极的心态对待事物，就一定能以积极的心态对待命运，就不会抱怨命运对你不公，就会积极地面向困难，直到战胜它。具有良好心态的人能够愉悦地接纳他人，能够与自己周围环境和谐相处，"宜人宜己"。

如何保持良好的心态，可从以下几点做起。

1.保持心态平衡，正确对待衰老。人活在世间，就得开朗、沉着，坚定地去面对种种难题，尽可能地去克服与解决它们。心态开朗了，自然就容易活得轻松。加强身心锻炼，是主动预防衰老的好方法。

2.少生气，多欢笑。谁让你生气，你也别生气。笑一笑，十年少。笑口常开，健康常在。笑能消除精神紧张，放松肌肉，调整人的心理活动，减轻烦恼，达到"乐以忘忧"的境界，可预防很多疾病。

3.多与朋友交往，积极参加社会活动。社交能满足人们安全、友谊、爱情、成就、信任和尊敬等精神方面的需求。为保持良好的心理和生理平衡，生活离不开真诚和友谊，离不开朋友之间的交往。为了健康长寿，必须走出家门，增加与别人的交往，使自己的性格活跃起来。

4.装聋作哑益长寿。在自己家庭中，应本着"抓大放小"的原则，处理家庭中经常发生的一些矛盾。只要不是大是大非的问题，最好是装聋作哑，权当没看见，没听见，少问少管。假若事事较真儿，整天唠唠叨叨，自己生气，就会影响心身健康。

5.学会遗忘有益健康。忘掉年龄，保持旺盛活力。忘掉怨恨，宽容对事，对人。忘掉悲痛，从伤心中解脱出来。忘掉气愤，想得开，活得快活。忘掉忧愁，减少疾病缠身。忘掉悔恨，过去的就让它快点过去。忘掉疾病，减轻精神压力。忘掉名利，生活更加潇洒。思想上的遗忘如同机体的新陈代谢一样，旧的不去，新的不来。

6.心胸豁达，知足常乐。自己要顺应社会，面对现实，不要期望过高，要有自足感，要保持好心情，遇到不顺心的事不要生气，不要太认真，要学会自我调节。性格要开朗、乐观，遇到困难要有信心，待人处事要随和，不能事事不顺眼，看不惯，要正确对待客观事物。这样才能避免生闷气或无端地发怒而引起心理疾病。

以上心态与健康的六个方面，在此敬献给各位老年朋友，愿大家在未来的日子里健康快乐每一天！生命的长度是人的寿命。生命的厚度是人的作为。生命的高度是人的境界。生命的宽度是人的胸怀。望老年朋友们将晚年生活活出精彩的质量！

张佩玉：乐善好施，助人悦己

英国雪莱说："慈善的倾向是人类心灵所固有的，我们被自己驱使去为他人谋求福利。我们做了使人幸福的事之后总感到满意。"

苏联罗佐夫说过："感人肺腑的人类善良的暖流，能医治心灵和肉体的创伤。"

家住青岛市阳信路 15 号的张佩玉生于 1903 年 3 月 7 日。她 103 岁的时候，身体依然十分硬朗，不驼背，不弯腰，脑清眼明记忆佳。

据老人的女儿介绍，老人一生喜欢帮助人，和周围邻居相处得就像一家人。她一直是家庭妇女，平日里除了照料自己的家，还经常帮着照顾周围的邻居。记得那是夏天，邻居们都去上班了，只有母亲在家里。她就准备好了几大缸子的凉开水，邻居们下班了，总是先到她这儿来痛痛快快地喝几杯凉开水。到了冬天，她就准备热开水。她就像是整条街道上的"母亲"。母亲不管在哪儿住，在街坊邻居中总是享有很高的威信。人们有什么事，都愿意找她帮忙。搬家了，以前的邻居还常来看她。

在张佩玉老人家里做客的一个多小时里，老人精神矍铄、自始至终面带微笑，慈爱、平和、善良全都写在她的脸上。

在一些人看来似乎如今是好人难做，好人难当的时代，虽然这在有些时候某些地方的确如此，但我们不可因此而偏颇，概而全之。好人终有好报，别的不说，好人的寿命往往比处心积虑"整"人的人寿命要长些，我国自古就有"好人长寿"的说法。近年来西方发达国家的研究亦一再证实这一点。

美国耶鲁大学和加州大学的研究者发现，一个心胸宽广、心地善良、乐于助人、与他人融洽相处的人，其预期寿命明显要比那些心胸狭窄、心怀恶意、损人利己、与他人难以融洽相处的人长得多，并且到了老年，心血管病和肿瘤的患病率也要低 1.5 倍之多。此外，我们还可以从日常生活、心理学和生理学角度，看出心地善良与寿命的联系是多么的紧密。

心理学家指出，一个言行和心地都很善良的人，往往能够随遇而安，不会因为生活中的不如意，工作上的不顺心而过分焦虑不安、自生烦恼，不会引起长时间的心神不定和失眠，更不会愤世嫉俗，自暴自弃。而是比较容易地从不顺心、不如意中尽快解脱出来，恢复正常生活方式；容易保持心理上平静与平衡，其社会生活适应能力比较高。反之，心胸狭窄和心怀恶意的人则常常在这个时候心情恶劣，自生烦恼，或者与他人"纠缠不清"，或者伤人伤己，形成恶性反馈。这种人可能会在很长时间内处在一种非正常的生活方式下，如此必将影响个人身心健康。

另外，长寿研究专家们还发现：健康长寿的因素甚多，但是，最重要的因素乃是富有爱心，勤于善行，且不作恶。古今中外的人无论贫富贵贱，一生之中，皆有难以避免的忧苦。语云：欲寡精神爽，虑多烦恼多。忧苦足以使人衰老致病，乃是健康长寿的大敌。唯有培养爱心，广结善缘，多做好事，才能离苦得乐。平时如能做利人之事，才能离苦得乐。平时如能做利人之事，乐善好施，日积月累，不仅为社会大众所敬爱，自己内心更是快乐无比。此即所谓为善最乐。为善之乐，可以驱走忧苦，消弭疾病于无形，获致健康长寿。乐善好施、行善积德，可以延年益寿之功效，是有科学论据的。

世界卫生组织指出，健康的标准不单是身体上的有病与无病，而是一种社会、心理与生理上的和谐与否。若一个人能够养成良好的社会公德，具有与人为善的品行和随遇而安的行为准则，那么，他在社会生活中也就容易获得尊重，容易在心理上得到满足，这样比较容易在社会、心理和生理上保持和谐状态，由此提高健康水平，活到高龄。

朱冠英：什么事都能忍

《张公百忍书》书中说："忍是大人之气量，是君子之根本。能忍夏不热，能忍冬不冷，能忍贫亦乐，能忍寿亦永。"

谚语云："忍得一时气，免得百日忧。"

朱冠英老人住广西陆川县横山乡，几年前，就已年100的她是当地有名的寿星。提到这位寿星，当地人都说，朱冠英老人什么事都能忍，生活中的一切磨难，一切难忍之事，老人都能忍。即使对行恶的人，老人依然抱着一种平静的心态，泰然处之。

"文革"期间，为宅基地的事，老人的一个儿子与村支书及村中的几个恶人发生争执，被这伙人活活打死。这件事对老人的打击非常沉重。但老人没有去找这伙人讲理，也没有去告状，她忍了下来，她只是静静地等待着最终的结果，等待着这伙人的报应。她坚信：多行不义必自毙。后来，政府逮捕了行凶的村支书和打手，并将他们治罪判刑，送进了监牢。

人生进入老年阶段，刚烈、耿直乃至直率等性格只有变得柔顺、圆通和散淡些，才能顺应自然。老年人已离开工作岗位，加之年龄的增长，身体的衰老，如果坚持固执己见，与人纷争，必定伤害身体，如其这样，不如放开，放开其实就是忍让的表现。有关资料表明：在现代百岁老人的共同特点里，其中就有一条——"忍"，即"对误解宽容，得饶人处且饶人，谅人之短，帮人之过"，故而活得潇洒、长寿。

在老年生活中讲究清静养神，安心调和，切忌动怒。因为无论什么原因产生的愤怒，都会影响人的身体健康。正如《内经》所说："喜怒不节，则伤脏，脏伤则病起。"当人愤怒时，交感神经的兴奋性增强，从而促使心率加快、血压升高。所以经常发怒的人易患高血压、冠心病，而且易使病情加重，有的甚至危及生命。

有的学者做过调查，人随着愤怒的程度和时间增加，唾液可由增加而变得枯竭。比如有的人在争吵开始时唾沫星子飞溅，逐渐就变得口干舌燥，吵嚷声随之也慢慢消失了。此时人的唾液成分多会发生改变，即使是吃平时最喜欢吃的东西也会觉得味道不美。再者，经常生气、发火还可使体内免疫系统受损，机体抵抗力下降，发生早衰。

因此，人在生活中就应学会谦和、忍让，避免与人产生纷争，尤其是血气渐衰的老年人更应如此。忍让是老年人良好心理的一种表现；忍让是精神结构与心理素质完美结合的长者风度。

周杏花：适度"遗忘"亦养生

《老年日报》："善于遗忘是一种能力，一种涵养，一种境界。善于遗忘是一个人健康、成熟的标志。善于遗忘，会使我们丢掉包袱，轻装上阵，精力充沛地面对现在，信心百倍地迎接未来，开拓新境界，创造生命亮丽的风景线。"

周杏花，1904年12月出生，家住所前镇来苏周村。

老人很爱干净，身上穿得十分整洁，头梳得整整齐齐。老人的眼睛很好，现在还不花，甚至能穿针引线，让人难以置信。她风趣幽默，行动也干净利索，一点也不像一位百岁老人。当有人问老人过去的事，她会说大多忘了。其实老人的记性挺好的，每次用过的东西她都能想起放在哪儿了，只是老人不愿去想过去的事情，过去太苦了。那时她要养8个子女，生活很苦，想起来是会不开心的。老人说，很多时候人要忘记一些不开心的事情，这样的"健忘"会让自己过得好点。

健忘乍看起来是有害无益的事，但细加分析，适度遗忘不但有利于正常记忆，而且在养生保健中也有极其重要的作用。因为遗忘，对痛苦是解脱，对疲惫是宽慰，对自我是一种升华。在人生的旅途中，如果把那些伤心事、烦恼事、无聊事永远萦绕于脑际，那就等于背上了沉重的包袱，无形的枷锁，就会活得很苦很累，以致精神萎靡，心力交瘁，生命之舟就会无所依存，就会在茫茫的大海中迷航，甚至有倾覆的危险。

那么我们在现在社会的生活中应该学会遗忘那些事情呢？

1.忘掉年龄，保持旺盛活力。人的生理年龄是客观的，但心理年龄则不同，它反映了人的精神状态。有人刚过花甲之年，就不断暗示自己老了。这种消极心理是健康长寿的大敌。俗话说："人不思老，老将不至。"

2.忘掉怨恨，宽容对事对人。一个人种下怨恨的种子，就想报复，甚至千方百计琢磨报复的方法、时机，使人一生不得安宁。忘掉怨恨，心平气和，对长寿大有裨益。

3.忘掉悲痛，从伤心中解脱出来。亲友遇到天灾人祸或死亡，常使人沉浸在悲痛之中不能自拔，时间长了有损身心健康。因而遇到这类事时应想开一些，尽快从中解脱出来。

4.忘掉气愤，想得开，活得快活。人在生气时，血压容易升高，心跳加快，气血瘀滞，甚至因气愤而死亡。其实因一时之气而致病致死又有何益呢？

5.忘掉忧愁，减少疾病缠身。现代医学认为忧愁是抑郁症的主要根源。一生多愁善感会导致多种疾病缠身，甚至让病魔夺去生命。

6.忘掉悔恨，过去的就让它快点过去。令人后悔的事已随岁月流逝而成为历史，总去想追悔莫及的事情，日久，只能伤心伤神，不利于健康长寿。

7.忘掉疾病，减轻精神压力。人被疾病困扰时，总想身上的病，甚至担心日子不多了，毫无益处。因为过分专注于病，会使人精神压力加大，免疫力下降，使疾病加重。得了病，应泰然处之，从精神上战胜疾病。

8.忘掉名利，活得更加潇洒。名利是许多人一生追逐的目标。老年人，只有忘掉名利，知足常乐，才能健康长寿。

马长花："没心没肺"自然健康长寿

在我国古代，有位道士向一位百岁老者探问长寿之道："汝何以长寿？秘诀何在?"老者答曰: "吾信三不知: 一日不知世事, 二日不知生死, 三日不知有身。"道士细究老者话中之理, 不由得笑而叹服。细想起来, 老者信奉的这三个"不知", 含有丰富的科学养生道理。

马长花是甘肃省平凉市红照壁沟众人皆知的寿星, 她祖籍河南孟县, 过100岁生日时, 身体依然很健康。如今, 儿孙绕膝全家老少40多口人。

老太太的精神状态不错, 一根拐杖做伴, 行动尚且方便, 除了右耳稍微有点背之外, 思维依旧敏捷, 语言表达十分清楚。平时爱到巷道里转转走走, 和邻居, 过路人拉拉话解解闷。闲谈中, 当问及老太太的养生之道时, 她说, 我每天早起早睡, 啥心事也不想, 啥闲心也不操, 吃的好, 穿的好, 可知足满意着哩! 我常说"没心没肺"、"能吃能睡", 自然康健长寿。

那年, 儿子艾敬礼因企业改制被分流下岗, 心情很是沮丧。老太太安慰儿子, "现在的社会饿不死人, 能挣钱的路子多着呢, 你年轻, 有文化, 有体力, 还愁没事干。"在老人的开导鼓励下, 艾敬礼重新调整心态, 放下国企干部的架子, 主动外出打工挣钱, 小日子也过得不错。他说, "是我母亲给了我生活的信心和勇气, 母亲就是我人生的榜样。"

为了健康和长寿, 中老年人除了注意体质健康外, 还应该注意心理卫生。有些老人常为一些小事而大发脾气, 对周围事物总感到看不惯, 不称心, 变得多疑善感, 容易激动。人一旦处于生理或心理的压力之下, 呼吸速度会加快, 肾上腺素等激素的分泌会增加, 肝脏分泌的胆固醇会增加, 血管会有收缩的现象, 心跳加快, 血压升高。长期生活在压力之下, 容易出现情绪不稳, 并且经常突然地产生沮丧、生气和暴怒之类的情绪。压力长期积累会引发一些心理毛病, 比如恐慌症、焦虑症和强迫症等, 也会损害人的身体健康。

美国俄亥俄州立大学的研究人员近日表示, 心理压力容易对人体的免疫系统造成负面影响, 而这种影响对老年人产生的不利作用最明显。这些研究人员在实验中得出结论称, 老龄化与心理压力产生的影响一起作用于人体的免疫系统, 使其承受巨大的压力。

就老年人本身而言, 在日常生活中, 人应学会做到"没心没肺"、"能吃能睡", 这两点是很有利于身体健康的养生之道。试想世界上的事情是复杂的, 人间世事千奇百态，哪能事事如意，事事顺心呢？因此，只有用平和、冷静的心态，去看待、对待人和事，才能少生气或不生气，才有益健康。……所以，保持平常心，无欲、无求、无恶、无过，"没心没肺"，"能吃能睡"就能健康、长寿。

陈赐容：人老心不能老

德国精神病学家克里斯托夫曾说："我在变得衰老——这是一个经常令人苦恼的念头，没有什么比这样的念头更能迅速催人衰老。"

英国当代著名哲学家罗素谈他保持青春心态的诀窍是："没有空去注意自己正在衰老。"

陈赐容，广东潮州普宁人，家住广州市东山区仁康里，生于1898年。在她100岁的时候，已是四世同堂。由于她教子有方，子孙们都团结友爱，和睦相处，逢年过节家里儿孙满堂，热闹非凡，老人享受天伦之乐。现在赡养她的是58岁小儿子庄明长。

老人身体健康，无痛无病。爱和朋友闲聊，有客人来，爱讲过去的事情，谈古道今有条不紊，生活能够自理，自己叠被子、扫地、缝补衣裳，会使用简单的家用电器等。

老人虽年迈，但心不老，现在每天用洗面奶洗脸，擦营养霜，皮肤细白，这是长期细心保养的结果。她很讲卫生，勤梳头，多洗脚，衣服仍自己洗，从不让别人沾手，晚上看电视特别爱看动画片。

德国现代心理学家研究发现，人体衰老是一个复杂的生物学和心理学变化的过程。其中，心理衰老对人体衰老所起的作用是十分巨大的。

美国斯坦福大学的医学家曾在20世纪80年代，对65–75岁的老人进行过一项调查，结果表明：心力强盛的人比心力交瘁的人平均多活4.8岁。良好的心理状态能对生理素质产生良好的反馈和调节作用。大脑皮质的兴奋会促使人体免疫功能"年轻化"，增强它的活力，从而使人体各器官的功能得到全方位的巩固和提高。

那老年人如何做到人老心不老，避免或改变心理衰老的状态呢？老年心理学专家通过研究发现，主观认识的转变再加上自身的努力，可以改变和延缓心理上的衰老，从而达到延年益寿的目的。

一是保持良好、健康、乐观的心态。

二是注重心理养生，搞好心理自我保护。

三是劳逸结合，科学安排作息时间，养成良好的工作、学习和生活习惯。

四是注重运动健身，促进血液循环，加速新陈代谢，使自己精力充沛，心情舒畅，充满活力。

五是更新思想观念，更新生活内容，善于寻找生活乐趣。

六是广交朋友，特别要多结交有知识、有朝气及有创造精神的朋友，给自己以启发、激励和鞭策。

七是积极参加社交活动，保持和谐的人际关系。

八是陶冶情操，培养广泛的个人爱好和生活情趣，激发自己的智慧，充实内心世界，排除烦恼和郁闷，保持愉快的心境。

九是适当注重自己的仪表、服饰和行为举止，以年轻、果断、充满活力的美好形象展现自己。

十是确立积极进取的生活目标，让人感到生活充实。

陈鸿逵：一颗童心保长寿

冰心老人曾说过："人老并不可怕，可怕的是心老。"一些童心未泯、童趣未退的老年人，不但精神愉快，生活充满乐趣，而且身体非常健康。看来，老年人在日常生活中"长留童心，常存童趣"，对健康是有一定帮助的。

陈鸿逵 1900 年出生，20 世纪 30 年代留美博士。1935 年，应浙江大学之邀，陈鸿逵毅然回国，从教于农学院，在植物保护领域颇有建树，创立了植物病理学科，为我国植物病理学和农业科学的发展作出了杰出贡献。

2000 年，陈老被评为浙江省和全国健康老人。在 106 岁高寿时，仍然面色红润、思路清晰、行动自如，怎么也看不出他已是跨越 3 个世纪的老人了。现在陈教授全家 30 人，四代同堂，其乐融融。两个儿子、一个女儿都已退休，他现在和女儿、女婿住在一起，生活过得和谐而平静。

陈老平时就像一个老顽童，对于小孩子玩的益智玩具特别情有独钟。他最喜欢玩爬梯子的益智游戏，这是一个有 13 级"楼梯"的长型铁环，是他自己亲手制作的。要走完这个梯子，套上套下，套进套出，有很多技巧，一般人从掌握原理到爬完 13 级梯子，没有半天时间根本没有办法完成，不少年轻人学了多次也不会，即使第一次学会，很快又忘了。但陈老轻轻松松能从 1 级玩到 13 级，玩得很顺手。

所谓童心，即保持儿童那样一种欢乐的心理状态，对事物怀有浓厚的好奇心，对生活充满兴趣，同时对一些烦恼之事则不挂在心上。

老年人的童心，实际上是一种精神上返老还童的心理。童心能使老年人心情舒畅、笑口常开、无忧无虑，忘却烦恼和忧愁，经常是像这样很少有杂念的生活状态，加上乐观的性格，有助于精神状态的年轻化，进而起到健身益寿的作用。一些长寿的老年人大多数都具有这种童心未泯的特点，常被人称为"老小孩"、"老顽童"。

人到老年后怎样才能够使自己拥有一颗童心呢？心理学家们认为保持童心应从以下几点做起。

1.笑。笑是每个人隐藏的本能，笑能使人快活。倘若人到老年那爱笑的性格正在消失，或在病痛悲伤时，就应该使自己回忆一下童年和过去的经历，引发愉悦的笑声而把这些痛苦置之度外。

2.幻想。童年富于幻想。童年的幻想鼓励着孩子探求一些真理。老年人也应这样，老年的幻想多是经验积累的反应，被这些正确的幻想鼓舞，就会使老年人获得创造的灵感，推动老年人回到创造追求前进的征途上去。

3.追忆童年。老年人随着年龄的递增，成年以后的记忆痕迹逐渐淡化消失，而记忆中最为清晰的就是童年的光阴。老年人不妨经常追忆童年时代的乐事，如捉迷藏、放风筝、逮蝈蝈，或到外婆家，或去姑妈家，走亲访友，外出游玩，等等。如果身体条件许可的话，还可以回到童年时代居住、玩耍过的地方，故地重游，使童心再度萌发。

4.多交朋友。童年互相认识后，容易信赖，很快变为真诚的朋友。老年人多因某些习惯关系，互相防守，天长日久就容易孤单了。应该走出去，多结识一些不同性格，不同年龄的人，互相交谈。这样将使老年人摆脱孤独感。

5.看童话书籍。一个简单的童话和寓言往往极富哲理和幽默感。老年人经常阅读童话书，不仅可以使自己捕捉到童年生活的乐趣，而且还能培养情感、充实生活，有兴趣时还可以讲给孙子们听。一切疲劳和烦恼均在孙子们的欢声笑语中消除干净，使老年人对生活更加充满信心，逐渐变得活泼开朗，从而有益于健康长寿。

对于老年人来说，保持童真就是热爱生活。宋代诗人程颐有诗云："时人不识余心乐，将谓偷闲学少年。"不管别人怎么评论自己，新时代的老年人就是要像少年那样无忧无虑地生活，去追求和享受人世间的美好事物。

侯琴芝：拥有好奇心，乐于接受新事物

　　中国科学院心理研究所吴振云研究员告诉《生命时报》记者，"好奇心"其实是一种探究行为：有求知欲、想了解外部世界、什么东西都想闹明白，这对老年人来说的确尤为重要。有了这样的心态，大脑会始终处于活动状态，令脑功能得到锻炼。

　　年过100岁的侯琴芝虽然经历了时代的变迁，但人们习惯称她为"现代老人"，因为她特别喜欢新事物，对新事物具有强烈的好奇心，什么现代工具来者不拒。

　　听说老太太自己使用电磁炉做饭，有人指着电磁炉上的开关钮逗她说："添了锅，按这个按钮就行了吧?"老太太摆摆手："不对不对，要先插上这个电源插销。"老太太一边指着不同颜色的按钮，一边做着示范，很认真地教大家使用"现代厨房工具"。

　　老人的女儿牛爱荣说，白天只有老太太在家，她就负责帮家人接电话。女儿的单位通知星期五10点开会啦、女婿的朋友约他星期三打门球啦，老太太都会一五一十地学来。隔段时间没接到儿孙辈的电话，老太太还会念叨，得打电话问问咋样啦。家人还说，老太太头脑清楚，乐意接受新事物，知道家里的电脑"可以看股市"、MP3可以听戏。

　　美国衰老研究中心发表一项为时5年的研究成果，他们测试了1200名年龄超过65岁的老年人的好奇心，并以此比较他们的血压和胆固醇。结果显示：好奇心较大的一群人的寿命比好奇心较小的人寿命平均高出10岁左右。原因在于好奇心较大的人，他们主动适应各种新事物，总是使自己的生活多姿多彩。

好奇心是保持老年人身心健康很重要的一部分。比如老年人对跳舞产生了好奇心，他不仅要动脑琢磨，用心观看而且还要亲身体验。可以说老年人是在好奇心的驱动下，不断进行新的探索和实践，从而使他们的晚年生活更加丰富多彩，更加有意义，好奇心不仅帮助老年人活动了大脑，而且也锻炼了身体。拥有好奇心，说明大脑思维活跃，可减缓脑细胞老化速度。由于对人生充满情趣，因此生命的生机盎然。善于把情趣升华为乐趣，其实这是使人延年益寿的法宝。这就不难理解，老人好奇心越强越长寿的奥秘所在。

　　好奇心是人的天性，属于与生俱来的灵性。中老年人想保持脑力不衰，必须培养多方面兴趣，关心周围事物，保持好奇心，有助于推迟脑早衰。

　　好奇心强的人，大都比较关心事物的发展，特别是事物发展的趋向及未来。对人生是否充满好奇与渴望，反映了你对新奇事物的追求和对生活充分体验、享受的能力。

　　好奇心不仅能体现出一个人的智力发展能力，而且大脑养生的首要方法之一是要保持好奇心。多一点好奇心，多一点兴趣，对于中老年人来说，是保持心理健康的要诀。一个人有浓厚的好奇心，有广泛的兴趣，说明他有朝气，充满活力；相反，一个人要是对什么都不感兴趣了，那就是"日薄西山，气息奄奄"。

　　人的大脑有喜新厌旧的特点，最不喜欢千篇一律的事物，如能每天变换新花样，每天给自己一个惊奇，他的人生便生机盎然。人生活在现代生活中必须保持活跃的好奇心，要有丰富的精神生活。谁能把好奇心转换为智力"魔法"，谁就拥有成功的机遇，谁就拥有健康的喜悦，就等于拥有长寿的法宝。

韩桂英：用想象来调节精神、愉悦身心

　　唐代药王孙思邈说："瞑目内视，使心生火，想其疾之所在，以火攻之，疾则愈矣。"

2003 年 10 月 8 日，时值韩桂英老人 105 岁的生日。但是她耳不聋、眼不花，生活上基本能够自理。这天，社区的领导来家里看望她，她喜笑颜开，握住领导的手久久不肯松开，嘴里不停地重复着一句话，"共产党好！政府好！"

领导问老人高寿。"我今年 80 了，"面对来访者，韩桂英奶奶不断重复这句话。韩奶奶的小女儿，当时 67 岁的肖女士说，母亲自过完 100 岁寿辰以后，便一直称自己只有 80 岁。现在她想象中自己的年龄一直"定格"在 80 岁。

人的大脑可分为感受区、储存区、判断区和想象区 4 个功能部位。在通常的情况下，人们运用前 3 个部位功能的机会较多，而运用想象区则过少。研究人员发现，对未来的美好想象，不仅是知识的催化剂，而且对人体健康有益。那些患有情绪方面疾病的人，在接受医生对未来作美好幻想的忠告后，病情逐渐好转，甚至恢复了健康。研究显示，富有感情的美好想象，对心率、血压和呼吸都会产生好的影响，轻松的想象可以帮助人们解除精神紧张而引起的疾病。

心理学家把"想象"列入治疗方案，结果发现，当病人进行想象时，体内免疫机能即得到改善。目前，随着"想象"疗法的深入研究，新的学科"精神神经免疫学"已应运而生。

想象不同的内容，对身心的调节也有不同的作用。根据长期以来的实践及现代心理学家的分析，现介绍几种不同的想象及其对身心所能达到的调节作用。

想象蔚蓝的天空，使人胸襟开阔、宁静爽朗；想象蓝天与草原，令人心旷神怡、舒畅豪放；想象白云，有轻松安逸之感；想象五彩霞光，给人以温暖、悠闲、安宁和美好的联想；想象皓月当空，思念之情便会油然而生。

想象童颜之天真活泼，可纠成人过于拘谨之偏；老人想象青壮年之朝气，可扫暮气与沮丧；想象姑娘的文静与温柔，有利于改掉粗俗之陋习；出门在外，想象亲人的期盼，常能激发奋发向上、不甘人后的豪情。

想象雄鹰展翅翱翔，能激发人奋发向上；想象美味佳肴或梅、橘、杏，可令人口舌生津、胃口大开。

以上列举只是想象养生中的一小部分内容，由于各人生活经历不同，所想象的事物虽然相同，但产生的结果却不尽相同。因此，各人可结合自己的体会，尽量观想能使自己的身心达到愉悦的事物，以利于身心调节和精神的放松，从而达到康、乐、寿之最终目的。

蔡松苍：幽默风趣亦长寿

心理学家和医学博士格雷尔·克里斯蒂娜·内斯伦德说："幽默能够为我们的健康带来积极的影响，这已经不是什么新的话题。在圣经里，我们就能了解到这一点。在中世纪，医生们已经注意到了幽默的治疗效果，但这些却渐渐地被遗忘了。相反，医生们把更多的注意力地转向了医学治疗和医疗设备。"

蔡松苍生于1888年12月。2002年12月，被评为第五届"全国健康老人"第一名。在他113岁那年的正月十五夜晚，在人们搀扶下，他兴高采烈地来到西湖公园看花灯。节日的西湖公园里，到处是花灯，到处是人群，老寿星的到来吸引了许多游人围观。蔡松苍说："我活这么久了，花灯还是头一回看到。"原来，老寿星早年所遇到的不是战乱就是国运衰败，壮年时期为躲避日本入侵，出家隐居深山。近几年看到国运日益昌盛，老寿星才开始有了社会活动。老寿星看到一个九龙驾车大花灯，便对身边的人说："我属老鼠，今年是蛇年，也是小龙，十二生肖里，我的属相最小，龙最大。"一句幽默风趣的话引得围观的人们哈哈大笑。

看着处处呈现着欢欢喜喜闹元宵的节日气氛，老寿星的脸上乐开了花。

现代心理学家认为幽默不但能调节和保持心理健康，还可起到延年益寿的抗衰老作用。这是因为，幽默能使紧张的心理放松，释放被压抑的情绪，摆脱窘困的场面，和缓气氛，减轻焦虑和忧愁，避免过强的精神刺激和心理活动的干扰，从而起到心理保健作用。因此，经常保持幽默的心境，富有幽默感，是一种心理防御机制。

幽默能使人发笑，能调节内分泌系统功能，使人体的体液循环，新陈代谢发生变化，能诱发神经系统的兴奋性，以致有益于抗病及抗衰老。现代心理学家认为，相声艺术家与医学家相比较，在正常的情况下，相声艺术家的平均寿命要比医学家的平均寿命高。这充分证明了这一点：常幽默，可益寿。

据《健康报》报道，美国的一些医院近年来开设了诸多的幽默室为病人疗疾。幽默室一经开放即受到病人和家属的欢迎，一些病人病情迅速好转，胜似"药到病除"。如此奇效显然得益于心理疗法恰到好处的运用，使病人心头的苦恼、忧伤和孤独得以摆脱。

当然，人们要想身心健康，延年益寿，首先还必须重在自身幽默感的培养。那么，人们应如何培养自己的幽默感呢？

1.弄清幽默的真正含义。幽默是用影射手法，机智而又敏捷地指出别人的缺点或优点，在微笑中加以否定或肯定。

2.使自己的知识面广一些。因为幽默须建立在丰富知识的基础上，才能作出恰当的比喻。另外，幽默首先是一种智慧的表现，要具有审时度势能力，深广的知识面，这样才能够谈资丰富，妙言成趣。

3.陶冶自己高尚的情操。因为幽默常常是一种宽容精神的体现，要善于体谅他人。

4.要有乐观精神。因为幽默感和乐观精神是亲密的朋友，很难想象 一个成天愁眉苦脸、忧心忡忡的人会有幽默感。

5.幽默感需要深刻的洞察力。迅速地捕捉事物的本质，以恰当的比喻，诙谐的语言，使人们产生轻松的感觉。因此，不断提高我们观察事物的能力，培养机智、敏捷的作风，是提高幽默感的一个重要方面。

第九篇

人际关系与长寿

庞向兰：家庭和睦，人心自然舒畅

《医药养生保健报》曾说："大多数人都认识到家庭关系的重要，但是许多人还没有意识到，家庭关系重要到足以影响人们寿命的地步。"

在习家店镇板桥村，传扬着一个"老奶奶照顾老奶奶"的感人故事：古稀之年的儿媳妇照顾耄耋之年的婆婆。在儿媳妇今年初中风后，又出现"孝子贤孙"的佳话：四五十岁的兄弟们照顾两位老人。这个和谐家庭的最大长辈是现年102岁的庞向兰老人。

老人一家非常和睦，儿子、儿媳、孙子和孙媳都很孝顺、和善，没有吵过架。孙子之间常相互帮助，不分彼此，不斤斤计较。大哥杨明书家的房子就是他们几位兄弟帮助一手新建的。据杨明有介绍，他老爹杨正林在世时，是一位人民教师，善于教育子女，从不打骂，常以理服人，临终前叮嘱他们要好好照顾奶奶和母亲。

家庭和睦，后代孝顺，使得庞向兰一家美名远扬，深深感染了所在的板桥村乡亲。村里有时出现家庭吵架，村治保主任杨正国什么话都不说，干脆把他们领到杨明书、杨明有家里去，让他们亲自感受身边典型的教育，使一时的冲动烟消云散，事后不少村民都感到汗颜。一家的和睦带动了全村各家走向和睦。板桥村家庭纠纷比其他村要少，解决也容易些。

健康始于家庭。一位外国作家曾这样写道："一个和谐幸福的家庭，有如沙漠的甘泉，涌出宁谧的安慰，使人洗心涤虑，怡情悦性。"家庭和谐是诗、是歌、是画，是激扬生命风帆的动力，是滋润脏腑的琼浆玉液，是老年人健康长寿的秘方。德国一份调查资料证实："生活在和睦家庭中人患癌症的危险要比生活在暴力家庭的至少要少一半。而且即使患癌症，其存活期也比较长。如果生活在不和谐家庭，整日精神不振、郁闷忧愁，使神经功能失去平衡，造成内分泌紊乱，从而导致高血压、动脉硬化、十二指肠溃疡和新陈代谢障碍等疾病。"这就说明，家庭和谐对于健康的重要性，对于老年人来说，更是如此。

那么，我们为什么说家庭和睦对老年人更为重要呢？

1. 和睦的家庭是老年人的基本需求。所有老年人都希望有和睦的家庭和融洽的环境，人上了年纪，生理和心理诸方面都发生了很大变化，大多不从事繁重的生产活动和岗位工作，家庭成为他们消磨时光的基本地方，家庭成了他们活动的中心。因此老年人的晚年幸福、健康长寿和家庭生活的和谐、美满紧密相连，创造一个和睦祥乐的家庭生活气氛可以为老人的快乐晚年提供保障。

2. 家庭和睦可提高老年人的抗病能力。联合国世界卫生组织提出这样一个口号："健康的一半是心理健康。"一个家庭是否和睦、和谐、温馨、美满直接影响着家庭成员，特别是家庭中老年人的精神状态。而人的精神状态的好坏，与人的寿命的长短息息相关，当人的精神状态好的时候，体内能够分泌出有益物质，能使身体调节到最佳状态，使人体各个系统、各个器官处于良好状态，免疫系统得到加强，这无疑对人的身心健康是十分有益的。因此说，家庭和谐能够减少老人不必要的闲气，心净自然少忧烦，有助于老人的身心健康，增进健康长寿。

由上可知，家庭和睦融洽，对健康和长寿大有裨益。但愿每个家庭都能做到彼此充满温情和爱意，彼此尊重、理解、信任，生活快乐和谐温馨，使家庭中每一成员都感受到幸福、温暖和愉快，处在一个良好的家庭气氛中。

赫伯特，玛格达夫妇：夫妻恩爱人长寿

据世界卫生组织专家称：多年来，医学界忽视了夫妻恩爱是防治疾病，长寿与健美的一个重要因素，这是令人非常遗憾的。

《吉尼斯世界纪录大全》曾确认，美国费城居民 105 岁的赫伯特·布朗和 100 岁的玛格达·布朗是世界上"最长寿的夫妇"。载入史册赫伯特和玛格达两人的总年龄达到 205 岁 293 天，被《吉尼斯世界纪录大全》确认为世界上最长寿的夫妇，打破了英国人阿罗史密斯夫妇刚刚创造的世界纪录。

该夫妇有着 74 年的恩爱婚姻，虽然有其他一些夫妇的婚龄超过了他们，还有一些人的年龄都比他们大，但他们的年龄总和却无人可及。

谈到保持长寿的秘诀时，玛格达道出了其中缘由："平静的生活以及相互间精心照料对方是秘密所在。"她说："赫伯格性格非常随和，而我是一个非常坚强的人。我们之间总会出现一些分歧，但我们从未与对方争吵过。我们只会对问题进行讨论而不会与对方争论。"

在婚礼上人们常会祝福新婚夫妇"夫妻恩爱，白头偕老"，这句话从医学角度来讲是有道理的。在生活中有的夫妻能和睦相处，有的夫妻却吵闹不断，人们不难发现，那些家庭和睦、夫妻恩爱的老人大都长寿，其原因何在呢？

1.美满婚姻可提高夫妻双方的免疫力。沉浸在爱河中的男女，可激发性腺产生大量 T 细胞和 B 细胞，使人不容易患感冒、肺炎、气管炎、肿瘤等病症，其发病率比未婚或"问题夫妻"减少 50%–70%，尤其是女性患乳腺癌的比例明显低于婚姻不和睦的同龄者。

2.夫妻恩爱，可预防心脑血管疾病和阿尔茨海默病等疾病的发生。当人心情愉快、精神状态良好时，体内会分泌出激素和乙酰胆碱，这些物质能把血液流量、神经细胞的兴奋程度调节到最佳状态，能促进人体内各器官正常运转，减少不良因素的刺激，改善全身血液循环和新陈代谢，可使心脑血管疾病的发病率减少20%-30%，老年痴呆症的发生率降低，有益于增进人体的身心健康。

3.夫妻恩爱，可抗衰延寿。美满幸福的婚姻可以促进人体分泌出一种令人健美长寿的代谢物质与激素酶，这些物质可促使皮肤保持水分，增加弹性，显得光滑、红润、细腻，同时指甲发亮，头发浓黑，富有光泽。

家庭和睦，夫妻恩爱是健康长寿的重要条件。古今中外，由于夫妻恩爱，家庭和睦相处，而双双获得健康长寿的例子很多。所以，夫妻应该互谅互让，携手一起慢慢变老，多过些幸福的生活。

钱立坤：夫妻间经常交谈有益于健康

培根曾说过这么一句话："妻子是青年时代的情人，中年时代的伴侣，老年时代的守护。"老年夫妻除了在日常的饮食生活起居上相互关心外，更多的是要通过语言交流，排遣老年期的困惑、孤寂和郁闷。

在湖北省汉阳县曾有位百岁大寿星钱立坤。钱立坤生于1889年(清·光绪十五年)腊月，1991年已满101周岁。1988年，武汉市老年大学招生的消息传到汉阳县。钱老得知后立即写申请，要求上老年大学。学校考虑到他已经99岁，年事过高，没有及时答复。很少生气的钱老这次可真急了，他跟人家打听到学校地址，找到学校负责人连声责问："我耳不聋，眼不花，手脚灵便，老年大学为什么不肯要我？"学校拗不过老人家，批准钱立坤进了老年大学，安排在武汉市老年大学汉阳县分校就读。3年来，钱老勤奋好学，从不迟到早退，各门功课成绩优良，《古汉语中的故事》一科尤其突出。

钱立坤老人是怎样达到如此高寿的？他说："我喜欢把自己的经历和对一些事物的见解系统地说给来看我的人听。我把想说的话说出来了，或者常常找点小幽默和家人们、朋友们开开玩笑，乐一乐，我的心情便格外舒畅。我老伴比我小1岁，瘫痪卧床多年，虽然有外孙女料理，但凡是我自己能做的事，就不愿意别人帮助。喂饭送茶，穿衣端痰盂，全是我一人包了。更为重要的是，我每天都要与她谈很长时间的天，说很长时间的话。要知道，这对于长寿也是至关重要的。因为夫妻之间是否恩爱和睦，家庭生活是否和谐一致，直接影响着夫妻双方的精神状态，而精神状态又对寿命产生巨大影响。恶劣的心情和坏情绪是人短命夭亡的首要因素。比如今天晚上我肯定要把我们见面谈话的情况详细地跟老伴唠叨一遍。不动这个嘴皮子，我不舒服，老伴更不痛快。特别是几代人围坐一桌吃饭，大家说说笑笑，把一天的忙碌劳累都消除了。每天晚上10点多钟，我和老伴儿谈起一天的活动和感受，觉得虽然没少磨嘴皮子，但感到生活特别充实而愉快。这是使我能够长寿最主要的一条经验。"

夫妻之间经常进行开诚布公的交谈为什么会有益健康呢？

其一，夫妻间多交谈可以增加相互了解，有些人认为进入中年夫妻间就完全知己知彼了，其实即使到了老年也需要相互了解。只有不断了解才能使各自心理达到新的平衡，促进身心健康，夫妻间的了解主要是心理了解，要做到心理了解，更多的是依赖于语言的交流。一位即将退休的工人，突然情绪低落下来，而老伴只知道在生活上百般照顾，虽然顿顿美味佳肴，仍不能使他高兴。她并不知道这是老头退休之前产生的孤寂心理反应，如果多交谈多安慰，也许情绪不至于如此消极。美国学者曾做过调查，发现健康长寿的老年夫妻，大都属于"交谈型"夫妻。

其二，夫妻间交谈有利于解除各自的抑制心理。心理学家早就指出，抑郁是人类健康长寿的大敌，因为抑郁过久会发展为抑郁症，而抑郁又是癌细胞的"活化剂"。夫妻间交谈不同于一般的交谈，同别人不能谈的，可以毫无顾忌和爱人谈，倾吐心中的抑郁之气，交谈后则心情开朗，被打乱的心理平衡得到恢复。

其三，夫妻多交谈有利于早期发现疾病。有些人虽然能参加工作、学习和劳动，但在他们体内某些部位潜伏着病变，本人和别人都没有发现他们在岗位上可能根本没有感到有什么不适之感，回到家中，夫妻交谈中精神放松，偶然出现不适，可能自己谈出，也可能被细心的爱人察觉，从而督促对方就医检查，早期发现疾病。医生们调查得知，许多心血管疾病、肺结核病、高血压、糖尿病、慢性隐匿性肝炎等都是在夫妻交谈中露出"蛛丝马迹"到医院进一步检查才发现的。

汤姆斯·帕尔：性生活不是年轻人的专利

《性与爱大全》"老年期性生活"一章中指出："随着年龄增大，老人会越来越容易患上关节炎，有些患这种疾患的老人发现，性交后症状有明显改善。还有证据表明，继续过性生活并喜欢性生活的老人往往较长寿。虽然不能断言是性生活本身使人长寿，但是任何促进美满性生活的因素，同样也有可能促进人的长寿。"

17世纪中期，英国有一个长寿老人，名叫汤姆斯·帕尔，一共经历了九个英国王朝。在他119岁那年还举行过婚礼。因长寿闻名于全英国，就在152岁那年受英皇召见，在王宫中为他把酒祝寿。由于这次寿宴中过食，消化不良，卒于宫中。著名解剖生理学家哈维氏将他的尸体做了解剖，发现各器官均很健全。他妻子说："他一直非常健康，120岁时还能过性生活，他无论从哪方面都感觉不出这么老。"就在他（她）结婚的第二年，妻子为他生下一个儿子。

传统观念认为，人对性活动的兴趣是随年龄增长而下降的，直到最后丧失。

进入中年后会对性生活感到厌倦，而老年人则应该根除性欲，还有很多人把老年男女间的性活动看成是粗鄙的，实则不然。

南方性学研究所胡廷溢先生对广东省九个不同地区80岁以上男寿星的调查显示，四成老寿星如今仍保持正常的性生活，仅仅有不到一成的老人在70岁前就终止了性生活。胡廷溢认为，性生活活跃是寿星健康的标志，性功能旺盛者寿命也相对较长。据美国人调查，单身男女和鳏寡孤独者的死亡率是婚姻美满者的2-10倍；丧偶当年而辞世的人也屡见不鲜。

由此可见，正常、适度、和谐而规律的"闺房乐趣"，不仅使夫妻生活幸福，也有利于健康长寿。心理学家、医生都一致向你推荐：最佳的养生之道就是拥有美满的性爱！和谐性爱有以下益处。

1.性生活对消极情绪有"解毒"作用。人们的喜怒哀乐之情同身体健康有密切的关系，当愤怒、焦虑、紧张、负疚、忧伤等消极情绪持续产生时，会造成生理上的负面影响，最终会削弱免疫系统功能。在性生活过程中，中枢神经系统释放出一种天然镇静剂——内啡肽，会使整个生理系统处于一种轻松而有益的状态。

2.性生活有助于消除失眠。性生活能使身体迅速放松，有助于消除失眠症。性生活越是美满，事后也越易入睡。

3.适度性生活保持脑年轻。日本一医学博士指出，没有性生活的人，会发生"用进废退"的性萎缩。适当的性生活有助于保持脑年轻，防止脑老化和促进新陈代谢。性生活积极的老人，精力更旺盛，记忆力也较强。

4.性生活能有效减少心脏病和心肌梗死的发生。研究证实，因性生活使骨盆和四肢、关节、肌肉、脊柱更多的活动，促进了血液循环，增强了心脏功能和肺活量，能有效减少心脏病和心肌梗死的发生。

总之，完美的性生活好处多多，让你身心健康，工作顺心如意，爱情如胶似漆，婚姻美满幸福。主动追求性生活，你会发现从未见过如此容光焕发的自己！

田润斋：勇敢地追求自己的幸福生活——再婚

唐代医家孙思邈在《备急千金要方》中，明确地指出"男不可无女，女不可无男"，"无女则意动，意动则神老，神老则寿损"。可见已把婚姻生活与长寿的关系提高到重要的地位。

现在，老年人再婚已不是什么新鲜事。曾经发生这样一件趣事：几年前，家住安徽淮南湖滨村政法大院 101 岁的田润斋老人到婚介中心要找个老伴共度晚年。

后来，在婚介中心工作人员的帮助下，田老大爷终于找到了对象——家住淮南九龙岗时年 64 岁的郭大妈。婚介中心的工作人员还给田老大爷买了束鲜花。田大爷见到郭大妈，客气地直往屋里让。

谈起找老伴，老人感慨地说，自己 1904 年出生，离休前是淮南市中级人民法院的一名审判员，儿女都在外省工作。1991 年，相濡以沫的老伴以 94 岁的高龄去世，从此，他就独自生活。

工作人员给田老大爷介绍了郭大妈的基本情况，两个老人一见面家长里短谈得很热火。采访中，田大爷十分健谈，他说，他要用自己的行动鼓励那些单身的中老年朋友，勇敢地追求自己的幸福生活。

据资料统计，老人因失去配偶致心理失衡然后导致死亡的人数是一般老年人死亡的 7 倍。那么，怎样才能尽快摆脱和缩短丧偶后因过度悲伤而引起的心理障碍呢？据日本有关资料记载，丧偶的老人再婚以后生活会有很大的变化，他们不再感到孤独，觉得生活更有意义。这说明再婚可以解决老年人丧偶后在生活、情感上的痛苦与无助。

首先，一个新的老伴可以共同分享、追忆生活的往事、喜怒哀乐，这样可以排除内心的烦恼、焦虑、苦闷忧郁，使内在的情感与外界的刺激达到平衡。

其次，对于再婚老人来说，有人陪伴度日可以消除孤独。白天做些两个人都感兴趣又对社会有益的事。晚上一起听音乐、看电视；夜深人静时互相体贴、安慰。这样的生活既解决了平时在生病时有人照顾，又给生活带来了乐趣。

所以，再婚对老年人来说，不仅在生活上可以互相照顾、互相扶持，而且更重要的是在精神上的互相沟通和慰藉，这样在心理上能达到的平衡，精神上也可以放松。

那么，老人为了再婚后生活的幸福美满，再婚前选择对象时应注意哪些问题呢？

1.双方性格的选择。晚年结成夫妻，主要的目的是相互照料，相互体贴，共同安度幸福的晚年。如果性格相差过大，爱好各异，加上人到老年调适能力降低，会影响再婚后的幸福生活。

2.双方健康状况选择。如果双方都很健康当然很好，如果有一方身体很差，另一方就考虑能否给予更多照应的问题。如果双方身体都很差，则应考虑婚后生活能否基本自理的问题。

3.双方的年龄差距选择。一般应选择年龄相当的配偶。如果双方年龄差距甚大，婚后性生活难以达到融洽和谐及双方满意，如年龄过轻，和前妻或前夫留下的子女关系上也不好处理。

4.经济与住房问题选择。再婚后居住在何方，基本生活能否维持，医疗费用有无保障，这是关系到今后夫妻生活能否幸福的物质基础。

5.双方亲属对再婚的态度。再婚前双方最好能征求子女和亲属的意见，如能取得双方子女及亲属的理解与支持，当然更好。如果子女亲属不能理解，甚至表示反对，再讲清道理，耐心说服，千万不要不予理睬而我行我素，因为这样往往会引起子女和亲属的不满而影响婚后的家庭团结、和睦、幸福。

郑集：爱情能战胜死神

《爱情·药物·奇迹》一书中说到：发脾气易使人生病这一现象并不是偶然的。研究显示，失望情绪确实可以降低一个人的免疫力。所以，专家规劝世人：不但要爱自己，也要爱别人，这对增进健康大有裨益。

生于 1900 年，活了 110 岁的四川南溪老寿星郑集，先后获中央大学学士、美国俄亥俄州立大学博士、美国印第安纳大学博士学位。历任中央大学医学院教授、南京大学生物系和生化系一级教授、博士生导师。是中国营养学的奠基人，中国生物化学的开拓者之一。2004 年，南京大学收到来自"英国剑桥国际人物传记中心"的祝贺信，授予郑集"21 世纪最有成就奖"。他还曾变卖家产（房产），捐给学校和社会，设立清寒奖学金和学术基金。

其夫人朱荣芳，出身名门世家。他们之间的爱情，在跌宕的人生历程中，越向前走，越显甜美香醇。

1996 年，83 岁的朱荣芳突然中风，当时郑老还在教学，但仍尽量抽时间照看夫人。朱荣芳奇迹般的恢复了健康，令医生也大感惊奇。一位美国作家写道："死神统治着世界，但爱情能战胜死神！"这似乎就是郑集夫妇的写照。

据世界卫生组织专家称：多年来，医学界忽视了爱情是防治疾病、长寿与健美的一个重要因素，这是令人非常遗憾的。

我们都知道相爱行动之后的最初征兆：心跳加快，胃里仿佛装满发了疯的蝴蝶；然后，腿开始发抖，呼吸急促，瞳孔放大，这非常清楚地表明了兴趣和吸引力。这些都是肾上腺素作用的结果，它是一种由肾上腺分泌出的神经介质。

那么手出汗呢？口干舌燥呢？这些则是肾上腺分泌的其他激素作用的结果。而在爱人身旁的幸福感则来源于大脑和垂体分泌出的分子，这些分子令人在爱情来临时有欣快的感觉，它们让人废寝忘食，不知疲倦。这些分子与紧张激素相伴产生。马蒂尼的研究表明：每个人在释放紧张激素的同时也释放出欣快分子。

爱情的冲动和狂热，反过来又可以促使另一种激素产生，这种激素是一种负责加强大脑感觉的神经介质，即让大脑接收某种东西，令其重复感到愉快。在爱人身旁感到的幸福和愉快有赖于欣快分子的作用，它们是由脑垂体分泌出的一种神经介质。要了解这一物质的力量，只需想一想它是与紧张激素相伴产生的便可以了。实际上，每个这样的激素都分泌出一个欣快分子，以此减轻其冲击，并制造出一种令人愉快的止痛效果。

研究情感却又漠视来自身体上的感受是不可能的，这一原则既适用于肉体上的吸引，一见钟情，又适用于注定终此一生的恋情，即便是建立在爱情基础上的性的认同感，也要回到中枢神经系统这一级的生化反应上。

英国科学家发现，当人坠入爱河，爱人或被爱时，能有效提高免疫力，不易患感冒。反之，失恋者免疫力处于低谷，易患感冒。德国专家做出统计：夫妻生活和谐者，患癌症的危险性小于夫妇失和者50%。在生活中缺乏爱情的人，比较起爱情美满的同龄人，患抑郁症、狂躁症、失眠症、性变态、性压抑等心理性疾病的危险性至少大于50%。

所以，爱情有助长寿。美满幸福的爱情可使对方体内分泌出一种令人健美长寿的代谢物质与激素酶、乙酰胆碱等。据日本厚生省统计：爱情美满与离婚的夫妇相比，男人寿命平均短12岁，女人短5岁；丧偶者当年因病死亡的概率比同龄人高10倍以上；经历离婚的人其患病率要比爱情美满的人高出12倍。

袁克兰：儿孙绕膝人增寿

社会调查结果显示：90%以上的独居老人最需要晚辈的关爱和眷顾，亲人心灵的沟通与精神的慰藉。

十多年前，生于1903年的袁克兰老人在儿孙的簇拥下度过了101岁的生日。当时，看到儿孙们簇拥在身边说说笑笑，老人高兴得两眼眯成了一道缝。老人说："儿孙是我的心头肉。我就喜欢看到儿孙们高高兴兴、快快乐乐。"

在儿孙们看来，老人最大的特点就是心里装着儿孙们。1982年，老人58岁的儿子不幸患了膀胱癌，当时已是79岁高龄的袁克兰老人执意到医院去照顾，尽管她已是古稀之人，但母爱使她拄着拐杖在儿子的床边护理。略懂些医学知识的老人，知道癌症时有复发的可能。所以，儿子出院后，老人总是叮嘱已当爷爷的儿子要注意身体。每当老人看到儿子脸色不好时，总是问长问短。老人的长孙今年52岁，在一个单位担任管理工作。老人说，长孙干的是操心、费神的活，因此，她对长孙的健康特别关心。一旦隔些日子没有见到长孙，老人总是会问："他还好吗？不会是累病了吧？"

质朴的生活、善良宽容的美德、富有爱心的情怀和处处为别人着想的胸襟，使101岁的袁克兰老人至今还耳聪目明，吐字清楚，思维敏捷，生活自理，享受着被儿孙们簇拥、被重孙们绕膝的天伦之乐。

现代医学研究发现，在日常生活中，合家团聚、儿孙绕膝的老年人，可以增寿。据调查，有67%的老年人愿意和子女一起生活，帮助子女做些家务，从而填补老年人时间上的空虚，能充实精神生活。生活在这种家庭和睦的环境中，老年人有了一种安全感和幸福感，生理和心理年龄的脚步就会随之放慢，生命会更加延长。

这是因为在幸福的家庭里，老年人和子孙一起生活，整日有说又有笑，活跃、愉快的家庭，和睦气氛，会使老人忘却忧愁，丢掉烦恼，消除老年人的心理孤独感，有利于身心健康。另一方面，老年人恰恰处于第二童年期，在心理上也容易与孙辈产生感情共鸣。可爱活泼的小孙子的一举一动都充满了生命的活力，这也强烈地感染着做祖父母的老人。他们把自己的感情寄托在孙子女身上，淡化了因从工作岗位上回到家中而产生的孤独感和失落感。

研究证明，人在精神好的时候，可以分泌出各种有益激素、酶和乙酰胆碱。这些物质，有利于老年人身心健康，能把血液的流量、神经细胞的兴奋调节到最佳状态，避免了老年性痴呆症的发生。

不过，老年人在照看孙子、操持家务的过程中，也不能过于劳累。否则，就会增加心脏病的发病危险。

此外，在家如何做老人，也是个值得关注的问题，它关系到社会的稳定，家庭的和睦，更关系到老年人自身的健康长寿。老人在家里要讲民主，有事要与晚辈商量。要尊重晚辈的正确意见，切不可个人说了算，"一言堂"、"常有理"。老人应当视晚辈为朋友，不能倚老卖老，居高临下，动辄训人，应当设身处地，加深理解，多些帮助，少些指责，多些宽容，少点埋怨。

魏若南：朋友是我的一笔财富

英国哲学家培根说："如果你把快乐告诉一个朋友，你将得到两个快乐；如果你把忧愁向朋友倾吐，你将被分掉一半忧愁。"良好的交往、人际关系往往是快乐之源，有益于身心健康。还是培根所言："当遭遇挫折而感到愤懑抑郁时，向知心朋友的一席倾诉可以使我得到疏导，否则这种压抑郁闷会使人致病。"

《交往与健康》一书中写道："交往是人生中的需要，交往是情感倾泻的渠道，交往是青少年成长的催化剂，交往是老年人心灵的润滑剂，交往能消除孤独获得安全，交往能健全一个人的人格。"

走起路来稳稳当当、健步如飞；能读书看报、看电视，还是剪纸高手；直到现在牙齿仍旧一颗未掉，喜欢吃兰花豆、花生米。估计谁见了魏若南老人，都会认为她顶多只不过70多岁。可也许你不会相信，她老人家却100岁高龄了。

说起朋友，"魏大姐"先是给我们介绍了福利中心的知心人唐兆娟婆婆。唐兆娟婆婆76岁，年龄比"魏大姐"小两三轮。因为唐婆婆早年也在上海生活，和"魏大姐"有"共同语言"，可以自如地交流，所以两位老人自然成了好朋友，同住一间房。

唐婆婆脾气急躁，而"魏大姐"性格平和，两人正好可以互补。我们采访"魏大姐"，耽搁了她吃饭，唐婆婆就帮"魏大姐"把饭盖好，保温。为了有助于我们获得更详细更全面的信息，唐婆婆把自己帮"魏大姐"收集的剪报贡献了出来。看着两位老人互携互助，我们知道"魏大姐"的老年生活不会孤独。

讲到远方的朋友，"魏大姐"滔滔不绝。"去年同学的儿子来三峡，特意过来给我做了99岁大寿，还给福利中心献爱心，捐了3000元钱。""魏大姐"乐呵呵地说。"她朋友的另外一个女儿，每年寄来的芝麻糊都很好吃。"唐婆婆补充道。

"魏大姐"拿出影集，一个个地给我们介绍她的朋友，那种感觉很慈祥，也很温暖，让我们不得不感慨：朋友，真是人生的一笔财富。

人到老年，也应多交朋友，增加社会往来，这样可以避免孤独、空虚、失落、无聊、惆怅，这也是保持心理健康的一个重要方面。

据新加坡《联合早报》报道，澳大利亚最新公布的一项调查显示，朋友众多的老人往往会活得长久，同家人关系密切的老人却未必会延年益寿。

这项长达十年的研究是以澳大利亚阿德莱德1477个七旬老人与他人接触和

电话联系为研究依据。结果显示，社交网络广、知己多的老人寿命较长，而朋友和知交少的老人长寿概率不高。

该研究是澳大利亚"老年"研究的一部分，研究分析的因素包括健康、生活习惯、经济状况等。之前曾有调查发现，各类的社交活动都有利于人类寿命的延长，这项研究则把重点放在人类之间的哪一类接触最有利于延年益寿。

研究员把社交活动分为三类，那就是同朋友交往、向未必为密友的人倾诉以及同家人相处。他们发现，经过了十年的时间后，那些说自己朋友众多的老人寿命高于平均寿命，有倾诉对象的人寿命也会长一些，那些生活以孩子和亲人为重心的人就不会显著长寿。朋友多和朋友少的老人寿命相差20%。

科学研究表明，要让老年人生活舒适，家人的作用至关重要。但要让老年人的情感动起来，活起来，使他们提高自信心，保持良好的心态，最终提高健康水平，最好的办法就是建立每个老人自己的交际圈子。这是因为老人在家庭里总是被定位于一个传统的角色上，给他们带来了某些限制。而走上社会，多与朋友接触，则会生活得更有个性，有利于解决他们遇到的各种困难和矛盾。

珍惜友情，广交朋友。广大的社交网络是很重要的。因此，人上了年纪，生活重心不应只是孩子和家人，而应与自己没有血缘关系的朋友多交往，是会带来好处多多的。

老年人可根据自己的兴趣、爱好、习惯、特长以及健康状况等决定交友的方式，及时增加生活内容及生活情趣。同时，在交往中可以获得一种归属感和个人存在的人生价值。这样，会把自己的生活、身体和精神调节得更好。

万籁鸣："忘年交"替代了"老朽感"

《无锡日报》曾经报道说："忘年交可对老年人起着潜移默化的作用，让老年人达到'忘老'的境界，甚至出现'青春重返'的感觉。老年人通过这种心理暗示，会产生愉快、轻松、乐观、充满希望的情绪，增强脑力和体力劳动的效率和耐久力，使全身各系统生理功能调节在最佳水平上，延缓衰老的进程。"

在我国美术界有一位年过百岁，仍脸色红润、身板硬朗，背不驼、腿不软、眼不花、头不昏的老人，还和许多小朋友成为"忘年交"。他就是我国动画电影的先驱，著名国际动画美术专家万籁鸣。

万老是个闲不住的人，他酷爱绘画。他说："绘画是动静结合的好运动，是动脑又动手的艺术追求。"他把绘画比作锻炼身体的"柔功"。画时提笔悬肘，人要静下来，深吸一口气，把这口气由脑后引到颈部、手腕、手指，然后笔端似有千钧之力，笔走龙蛇，好似做了一套太极拳、练了一次气功。久而久之，气血贯通，身体各部位都能得到锻炼，这也许和万老的长寿有着千丝万缕的联系。他认为脑子越用越灵，手随脑灵。

万籁鸣老人性格豪放，乐观豁达，总是尽情陶醉于水墨天地里，铺纸作画，几十年如一日。他常说："我最怕无所事事，虽已日薄西山近黄昏，可我还想为自己钟情的祖国动画绘画事业多做一点事"。他的《大闹天空》中的孙悟空形象，深深地印在几代小朋友的心里。小朋友喜欢万老，万老也热爱小朋友，他不顾年迈，常常为儿童画展作评委，和他们在一起照相留念，与许多小朋友成了"忘年交"。他说："忘年交"替代了"老朽感"这是我健康长寿的重要一招。

"忘年交"就是忘记年龄、辈分、性别的一种与孩童、年轻人的一种高雅的社交往来。虽然有着较大的年龄差距，但彼此结为知己，可以推心置腹无话不讲，大有"相见恨晚"、"酒逢知己千杯少"之感。生活实践证明，对于老年人来说，善于结交各方面的朋友，不但会驱逐孤独之感，而且还会产生愉悦之情。尤其和少年朋友结成忘年交，会使自己童心不泯，青春常在，对于身心健康大有裨益。

老年人与年轻人结成忘年交，对老年人来说至少有以下几点好处。

1.年轻人具有精力充沛、思想活跃、富有开拓精神等特点，而老年人所缺少的正是这些。与年轻人交友，好像在沉闷阴暗的屋子里开了一扇窗子，让阳光和新鲜空气进入室内，老年的心理状态也会重新活跃起来，以朝气代替暮气，心理年龄减小，做到人老心不老，恢复青春活力。

2.年轻人与老年人所处的环境不同，对事物也会有种种不同的理解和想法。彼此交流，对老年人来说，也能开阔眼界，增长新的知识，了解青年人的想法，消除"代沟"，对自己的子女、亲友等来说也可多一番理解，对促进人际交往，改善人际关系也很有好处。

3.老年人受年龄的影响，体力和精神必然逐步衰退，在日常生活中难免会发生种种困难和问题。尤其是子女不在身边的，这一矛盾可能更为突出，有了"忘年交"就会有了一个很好的帮手，而老年人具有丰富经历和知识，也可使年轻人得到学习的机会，彼此互助，更会促进友谊，共同受益。

那么，老年人如何进行忘年交呢？忘年交可采取以下方式进行。

首先要身交。多与童年、青年人做朋友。老人喜欢小孩的言谈举止，喜欢和小孩一起嬉戏玩耍，大智若愚、大巧若拙，是让自己保持童心童趣的良方。老年人会从小孩的神态和言谈举止中，一次又一次地重温童年的时光，使心灵上感到极大的快慰，因而对晚年生活产生一种珍惜感，珍惜这无限美好的"黄昏"，激发出积极向上的心理。

其次是心交。常读童话和寓言，置身于文章的情节之中，读后会发现，一个简单的童话和寓言极富哲理、幽默感。因此，经常阅读童话书，不仅可使自己捕捉童年生活的兴趣，而且还能培养情操、充实生活。有时在一乐一笑中，一切疲劳和烦恼均消除，使老年人对生活充满信心，逐渐变得活泼开朗起来，从而有益于健康长寿。

再次是神交。经常回忆童年往事。老年人随着岁月的递增与记忆力的消退，新的痕迹逐渐淡化消失，而最为清晰的记忆就是童年的光阴。经常追忆童年时代捉迷藏、放风筝或外出游玩等各种趣事，追忆那逝去岁月中的生活。如果身体条件许可的话，还可回到童年时代居住、生活过的地方，故地重游，可以使童心再度萌发。

孙朴庵：正确面对退休生活

《当代健康报》报道说："美国心理学家认为，人的一生都在适应，学习充当新的社会角色，掌握新的行为模式，以适应新的生活。进入老年期以后，就逐渐进入了一个'生物—心理—社会'的转折期。老年人由于生活功能的衰退，社会角色的改变，其心理活动也要发生相应的变化。如果能顺利适应这个变化，保持心理平衡，就能健康长寿。"

在江苏省东南部，长江下游北岸的南通市城中北码头居委会曾住着一位老寿星，他叫孙朴庵，生于1893年。孙老寿星在居委会工作40年，他是居委会第一任主任。他精神矍铄，思维清楚，身体健康。

心平气和是孙老一大长处。在工作中，有时难免碰钉子，受到误解，或听到一些不同意见，不顺耳的风凉话。因孙老心平气和，耐心处理，动之以情，把问题解开，消除误会和矛盾，从而推动工作向前发展。如果心理不健康，两句话说不拢，就气就恼，不仅工作做不好，也可能造成大脑机能失调。

正确面对退休生活。有的离退休同志有"失落感"、"孤独感"和"自卑感"，或认为"人走茶凉"，轻视自身存在的价值，打不起精神待人。孙老却不这样想，他认为老年人离退休，这是自然规律，应正确对待这种社会地位的变化，对自己所走过的人生道路要全面评价，客观对待。上述不良的情绪对健康都有害处，只有积极主动地适应这种变化，积极调整心态，排除不良情感，知足常乐，乐观地对待每一天，进一步提高生命和生活质量，才能延年益寿。

退休是人生的一大转折，它预示着原来的生活习惯、经济收入、地位和名誉等将发生变化。退休后，离开了多年倾心、热爱的工作岗位，多年适应的工作规律、生活环境及生活方式都会发生很大变化。如不适应这种变化，就会产生各种各样的心理障碍，如孤独寂寞，情绪消沉，甚至出现偏离常态的行为等。

这是因为离退休后，突然闲了下来，时间一长，就会感到无聊、郁闷，出现"人老没有用了"等悲观念头，因此情绪低落，容易对一些小事情纠缠不休。如夫妻关系尚好的，以前没有时间多待在一起，离退休后天天相处，矛盾反而多起来。离退休老人大多饱经风霜、经历坎坷，这时会多思多虑，敏感性增加，加上年老所致的身体健康状况下降，就会产生疑虑、焦躁心理。有人称上述现象为"离退休综合征"，它实际上是一组适应性的心理障碍，据统计，约24.6%离退休老人有此障碍。

这些不健康心理和不良情绪，会严重干扰和损害老年人的生理功能和抵抗疾病的能力，影响神经、免疫、内分泌及其他各系统的功能，从而引发和加重各种疾病，加速衰老性疾病的发生和发展，因此退休老人要注意及时进行心理调节，正确面对退休这一重大生活变动，预防、克服和战胜"离退休综合征"。

1.要善于控制情绪，保持良好心态。要想得开，放得下，要正确面对各种困难和挫折，以积极的心态摆脱不良心理的困扰。

2.心情不好时要及时找亲人、朋友谈谈，求得理解。使不良情绪尽快放松或转移；多参加社交活动，与朋友礼尚往来，以诚相待，创造有利于自我心理调节的条件。

3.离退休老人经济地位和社会地位的下降是不争的事实，因此，在物质和精神上期望不应过高，要做到知足常乐、安享晚年。自我调节困难或不成功时，要及时做心理咨询或请心理医生治疗。

4.离退休后应继续学习新知识，看书读报，关心国家大事，有条件者可参加老年大学，充实自己的生活，延缓大脑的衰老，预防痴呆的发生。

5.保持和培养有益身心健康的嗜好，如养花、养鸟、下棋、打牌、跳舞、唱戏等，与爱好相同的朋友一起活动，享受离退休后的欢乐。

6.不要过分依赖或过多干预子女，要大事清楚，小事糊涂。要常与儿辈交谈，创造良好的家庭生活氛围。有可能的话，要多关心、照顾孙辈，天真活泼的孩子会给老人带来极大的乐趣，但不能过度溺爱，更不能干涉他们父母的管教，充当保护伞的角色，否则会引起家庭矛盾。

张素英：与世无争

《万寿丹书·安养篇》："众人大言，而我小语；众人多烦，而我小记；众悖暴，而我不怒。不以俗事累意，不临时俗之仪，淡然无为，神气自满，以此为不死之道"。

法国文艺复兴后最重要的人文主义作家蒙田说："确切的人生是：保持一种与世无争的适宜状态生活。"

2008 年，入选"河南 18 市寿星排行出炉 18 寿星状元"的张素英，当时已 108 岁。谈到老人的长寿秘诀时，当时 72 岁的二女儿彭瑞琴说，老人之所以长寿并不是因为有什么特殊的食谱。彭瑞琴家比较困难，大儿子因小脑萎缩不能行走，和她生活在一起，其他两个儿子和两个姑娘工作都不稳定，她现在靠低保金和退休金生活。所以，彭瑞琴没有能力给张素英老人提供更好的生活条件，更别提营养食谱了，张素英老人也从不挑食。即便是这样的生活条件，张素英老人仍然身体健康。前段时间，彭瑞琴和妹妹带老人去医院检查身体，结果令她们非常吃惊，医生告诉她们："老人的内脏功能非常好，甚至比一般的中老年人还要好。"

张素英老人之所以长寿，正如彭瑞琴所说，老人"有事不上心"，始终保持着与世无争的心态。与左右邻里和睦相处，和儿媳妇也从不拌嘴。

人生一世如同天上的流星一样一闪而过。俗话说，人生一世草木一秋。在短短的几十年的时光中把握自己人生的航程，始终让自己处于良好的心态之中，才能有益于身心健康。要做到这一点，与世无争不失为一剂良方妙药。这里所谓的"争"，无非是争名誉、争地位、争金钱、争产业、争权力等。其实人们都知道，所争之事乃身外之物。就是这些身外之物，让人们在自己的生活之中产生了诸如愤怒、焦急、恐惧、沮丧、悲伤、不满、嫉妒等不良情绪。严重影响人们的心理健康和生理健康。

如何正确理解与世无争？特别是老年人应怎样理解。我们并不是笼统地说"争"都是不对的。运用自己的才能为社会、为人类、为家庭尽可能多地创造财富，不但不应该非难，而且应该支持。然而，这种竞争应该量力而行。不要盲目攀比别人，在力所能及的前提下去争取，应该是无可厚非的。不要单纯地考虑为了"争"而争。

作为老年人提倡与世无争应该具有特殊的意义。人到老年，奋斗与拼搏的时代已经过去，人生的任务已经从为社会创造财富、为家庭创造收入的阶段向自我养生保健的阶段转移了。在这时候仍然对社会、对他人耿耿于怀是完全没有必要的。老年人其实是处于与世无争的最佳时期。只有确立了与世无争的观念，才会平和自己的心态，减少心理的压力与负担，使自己的心理处于健康坦然的状态。俗话说，心底无私天地宽。没有了压力，就没有了精神负担，心胸也就随之宽广了，心情也就愉快了。这应该是一件大大的好事情。

可见，老年人与世无争有利于自身的身心健康。一旦与世无争，放弃自己的许多不切实际的奢望，可以减轻自己心理上的负担与压力。这样自然就会放弃人与人之间的攀比与嫉妒，也会减少因为自己的期望值过高而产生的烦恼与忧伤。如果真正做到与世无争，就会达到心底无私天地宽的最佳境界。

张贤达：夫妻以和为贵

宋·苏轼《菜羹赋》："先生心平而气和，故虽老而体胖。"

《老梦家园》曾说："人心苦不足，唯心平才能气和。心平，无非分之念，见可欲而不迷狂，于迁变得失具平常之心。气和，不卑不亢，不疾不滞，安舒宁静。"

张贤达和张孙氏是一对同龄的老寿星。他们生于1900年，居住在安徽省五河县沱湖乡沱宪村。他们于1921年结婚，携手走过了80多年的人生历程，是由于什么原因使得他们能够长寿呢？读过几年私塾的张贤达老人说："和为贵，人寿增。"他们的人生道路也证实了这一点。

老夫妻俩相处几十年，从人生历练中感悟到长辈说的"兄弟和气土变金，妯娌和气家不散，夫妻和气子孙旺"很有道理。他们遵从古训，努力营造和谐的家庭气氛。譬如老伴操持家务，无尽无休，难免因为劳累而发脾气。张贤达对这类事则不是针锋相对，埋怨报怨，而是先找地避避，让对方没有发火对象，自然就自生自灭了。有时他心里不高兴，对老太太做的事不满意，也不发火，而是去找合得来的人聊天，转移了发火的"兴奋点"，回到家里早就平安无事了。

老夫妻俩相濡以沫几十年，养成了能够相互包容的饮食习惯。他们都喜欢吃面食和小米饭，都能喝几盅酒，但张贤达爱吃肉，张孙氏爱吃鱼，各不相扰。老太太能很尽心竭力地为老头做可口的红烧肉。这也加强了其乐融融的和谐气氛。

所谓"和"，从狭义上讲，主要包括协调、和谐、平衡、和睦、融洽等内容；从广义上讲，存在于天地万物造化之中。从长寿养生的角度讲，"人和寿高"是一句至理名言。一个老年人要想健康长寿，起码要始终保持五方面的"和"。

1.与社会和谐。在现实生活中，一个人，特别是老年人，要遵守法律法规，遵守社会公德。否则，警车一叫，心惊胆战。一有风吹草动，日不安食，夜不安寝，整天处于紧张、懊恼之中，身体岂能健康？

2.与家庭和睦。许多调查表明，"和睦家庭多高寿"。一个和睦的家庭对老年人太重要了，人是愈老愈越感到需要家庭温暖。在一个共享天伦之乐的家庭里，老年人心情舒畅，精神愉快，必然会获得健康长寿。

3.与自然谐和。生活环境对老年人的健康影响极大。我国古代《内经·五常大论》中曾有言："一地之气，生死寿夭不同，地势使势然也……高者其气寿，下者其气夭。"说明古代人已认识到地势高低与寿命相关。风景优美，使人心旷神怡；环境龌龊，使人烦躁不安；环境污染，使人百病丛生，影响寿命。

4.与体内调和。长寿养生，讲究保持五脏六腑之和。按中医说法，即气血和、阴阳和、五行和。七情或六欲的"失度"，是一种破坏体内和的重要因素。一个身心调和、气血调和、脏腑调和的人，一定会情绪高涨，喜乐自生，抵抗力强，永葆青春。古人云："一阴一阳之谓道，偏阴偏阳之谓疾。"充分论证了和的重要性。在日常生活中，老年人要保持体内和：一是饮食有节；二是起居有律；三是劳逸有度。过与不及皆会失和。

5.与公心、私心相和。私心，是破坏和的大敌。这是因为：私心重的人，往往烦恼重重，牢骚满腹，心无宁日。有道是："无私才能无畏。"无私无畏，胸怀坦荡，才能神清气爽，天地宽。在日常生活中，老年人要保持体内之和，不妨每天静坐片刻，排除杂念，全身放松，把体内信息量集中到一点，形成稳定状态。过后，则头脑清醒，精神舒畅。古人云："心能常清静，天地悉皆归。"

第十篇

兴趣爱好与长寿

李淑一：兴趣广泛，快乐永伴其身

《华商报》的寇女士曾说："我觉得兴趣爱好是老年人最好的朋友，通过培养广泛的兴趣爱好，获得晚年的身心健康，这也是老人对子女事业的最大支持。很多老人都怕老，我现在几乎都不记得自己的年龄了，这也是我保持年轻心态的秘诀。"

李淑一，1901年生，湖南人。是柳直荀烈士的妻子，是杨开慧烈士的老同学、好朋友。李淑一和柳直荀经杨开慧的介绍与毛泽东结识。柳直荀牺牲后，反动派又要加害李淑一同志，她带着孩子转移到了贵州。新中国成立后，她回到长沙，担任长沙第十中学语文教员。1957年李淑一把她1933年写的怀念丈夫的《菩萨蛮》词寄给毛主席，毛主席写了《蝶恋花——答李淑一》。1957年，她从长沙一中退休。1958年，她来到北京与儿子、儿媳同住。1978年，在邓小平的亲自关怀下，分给她四室一厅的房子。晚年生活很幸福。她的长寿经是：

兴趣广泛。人到老年，由于退休、衰老，或是丧偶，常常产生一种孤独感。这是影响老年长寿的大敌。要摆脱孤独，就要走出自家的小天地，多参加社会活动，多交朋友。李老在这方面做得很好。她兴趣广泛，性格开朗，特别喜交朋友，每周总有三天的时间外出活动，或是与朋友谈天，或是与朋友下棋对弈。其他时间就在家里读书看报，或是执笔写字。由于李老兴趣广泛，知识丰富，见多识广，善于结交朋友，又很健谈，聊起来其乐无穷。可以说，李老生活得很充实，从来也没有孤独感，快乐永伴其身。

人到老年以后，发展和培养一种新兴趣，可以增加老人的心理弹性，调适各种心理障碍，驱除各种寂寞和惆怅。这对于过去没有爱好的老年人来说，就显得更加重要。那么中老年人可以选择哪些事物作为自己的兴趣爱好呢？

1.听音乐。老年人欣赏或学唱自己年轻时喜爱的曲子，可以减缓记忆力的衰退，保持老当益壮的心理，还可唤回失去的记忆。音乐能使人益寿延年，世界上许多音乐家和指挥家的寿命都比较长。

2.习书画。老年人练习书法，挥笔作画，可使心情舒畅。练字前专心研墨，凝神静思，预想字形，还可使人达到入静的境地。有人认为，写书作画可起到类似气功的作用。

3.养鱼种花。在院子里或阳台上种上几株花卉，既可美化环境，又可净化空气。花卉以它独有的色、香、姿、韵给人以美的享受，使人感到"夕阳无限好，桑榆晚景新"。

4.制作盆景。也是一种高雅的兴趣活动。把大自然的景色缩现于咫尺盆景之中，源于自然，高于自然，别有一番情趣。

5.收藏。收藏火花、门票、邮票等，能积累知识，开阔人的眼界。如果你能说得上每张火花、门票、邮票画面上的各种知识，便可称得上是一个知识渊博的老人了。

6.垂钓。老年人如果学会钓鱼，在风和日丽、绿树环抱的河边悠然静坐，进行垂钓，既能健身养神、怡然自得，也有利于预防各种身心疾病。一些学者认为，垂钓既有游览者的愉悦，也有弈棋者的聪睿；既有吟诗者的飘逸，也有赏画者的美妙。在钓鱼过程中，从选塘、打窝、定标、提竿，到提拎鱼，都要消耗一定的体力，这无疑也是一种体育锻炼。

7.抚琴。学会拉二胡或弹琴，可以抒发个人的情感，增强意志，还可作为一种情绪转移的方法，来解除老年人心中可能存在的郁闷和烦恼。

8.棋牌。下棋和玩牌是一种智力竞赛，它能提高人们的组织分析和判断能力，延缓老年人大脑的衰老过程。但是下棋、玩牌不宜过久，更不要用金钱来赌博，情绪不要过分激动，特别是有心血管疾病的老年人更应注意，以免发生意外。

总之，激发老年人兴趣的途径是多种多样的。只要我们从实际能力出发，对不同身体状况及喜好采用不同的方法，就一定能收到令人满意的效果。

黄立端：一生解闷读诗书

汉朝刘向曾言："书犹药也，善读之可医愚。"愚就是心智不开，狭隘蛮愚而懵钝，唯有读书，能启蒙心智，增长知识，开阔胸襟，高瞻远瞩。人一旦知识多起来，境界自然就高得多，凡事看得开想得通，不去患得患失、忧虑成疾，也就能及时化解各种忧思愁绪，保持健康开朗乐观的心态，从而达到有病治病，无病健身的功效。

全白的头发、爬满皱纹的脸孔、粗糙的手掌……岁月在这位老人的身上留下了太多的痕迹，她就是家住福州市仓山区盖山镇吴山村的黄立端老人，时年已经102岁高寿。老人只有在看书的时候，眼光中才流露出不一样的光彩。

她19岁嫁入林家，24岁时丈夫逝世。从此，种田、种果树、刺绣，她都干过。无聊时，她从邻居那里借来几本书看或是在村中听闽剧。直到34岁的时候，老人从小叔子那里过继一个儿子，可养子10岁的时候就跟随着亲生父亲到厦门求学。因此，老人更多的时间是与书相伴了。对于这位孤独的老人来说，书给她的不仅是故事，更多的是解闷。

读书有益于生理健康。祖国医学有说"脑为元神之府"，意即大脑是否健康，直接影响人的整个肌体。医学家做过调查，大多数喜欢读书和从事脑力劳动的人都具有发达的脑神经，即使到了耄耋之年仍旺盛不衰。生命在于运动，脑力在于活动。读书治学，有助于增强脑神经系统对肌体的控制能力，是健脑壮身、养生防疾的良方。

读书有益于心理健康。现代医学研究表明，常见疾病大多与心理因素有关，许多疾病可通过心理治疗不药自愈或早愈，许多疾病又会在心理状况不佳时乘虚而入或进一步恶化。其原因不难理解：情绪不好、心理失衡，会影响植物神经和内分泌系统。清代著名戏曲家李渔以"生无他癖，性好读书。忧借以消，怒借以释，牢骚不平之所借以铲除"赞美读书。可见，读书能给人的心理注入健康因子，给生命增添旺盛的活力，促进身心健康。

古今中外均有"书疗"之说，并流传许多读书治病的趣话。《读书止观录》中说宋代欧阳公"每遇体之不康，则取六经、百氏诵之，释然，不知疾之在体"。1882年，英国名医西摩·布里以诗集《爱的深化》为处方，让病人尽情朗诵以治抑郁症，据说疗效颇佳。如今，德国许多医院还实行"读书疗法"，开设有专门的图书馆，让病人在书海遨游，优化心境，增强抗病能力。

读书还能延年益寿。日本人口学专家研究发现，人群中寿命最长的是哲学家。美国的人口学者预测寿命时给勤奋学习的人加3岁。古今中外，文人与学者长寿者甚多，这与他们持之以恒、锲而不舍的读书写作密切相关。

当然，书不能完全替代体育锻炼，亦不能取代养生保健的医生。然"开卷有益"，千真万确。朋友们，为了你的身心健康，热爱书、勤读书吧！

张秋敏：熟背唐诗能陶冶性情，活跃思维

南宋诗人陆游有诗云："儿扶一老候溪边，来告头风久未痊。不用更求芎芷汤，吾诗读罢自醒然。"

张恨水先生有"小病不妨书当药，多情总是恨如山"的佳句。

清代的养生学家曹慈山在《养生随笔》一书中指出："心不可无所用，非必如槁木、犹如死灰，方养生之道。"

张秋敏，生于1900年5月，居住于武汉市新洲区双柳街杨畈村。在她百岁寿辰上，当众熟背《送孟浩然之广陵》等100首唐诗以庆祝自己的百岁寿辰。

张秋敏老人雪白的头发一丝不乱，脸色白里透红，看上去好像只有80岁。老人一生特别爱干净，如今还是自己洗衣服、被子，老人每天天黑睡觉，早上6时起床，烟酒不沾，从不择食，每顿能吃3两米饭。老人每天坚持喝牛奶，下午肚子饿了还要吃点零食，但从不吃得太多。

据老人介绍，她兄妹8人，她是家里的独女，年轻时是当地美女。少时家境富裕，其兄曾在袁世凯、孙中山手下当差。幼时她读了8年私塾。1919年结婚，老伴1971年去世。老人养育了七儿一女，有孙子30人，重孙26人，老人说儿女都很孝顺，如今大儿子已78岁，最小的儿子也有54岁，现均已退休。老人说熟背朗诵唐诗能陶冶性情，活跃思维，是她长寿的秘诀之一。

近年来，美国医学研究成果表明：古稀之年的老人，如果勤于用脑的话，不仅可以保持年轻时的记忆力，而且智力还会有所提高。研究者通过精密的超声波探测，测量不同人的大脑，发现勤于思考的人，脑血管经常处于舒张状态，脑神经从而可以获得良好的营养，有利于健康和益寿延年。

科研人员，从1991年至1995年，在美国加利福尼亚州圣达·克拉拉市，对400多名65岁以上的健康老人，进行了连续五年之久的追踪观察。其观察内容主要是想确定那些不思进取的老人，是否在思维能力方面也有所下降。在这项观察开始的时候，他们首先对老人们进行一系列神经检查、心理测验，同时还测定了大脑的血流状况。检查的结果表明，这些老人的身体状况完全正常。

随后的几年中，有1/3的老年人继续工作；有1/3的老年人虽然已经退休，但是仍然保持着旺盛的体力和脑力劳动；另外1/3的老年人，退休以后，则无所事事，终日少动心脑，也很少参加社会活动，过着养尊处优的日子。

5年以后，再对这些老人的身体进行全面检查。结果表明，不怎么活动的第三组老年人，脑血流量明显减少，"智商"值也明显下降。威斯特教授的观察反映出：如果大脑接受的信息刺激越少，也就衰老得越快；如果信息刺激越多，衰老也就相对缓慢一些。

在锻炼大脑、陶冶情操方面，学习、记忆、背诵、欣赏中国古典诗词是一个值得推广的好形式。诗词名篇有较强的节奏感和音乐性，从生理方面来说，吟诵诗词会引起胸腹之间的横膈肌上下大幅运动，从而促使肺吐纳更多的空气，这就是腹式呼吸。而平时我们多采用胸式呼吸，这是一种浮浅的呼吸方式，横膈肌运动幅度很小，难免有空气残留肺中不能充分排出。朗读时，尤其是遇到长句子，肺会彻底排空，有增强肺功能之效。从心理方面来说，通过吟诵诗词不仅能够丰富知识，锻炼大脑，增强记忆，而且能摆脱烦恼，丰富老年人的精神生活，使"肉体人"和"精神人"和谐共振，进而实现健康长寿的目的。

吴西：80 岁开始练书法

中医学认为："人有五脏化五气，以生喜怒悲忧恐。"七情太过可使脏气失调。书法可调节心态，使情绪稳定。狂喜之时，习书能凝神静气，精神集中；暴怒之时，能抑郁肝火，心平气和；忧悲之时，能散胸中之郁，精神愉悦；过思之时，能转移情绪，抒发情感；惊恐之时，能神态安稳，宁神定志。可见，书法能调节情绪，促进人的身心健康。可以说书法是防治身心疾病的非药物疗法。

老将军吴西，于 1900 年生于广西扶绥县，1930 年 2 月参加革命，是全军唯一年过百岁的少数民族将领。他曾参加过从广西转战中央苏区的"小长征"，中央苏区第四、五次反"围剿"作战和红军长征，曾任军分区政治委员、川北军区政治部主任、海军后勤部副政治委员等职，1955 年被授予少将军衔。

吴老 80 岁那年师从书法家李铎、张西帆、陈叔亮学习书法，老人的习作强健有力又不失飘逸灵动，融入了老人独有的智慧，而且形成了自己的风格。在

20多年的时间里，他创作了上千幅篆书、草书、隶书、楷书等风格各异的书法作品。这些书法作品遒劲有力而又不失飘逸灵动，是将军沧桑百年的人生感悟的写照。

现在，经常有人上门求字，希望沾点寿星的福气，吴西来者不拒。练习书法，给人题字，早已经成为他的一种锻炼方式了。

书法练习是一门艺术追求。练习书法时思想高度集中，甚至还可以达到忘我的境界，心情和思想都融入文字的意境美中，对眼前或身边发生的不愉快的事情视而不见，听而不闻，从而进入既轻松又安适的状态，没有了妄念和烦恼。得到美的享受，使人身心愉悦，性情得到陶冶，精神获得享受，因而有益身心健康，对养生大有好处。

1.书法和气功机制相通。练习书法，不仅环境和空间要安静，而且心境更要安静。学书法入静养气是古今经验之谈，它与气功的原理是相通的。在众多的气功功法中，无论何种功法，练功者必须做到入静，静极生动，动乃气之助也，加上意念的引导，使气贯通于每一个动作的始终。所以，意、气二字在书法和气功活动中是相通的，如书法创作讲意境、意象、意趣；在书法活动中要讲究气势、气韵、贯气、神气、意气、骨气等。

2.书法养静，摄心归一。练书法者首先要做到入静，即做到全身肌肉放松，在此基础上，意念再渐渐"内敛守一"，达到"摄心归一"。此时，自觉全身轻松舒适，神清气爽。静是执笔在手、落笔之前的第一功，目的就是达到把心思和精神凝集到笔端。

3.书法保健，温馨祥和。书法是融体力和脑力于一体的一种轻微的身体锻炼，是调节机体内在平衡的有效方法。在挥毫运笔时，将全身气力和大脑思维集中运于笔端，排除一切杂念和干扰，全神贯注于书法和艺术境界之中，把动、静、乐三者完全融为一体。

4.书法养生，益寿延年。医学专家在分析可使人长寿的20种职业中，把书法列为首位。古往今来，大凡书法家都是高寿。如古代的柳公权，活了88岁；现代书画家齐白石，活到97岁；当代寿星书法家苏百局享年110岁……书法可以陶冶人的感情，培养愉快而平静的情绪，当创作出一幅满意的书法作品时，往往使作者心旷神怡，神采焕发，久久沉浸在美的感受之中。再者，练习书法的过程又是一种轻微的体力锻炼，数十年如一日，持之以恒，自然腰板硬朗，身体康健。

练习书法虽有延年益寿之功效，但也应注意不可过劳，因为练习书法是体力活动和脑力劳动相结合的一种运动，老年朋友切不可贯入其中而不拔，过劳是会伤身的。一定要掌握运动量，量力而行。另外，也不可三天打鱼两天晒网，要持之以恒，坚持每日定时、定量地练习书法，您就会发现健康就在与您同行！

叶秀山：赏画使人产生无限联想

《养生月刊》："观画，能令人赏心悦目，愉悦身心，提高修养和学问。从医学角度看，观画还能防病治病，特别是能够缓和人的紧张心理和消除各种不良情绪，减轻内外环境对人体的精神压力，达到治病的目的。"

叶秀山，上海南汇县人。他年逾百岁时，身体仍十分健康，除了脸上有几粒较大的寿斑外，仍精神焕发，目光有神，口齿清楚，面色光泽。

叶秀山平素性情温和，与世无争，凡遇不快之事，极能抑制自己的情绪，以防自气伤身。他对现实生活非常满足，从不计较个人得失。他常说："一个人要心胸豁达，视野开阔，唯有知足常乐才能长寿，若老是为个人打算，患得患失就会损害健康。"

叶秀山老人对扬州八怪的作品颇有研究，尤其推崇郑板桥，更爱梅和竹。他选了清初梅花道人的梅花诗，认真书写，裱成立轴，悬挂画室，供自己欣赏。诗云：梅花越老越精神，岁岁花开岁岁春。今岁花开花正好，幽香好醉看花人。"这首梅花诗，正好表达了叶秀山老人晚年的愉快乐观的心境。

画是高雅的艺术品，赏画能使人的心境沉入到艺术的氛围中受熏陶，使人在增长见识之余，又体验了心旷神怡的感受，是心病的"精神疗法"。

赏画历来就是一种高雅的享受，可以陶冶情操，健康身心。但要说赏画是良药，恐怕就会令人难以置信了。其实，赏画治病，古今有之。

北宋著名的词人秦少游在《淮海集》中记述了一则亲身经历的事，说的是秦少游在蔡州任教时，不慎得了肠胃病，久治不愈，甚为烦躁。友人得知后，送来了一幅珍藏多年的唐代王维的山水画《辋川图》，并说只要天天坚持看画，疾病就会自然消失，这幅名画已经治好过不少的病人。秦少游当时好生不解，但仍坚持每天看画多遍，不知不觉渐渐地精神好转、心情畅快起来。只要一看画，就像置身于那清新怡人的画境之中，受青山绿水的大自然美的熏陶。仅仅半月之余，秦少游就摆脱了病魔的纠缠，康复如初。这种心理治疗相当于心理学中暗示疗法同超觉静默法相结合的疗法，通过暗示该画已经治好过不少病人，再通过每天看画而集中意识、控制心绪，摒除烦躁杂念，达到精神松弛，心绪畅快，从而改善和提高机体活力和抗病能力，使疾病自愈。

类似的例子国外也有。约翰·法埃特是美国当代著名的油画家，为了给一个患绝症的少年带来生的希望，精心画了一幅"天上飞来了希望"的油画赠给少年。少年接到油画后，看到油画画的是在碧蓝的一望无际的大海上，一只只美丽的海鸥在振翅飞翔，于是整天沉醉在油画的意境之中，一遍又一遍地尽情欣赏着油画，一遍又一遍地喃喃自语："多美的世界啊，多么勇敢的海鸥啊，我是多么的爱你们啊……"朦胧中觉得自己也长上了翅膀，同海鸥一起在大海的碧空上展翅翱翔，忘记了自己身患绝症的痛苦，久之竟一扫原来的绝望忧愁，变得乐观开朗，精神振奋，充满活力。一年后经检查，医生们惊奇地发现，原来的癌症竟消形无迹了。

医学证明，赏画是一种审美活动，必然引起病人的丰富联想，从而调节交感神经系统，直接影响免疫力。赏画入迷，入其境界，积极进取，促使人体分泌有利健康的激素。如酶和乙酰胆碱，起着调节血流量，增强免疫机能的作用，进而促进疾病痊愈。

皆川米子：特别喜欢音乐（至此）

宋金时代著名医家张子和《儒门事亲·卷三》中指出："好药者，与之笙笛不辍。"意思是用笙笛一类乐器给人演奏，是一种很好的药。

《理瀹骈文》中写道："七情之病，看书解闷，听曲消愁，胜于服药也"将音乐视为药物；并记载用"唱舞以娱"的方法治疗精神病变的验案。

宋朝的欧阳修说："吾尝有幽忧之疾，而闲居不能治也，既而学琴于孙友道滋，受宫音数引，久而乐之，不知疾在体。"

曾经世界最长寿的人、居住于日本九州岛福冈县福智町的老人皆川米子于2007年13日晚上在养老院中去世，享年114岁，死因是自然死亡。

皆川于2002年搬入养老院，在此之前在自家居住。虽然大部分时间都在床上度过，但皆川老人精神状况很好，晚年依旧精神奕奕，只是有点耳背。养老院介绍说，即便在老太太生命的最后时光里，她依然口齿清晰，饮食全部能够自理，并且保持着一天三顿饭的好习惯。

据皆川家人介绍，老太太特别喜欢音乐。当身体条件允许时，她还会坐着轮椅参加养老院举办的活动，甚至随着音乐摇摆身体。她还非常喜欢亲自弹奏日本传统的三弦乐器。

现代医学研究证实，音乐能延年益寿，因为动听优雅的乐曲，通过感官系统传入大脑皮层以后，对整个神经系统产生良性的刺激，从而活跃了内分泌、血液循环和消化系统。经长期的临床观察发现，经常听音乐有下面几种好处。

1.音乐能增进健康。音乐是一种有规律的声波振动，它可调节人体内各个器官的节奏，激发体内的能量，提高神经系统的兴奋性，唤起积极健康的情绪，使人年轻化，充满青春活力。

2.音乐能消除疲劳。业余休闲时听听音乐，欣赏几首乐曲，可使人消除疲劳，焕发精神，将一天的辛苦劳累、郁闷忧愁扫除干净。

3.音乐能治疗疾病。现代临床实践证实，悦耳动听的音乐能治疗许多疾病，如神经衰弱、失眠、初期高血压、精神抑郁症、血管性头痛、支气管哮喘、甲状腺功能亢进等。

4.音乐能使人长寿。美国医学家协会曾经统计了 35 名已故著名指挥家的年龄，他们的平均寿命为 78.4 岁，比美国男子的平均寿命高 5 岁。据德国、意大利等国家的调查，经常听抒情音乐的人比不听音乐的人寿命通常要长 5 年到 10 年。

音乐有益养生、健康，那么收听音乐应注意什么呢？ 如何才能发挥音乐的最大效益呢？

关键在于乐曲的选择。无论是流行歌曲还是古典音乐，其旋律节拍须与人的心理状态协调。为此，我国医学养生专家总结出行之有效的音乐处方。

疲劳时，可听王立平的《假日的海滩》、潮州民间套曲《锦上花》、维瓦尔第的套曲《四季》、德彪西的《大海》、海顿的组曲《水上音乐》。

忧郁时，可听《喜洋洋》、《春天来了》、《小开门》、李斯特的《匈牙利狂想曲》、西贝柳斯的《悲怆圆舞曲》、莫扎特的《D 小调第十四交响曲》、施特劳斯的《蓝色多瑙河》。

心绪不定时，可听《塞上曲》、《春江花月夜》、《雨打芭蕉》、《平沙落雁》、《小桃红》、贝多芬的奏鸣曲、柴可夫斯基的《花之圆舞曲》、瓦格纳的《春之歌》、肖邦和施特劳斯的圆舞曲。

心灵空虚时，可听贝多芬的《命运交响曲》、博克里尼的大提琴《A 大调六奏鸣曲》、《拉网小调》。

心情舒畅时，可欣赏《江南好》、《春风得意》、《花好月圆》、《欢乐舞曲》等。

心情烦躁时，可选听琴曲《流水》、筝曲《风入松》、二胡曲《汉宫秋月》等传统民族乐曲，或者贝多芬《月光奏鸣曲》、舒伯特《第六交响曲》等较为宁静、流畅的乐曲。

入睡前时，可听《二泉映月》《平湖秋月》《彩烛摇红》《春思》《银河会》，及门德尔松的《仲夏夜之梦》。

毕德本：京剧一天不唱，心里就不得劲儿

《戏曲养生歌》"学戏长知识，听唱心喜欢。放喉喊吊嗓，每天不间断。发声用五音，运气在丹田。练练腰腿功，壮骨身强健。相识众票友，除却孤独感。戏曲利养生，健康系梨园。人生如戏剧，绚丽多灿烂。"

十多年前，在北京地坛公园有个爱唱京戏的毕德本，人称毕老爷子。那时候，他每天上午都要去地坛公园，和附近的老几位"同好"伴着京胡、二胡唱上几段，一天不唱，心里就不得劲儿。毕老爷子最拿手的是马派老生戏，唱起来字正腔圆，底气十足，谁听了都得叫声好。

毕老爷子99岁的时候，不再去地坛了。现在毕老爷子回忆起当时的情况，那是家里人张罗给他过百岁生日（按着老北京习俗，百岁生日要在99岁过），老爷子高兴，自己去四处寻访、邀请以前的老哥们儿，可是得到的消息却多半是他们已经不在了。每次听到这种消息，毕老爷子心里就"咯噔"一下，连着摔了四次跤。从那以后，老爷子不再去地坛了。

毕老爷子已经104岁了，在家里还是喜欢听京戏，中央电视台的戏曲频道是他的专用频道。家里来了人，遇上高兴事，毕老爷子还是喜欢唱上两句："淮南王他把令传下，分作三班去见他，分明是他先把虎威诈，不由得我等笑哈哈……"韵味、底气还是那么足，要是光听声音，很难相信这是出自一位104岁的老人之口。

我们知道，气乃人的根本，气足则血盛，无气则无力。唱京剧最讲换气和用气，这本身就是对人体内精、气、神的培植，以增强真气运行，调整阴阳，使气力充足，身体健康。气功中讲究虚实阴阳，吸为纳（阴），呼为吐（阳），唱腔中所需的长呼短吸的气口，正是气功中所说的"功力"。

人们同样用一个小时行五千米路程，无目的的散步谈心会觉得很轻松，而急着去办事就会感到疲劳，这都是心理上紧张与松弛的反映。因此调整松紧，消除一切不必要的疲劳因素，就能推迟人体衰老时间，这就是所谓的"返老还童"之理。

唱京剧的过程也就是气之运行的紧与松、阴与阳相互调整的过程，它可以增强人体内血液循环，使身体内组织细胞产生运动，促进体内新陈代谢效率提高。有道是气充沛则血行旺，气血通则百病除。唱腔的轻重缓急、刚柔相济和阴阳虚实的变幻能使人飘然欲仙，得到一种美妙的享受，有利于人的健康长寿。

京剧艺术是在文人荟萃的京都发展起来的，其唱词简练，词汇丰富，要求合辙押韵，讲究四声（平上去入）、五音（唇齿牙舌喉），上口（中州湖广）字声，念分韵白、京白、方言等几种，韵味近乎吟诵，四功（唱念做打）、五法（手眼步身法）、服装脸谱无不完备，吐字要求字音准确，急徐有致，抑扬顿挫，感情层次分明，行腔韵味要求"行如滚珠、托入云中"，使闻者清心悦耳，能陶冶情操，胜如听禅。

此外，京剧的表演方式体现着传统太极的演变模式，舞台上的圆场、台步、云手和身段，都是大圆圈套小圆圈无处不圆的变化，每一招式都包含着太极八卦阴阳变幻的内涵。京剧声韵的五声，即唇音、舌音、齿音、牙音、喉音，与宫、商、角、徵、羽及阴阳五行的生克关系相互联系，与马礼堂先生的养生法"春嘘明目夏呵心，秋日四冬吹肺肾宁。四季常呼脾化食，三焦嘻出热难停"有异曲同工之妙。

表演和欣赏这种高尚艺术，可以增加对大脑的良性刺激，使思想集中，排除杂念，消除不良情绪，使生理上获得平衡，从而起到养生作用。在此，我们建议老年朋友们可以去学习京剧，爱好京剧，与老朋友共娱共乐，这比每天关起门来含饴弄孙、享清福更符合长寿之道。但是，切记唱戏主要是自娱自乐，不可能一步登天，关键是培养晚年生活情趣。无须去愁"高手嘲笑、地位下降、墨峦郁闷、失落千丈"，没有必要把自娱自乐变成自忧自虑。

潘惠玲：山歌唱不停

歌剧演员楼乾贵说："歌唱是一种类似气功的全身性调整，它使你的呼吸得到调整，而呼吸的通畅将使整个身体得到舒展与放松。歌唱同时又可以锻炼人的记忆能力与形象思维能力。因此，从某种意义上说，歌唱又是一种很好的内在健身运动，全身协调的配合与肺部大运动量的活动，才能带来充满生机的歌唱。"

几年前，乌鲁木齐市水利社区居民都知道社区有位百岁老人，她不但是社区里最年长的人，也是唯一有绝活会唱山歌的人。

老人名叫潘惠玲，时年101岁，壮族，满头银发的她看上去很精神。老人说，她从小就喜欢唱山歌，已经学了几十首了。老人经常和老邻居们一起去晨练，每次她都要唱几首山歌，邻居们都知道她这一专长。

老人最钟爱的就是电影《刘三姐》的插曲，她说唱山歌没有固定的形式，曲调不变，随机填词就行了。潘惠玲老人有时把公园的人和事都编进歌词唱，再翻译给别人听。2000年冬天，老人去公园晨练时摔断了腿，在家休养了3年，老邻居们听不到她的歌声很不习惯，都希望能再听到她唱歌。

在家休养期间，潘惠玲老人也不闲着，总喜欢躺在床上哼山歌。不久她能下地走路了，许多老邻居纷纷上门祝贺，他们都希望潘惠玲早日康复，再听到她的歌声。

生命，是借助外界能量的输入，实现内外物质交换的生物体。要维持生命的生存，就必须时时刻刻与大自然进行物质交换。而呼吸和唱歌，就是吐故纳新，是与大自然进行能量交换、和谐相处的一种方式。

音乐与歌曲能给人带来美的享受。经常高唱优美动听的歌曲，不但使人心情愉快，振发精神，消除疲劳，还能激发调节身体各项功能，益于身心健康。

1.唱歌可以增强心肺功能。国外科学家曾将20名老歌手与不经常唱歌的同龄人进行对比，发现歌手的胸壁肌发达、心肺功能好，而且心率缓慢。研究证实，唱歌是呼吸肌在特定条件下的一种运动，好处不亚于跑步、游泳、划船等，许多职业歌手的寿命比普通人长10余年。

2.唱歌可以改善血液循环。现代医学认为，随着音乐词曲节奏的变化，可促使大脑皮质的兴奋，促使血液循环加快，增加激素等活性物质的分泌，这些物质可将血流量、神经细胞的兴奋度等调节到最佳状态。另外，唱歌需要腹部呼吸，更能增强肺的功能；唱歌过程中短促而有力的吸气可以在一瞬间使血液富含氧气，心血管系统的功能因此得到强化，使供血加快，改善人体的血液循环。

3.唱歌可以增强免疫力。美国加州大学的研究人员发现，唱诗班的成员在每次排练后，他们体内一种名为 IgA 的免疫球蛋白含量增加了150%，而在一次公开演出后，这种免疫球蛋白更是增加了240%。

4.唱歌可以纾解身心。唱歌时，人会变得紧张，但当唱完一首歌后，唱歌的人会随即放松下来，这样一松一紧的循环可以刺激因压力而变得混乱的自律神经，纾解身心。

5.唱歌可以振奋精神。唱歌有调节情绪、陶冶情操、怡情养性、激发兴趣的作用。尤其当人的精神不爽、烦躁不安、忧郁烦闷的时候，高歌一曲可以排除忧虑、解除烦闷、消除疲劳，于身心健康好处颇多。

唱歌虽然对身体有诸多好处，但也并非多多益善。如果持续唱歌时间过久，容易伤及声带，引起咽喉疼痛、声音嘶哑等种种不适。最好的唱歌方式是，唱15分钟，休息10分钟，再唱15分钟，休息10分钟，如此循环，每天唱歌总时间最好别超过两个小时。

黄慧娟：最大乐趣是扭秧歌

《吕氏春秋·古乐篇》说："远古地阴，凝而多寒，民气郁瘀而滞着，筋骨缩瑟而不达，故作舞以宣导之。"

据历史文献记载："随康氏时，水渎不疏，江不行其原，阴凝而易闷，人既郁于内，腠理滞着而重腿，得所以利关节者，乃制之舞，教人引舞以利导之。"

民谚云："盛世人不老，健身有法宝，潇洒舞翩翩，夕阳无限好。"

天津有一位百岁老人黄慧娟，最喜欢扭秧歌，虽说年龄超高，但兴趣依然不减，在乐园老人院经常会看到她身穿红色毛衫，右手挥舞着手帕，摇摆着身体跳个不停。她说，自己是1905年9月18日出生的。豁达开朗的她有6个子女，为了不给孩子们找麻烦，4年前自己主动要求住进了老人院。

一提到秧歌，老人像宝贝似的拿出了自己保留的唯一一张在1949年拍摄的黑白老照片，指着照片上漂亮的女士说："看看，这就是年轻时的我，怎么样，不输给明星吧！"黄慧娟老人说自己平时不讲吃不讲穿，就是喜欢文艺，尽管已经100岁了，却没裹过脚，还进过学堂，年轻时在街道工作过，是个闲不住的人，没事的时候就喜欢扭秧歌。一旁的李秀琴院长说："百岁老人扭秧歌已经在附近传开了，前不久还有社区的秧歌队来邀她一起跳呢！

跳舞是一项老少皆宜的娱乐活动，当你一天繁忙、紧张的工作之后，步入舞场，随着音乐的节奏翩翩起舞，可使疲劳顿消，心胸开阔，其乐无穷。

跳舞的形式比较多，交谊舞、迪斯科是人们在日常生活中开展得比较多的舞蹈形式，而新近比较热的街头扭秧歌活动又颇受中老年人的青睐。舞蹈离不开音乐，优美悦耳的舞蹈音乐能给人以美的享受，跳舞的同时也是一个欣赏音乐的过程，音乐的旋律和舞蹈的动作恰到好处地融合在一起，能够起到很好的放松精神，调节情绪的作用。

跳舞的同时，还可以收到体育锻炼的效果。跳舞时人处于运动状态，使心肌收缩力加快，心输出量增加、血流加快、呼吸也加深加快，对心肺系统是个很好的锻炼。轻快的音乐、欢乐的情绪，能松弛神经、肌肉的紧张度，使血液循环得到改善。迪斯科、扭秧歌这类的舞蹈动作是以腰部的扭摆为轴心、带动上下肢的关节、肌肉群有规则、有节奏的运动，既锻炼了肢体组织，又能有效地防治骨质疏松，骨关节炎与肌肉萎缩等病变，还能增强内脏器官的功能，对提高生命活力，具有极佳的效果。而交谊舞的运动效果则与步行和散步的效果差不多，有人为此进行过专门的测试，结果表明跳上一个小时的华尔兹（中速）相当于步行两千米的效果。可见，跳舞的确有着体育锻炼的效果。

跳舞虽然是一种很好的娱乐活动，但是在开展时也应意一些卫生方面的问题：跳舞的场地要宽敞，通风要保持良好，避免场地过于狭窄，造成人员过于拥挤，空气污浊，有损于人体健康。其次跳舞应掌握好时间，时间不要过长，中间应适当地间歇，更不要终日沉迷于舞场而荒废时间，影响身心健康。

陈木珠：特别爱好旅游

纽约州立大学的心理学家布鲁克·甘普说："目前还弄不清为什么旅游度假能够延长人的寿命。可能是暂时避开了压力，也可能是度假给出外的人带来了有助于恢复元气的滋补剂。"

在福建长乐市吴航街道洋锦社区。有一位名叫陈木珠的百岁老人，她有五男二女，个个事业有成，子孙里外 60 多人，可谓"五代同堂"。

　　说到陈木珠老人的生活起居，五儿媳说老人最爱旅游。每年的大节日元旦、春节、五一、国庆等，子孙们都陪老人出游一次。考虑老人岁数大，一般出游舍远求近。前几年也去了厦门、大金湖等，近几年都选择福州及长乐本地游。虽然这些地方不知走了多少遍了，她还是喜欢去。今年旧历六月初三是老人的百岁生日，一大早儿孙们就忙着办寿宴的事，但老人说要先去旅游，然后回来办。那天，老人逛博物馆、南山公园、人民会堂，最后还再次拐到长山湖游览一番，才乐滋滋地回来欢庆百岁宴。

　　旅游，自古以来就是人们崇尚的养生之道。当人们投身于大自然，深山密林，江河湖海，溪泉潭瀑，田园花草，呼吸到大自然的新鲜空气时，不禁耳目为之一新，神情为之一爽。经常去空气清新的地方游玩，既可预防疾病，保持身体健康，又能对某些疾病起到良好的康复治疗作用。在远足跋山涉水之中，不仅观赏了大自然的奇妙风景，领略了美好的环境，同时也活动了身体筋骨关节，锻炼了旅行者的体魄，使气血流通，利关节而养筋骨，畅神志而益五脏。

　　科研人员对 12338 名 35 至 57 岁的男性进行了研究。这些接受研究的男性，在初期都没有心脏病的迹象，他们的体重、血压和胆固醇都不在危险的水平上，只是后来这些因素转变成为心脏病的危险因素。研究结果表明，与那些从来不去旅游度假的人相比，每年外出度假的人在未来 9 年中死去的危险性可减少 21%，死于冠心病的危险性可减少 32%。

　　旅游，不仅是年轻人的专利，也是老年人所喜爱的活动项目。但是老人外出旅游要因人而异，不能过度劳累，否则适得其反。那么，老人旅游应该注意什么？

　　1.出游前应做一次健康体检，全面掌握自己的身体状况。

　　2.老人旅游一定要劳逸结合，一天安排的活动不宜过多，不能"疲劳游"。中午应小歇，最好不打乱平时的作息时间。

　　3.外出时除携带常备药品外，还要带上平时吃的药（包括保健药），并需按时按量服用。

　　4.老人旅游可参加老人旅游团旅游，也可老年人结伴游、同家人一起游，但最好不要一两个老人单独旅游，这样，发生意外不利于互救，也不太安全。

郎静山：拿照相机就是我的生活

《摄影养生歌》中唱道："摄影与生活，息息密相关。旅游去观光，回归无遗憾。如意得佳作，精彩好画面。诗情兼画意，相看久不厌。难以用言表，成功喜悦感。心里觉宽慰，自信能增添。奋斗定目标，潜心多钻研。相机身上背，自得心怡然。东奔又西颠，运动身体健。摄影利养生，光影永爱恋。"

郎静山，浙江兰溪人，1892年生于江苏淮阴，从14岁起即喜爱摄影。此后九十余年来相机就没离过手。他曾说："拿照相机就是我的生活。""相机比太太还重要"。"我做集锦照片，是希望以最写实、最传真的摄影工具，融合我国固有画理，以一种'善'意的理念，实用的价值，创造出具有'美的作品'。"

郎静山百岁华诞之日，寿翁在海峡两岸繁衍的"五代百门"小辈们都在为他祝寿。上海电视台专业摄制组特地到郎老的长子郎毓祥的新居摄像祝贺。台北、美国、香港和四川音乐学院、美国摄影学会、英国皇家摄影学会的会长和世界摄影名人都要出席。历史博物馆还要展出郎老80年来的作品、奖状，连郎老的古董相机也在展出之列！郎老从事于"集锦摄影"艺术、必须亲自在暗房中进行，别人不能代替。而暗房工作需要比一般人更好的视力，进行取材、构图、曝光、接合、重叠……制作出移花接木、天衣无缝、集芙蓉以为裳的佳作。郎老有一幅题为"九九叟郎静山集锦三山仙子婀娜娟娟"的仙鹤长卷，是老人将在日本摄得的数卷千姿百态的丹顶鹤照相底片中选出27只鹤集锦而成。

在台北有很多人请教郎老的"长寿之道"。郎老说："我是在为摄影创造的和谐、秀逸、潇洒、超尘的美境中长寿。"

摄影是一项非常有趣味的文化娱乐和休闲活动，随着物质生活水平的不断提高，摄影这门艺术越来越受到人们的钟爱，每逢节假日外出，随身携带一台相机，把美好的瞬间留作永恒，的确是令人回味无穷。它既可使日常生活富有情趣，又能使人的情操得以陶冶。摄影活动能调节情绪，促进身心健康，延缓衰老，预防和治疗某些疾病。故摄影活动具有综合的养生效应，主要表现在以下几方面。

1.摄影有强体的作用。大凡爱好摄影创作之人，总是热爱运动之人，毕竟总不能坐在家中"闭门造车"，只有经常地接触大自然，进行社会实践，去仔细地观察和快速地追踪，才能迅速、准确地捕捉到那美妙的瞬间。因此，摄影者往往要腿勤、眼勤、脑勤，有时为拍摄湖光山色的奇丽风光，需要他们或涉足于崇山峻岭之间，或遨游于江河湖泊之中；有时为抢拍人物、动物活动和植物生长的美妙镜头，需要他们奔走于闹市街头人流之中，或静候于动植物旁"守株待兔"，捕捉最佳时刻。总之，摄影者四肢勤于运动，五官时刻保持警觉，大脑和精神常处于十分敏锐的状态，能获得良好的保健作用和长寿效应。

2.摄影有健脑的作用。摄影创作的过程就是不断选择的过程，每个摄影对象都可能对摄影者的大脑产生激活作用，每一个选择都是摄影者高层次的思维结果。摄影对象的激活作用可促进摄影者的思维运动，有利于脑内血液循环，有利于防止细胞的萎缩，有利于保持思维的活力。

3.摄影有怡情的作用。摄影创作是追求美的艺术，很多艺术照片是生活真实和艺术真实的融合，人们在向往美、追求美的过程中从事摄影创作，其审美心理和审美情趣等精神活动，对于活跃作者的大脑，美化作者的心灵，陶冶作者的性情都具有积极的作用。同时，摄影创作是沟通亲人、朋友之间心灵的桥梁，通过创作可加深相互间的理解和交流，融洽人际关系。

郭景通：宠物做良伴，老人乐悠悠

北京师范大学心理学院最近完成了历时两年的"宠物与人类身心健康关系"的调查。他们的研究结果显示：宠物对老人的身心健康有积极的影响。

享年110岁的郭景通老人，生前居住在西城区柳荫街西口袋胡同23号院内。在北京市开展的"世纪老人"评选活动中，他曾获得了"青春永驻"的光荣称号。这位出生于1891年、跨越了3个世纪的老寿星，身体健康，说话时底气十足，腰不驼、背不弯。

郭景通老人性格开朗豁达，对生活充满爱心，平时特别喜欢养小狗。他养的小京巴特别通人性，不仅给老人的生活增添了乐趣，摆脱了老年人常有的寂寞，也丰富了他的生活情趣。

人到老年，生活圈日渐缩小，听自己倾诉内心情感的人也日益减少，致使孤独感常与老人相伴。孤独何以使老人生活质量下降并多病早衰呢？医学研究证实：孤独者下丘脑活动增强，有害物质分泌增加，可影响血压、心跳和情绪，降低机体免疫力，使人多病体衰。可见改变老人的孤独状态，对提高他们的生活质量和身心健康有重要意义。

如何解决老年人的寂寞问题呢？很重要的一条就是要培养多方面的生活兴趣，这是丰富老年人精神生活，养生长寿的一个重要方面。郭景通老人通过养宠物巴儿狗的方式，来排遣寂寞，有着一定的启示意义。

一个毛茸茸的小家伙和您朝夕相伴，逗您开心，心满意足地接受您给它准备的食物，耐心地听您唠叨心事，还能带动您每天规律地运动，结交更多的新朋友……宠物狗带来的益处已经被科学证明。

宠物狗是善解人意、充满智慧的小精灵，它们与人类之间的感情纯真而美好。老人与宠物为伴，只要选择适合自己的品种，注意科学的驯养方式，调整好健康的心态，晚年生活一定会因为它们而更加精彩。

但老人也不要过于依赖伴侣动物。老年人的晚年生活应该是丰富多彩的，宠物的主人不应因养宠物而忽视了和他人的交流，也不应把自己全部的精力和情感都放在宠物身上。此外，宠物狗的寿命通常只有十几年，像其他任何美好的事物一样，拥有它，就难免有失去的时候。在不幸发生时，老人应以积极乐观的心态平静面对。针对这种情况，国外经常推荐一个方法，就是在宠物年老多病时再养一只，这样当离别的时刻到来时，新来的伴侣动物可以抚慰主人受伤的心灵。

赵庞氏：花草做朋友，相看两不忧

伟大作家老舍先生谈到养花时说："我可得感谢它们。我工作的时候，总是写一会儿就到院子里去看看，浇浇这棵，搬搬那盆，然后回到屋里再写一会儿，然后再出去，如此循环，让脑力劳动和体力劳动得到适当的调节。有益身心，胜于吃药。"

老寿星赵庞氏老人，虽已年过百岁，精神却一点儿都不老，老人说自己长寿的秘诀就是"养花弄草"。

赵老寿星生前居住在自己的女儿家里，老人女儿家的生活条件很好，对老人的要求则是有求必应。由于老人喜欢养花，女儿家里就到处摆放着各种花草盆栽，家里还养了一对鹦鹉和几缸金鱼。走进老人女儿家就仿佛走进了花鸟鱼展厅。

　　老人自己的房间宽敞整洁、阳光充足，10多平方米的房间里花香鸟语意趣盎然。看着自己亲手侍弄的花花草草，老人喜上眉梢，用一口浓重的山东口音跟记者讲起了她的"花鸟鱼情结"。

　　老人年轻的时候就非常喜欢侍弄花草，可那时她要照顾一家老小的生活起居，根本没有空闲养花。现在，可以在家享清福了，老人才又摆弄起了自己喜欢的花草。老人说："现在我有时间了，家里条件也好了，我喜欢什么样的花就让女儿陪我去买，我们家离花鸟鱼市场不远，而且我身体还很好，别看我裹了小脚，走路去花鸟鱼市场一点儿都没问题。"

　　养花有利于老年人的身心健康。现代医学和生活实践都证明，老人养花不仅是闲情逸致，还是一种益康、益智、益寿的行为。"乐花者寿"，即指养花人容易获得高寿，其奥秘在于以下几方面。

　　1.养花是"心理调节器"。花卉绚丽多彩、馥郁馨香，加上长势富有生气，对人能起到调节心理平衡的作用。如果身心疲惫、情绪欠佳或办事无序，不妨到庭院赏花弄草，自然会怡然自得、情绪舒畅。

　　2.养花是"大脑保健剂"。养花可兴奋大脑神经，使大脑血管经常性地处于舒展活跃状态。天竺葵对人体有镇静、消除疲劳和安眠的作用；熏衣草香对神经性心跳和气喘病有一定的疗效。家养多种花卉，集色香于庭院或居室内，使人神经松弛、心情愉快、神志安静，使人大脑细胞得到良好的锻炼保养。

　　3.养花是"空气清新机"。鲜花还可净化空气。许多花木能分泌大量的杀菌素，杀死环境中的有害细菌、真菌等病原物。如丁香、银杏、石榴等能够吸收空气中的二氧化硫、氟化氢等毒气。现代研究表明，吊兰在新陈代谢过程中能把致癌物甲醛转化成像糖或氨基酸那样的天然物质，变为自己的养料，同时还能分解苯（隐含于油漆、塑料制品中）和"吞噬"香烟中的尼古丁。

　　4.养花是"家居小药房"。奇花异草有康复身心的功能，又可入药治病。例如，山茶花、凤仙花、杜鹃花、鸡冠花可用于治疗慢性出血；芍药花、石榴花、凌霄花可用于活血化瘀；山栀花、郁金香和白茉莉等可用于治疗情绪不乐、抑郁寡欢的病人。

　　老年人在家种几盆花，既是一种轻度劳动，也是一种爱好，对身体有一定的好处。但卧室内花卉不宜过多，否则对身体健康不利。一般以 2-3 盆为宜。此外，有些花卉因其能够散发浓郁香味，使人感到不适，也不宜在室内栽培。如月季花、百合花、夜来香等。

魏培番：养鸟怡情无限好

养鸟人说："一人养鸟，青春不老，一家养鸟，百事都好。""养得鸟中鸟，留住春外春。"

在商丘市，每天早晨或傍晚，在市区人们都可以见到不少老人提着鸟笼在遛鸟，你要是一打听，十有八九他们都是商丘市爱鸟养鸟协会的会员。

据该协会会长谢仁宽介绍，协会成立于 2002 年，共有 140 余名会员。会员们都是铁杆"鸟迷"，有的竟养了五六笼鸟。他们"以鸟会友"，队伍越来越壮大，会员中有离、退休的干部，有农民，有商人，虽然身份不一样，但大家都很团结，用他们的话说："养鸟的见了养鸟的特别亲。"

近百岁的协会会员魏培番老人提起爱鸟养鸟协会，感激之情溢于言表。他说，前些天他因为一点小事几天没去遛鸟，大家以为他病了，纷纷到他家探望。魏培番老人说："会员们的关爱之情，使我深受感动！"

协会副会长杜茂松说："现在正在提倡构建和谐商丘，我们爱鸟养鸟协会的会员不但要从自身做起，还要带动身边的其他人，为构建和谐商丘尽最大的努力。"

养鸟在中国已经有 2000 余年的历史了，它成了人们特别是老人陶冶情操的好方式。

养鸟可以使人得到精神上的愉悦和享受。在家庭养的观赏鸟中，论鸣声，有的高亢激昂，有的清灵流畅，有的甜润婉转，有的缠绵悠扬。论羽色，有的艳丽无比，有的纯净如洗。有的能边飞边舞，有的能表演技艺，有的则善学人语……小鸟使返归自然的潜意识得以实现，也消除了生活中的单调感和烦躁感。

养鸟可以陶冶情操，增进身心健康。从事脑力劳动的人，在伏案攻读、埋头写作、苦思冥想之后，走到鸟笼旁耳听、眼看、手动，无疑是最好的休息和娱乐。从事体力劳动的人在紧张劳作之后，坐在鸟笼前小憩片刻，会使你心旷神怡，倦意全消。对老弱孤寡者来说，以鸟为伴，可以排除孤独感。许多老年人喜欢养鸟，每天清早手提鸟笼，来到路边的花坛，放下鸟笼，一边欣赏美丽的鲜花，呼吸着清新的空气，一边谈天说地，倾听着各种鸟儿的歌唱，真是难得的享受！老人每天提鸟笼散步，对两手、双臂、下肢以至全身，都是很好的运动，能促进全身的血液循环，使新陈代谢加快，恢复和增强老人的心肺功能，祛病延年。

在认识到养鸟好处的同时，也应懂得养鸟可能带来的危害。鸟本身是某些病菌和病毒生长繁殖的温床，如鹦鹉的粪便中含有的一些病源微生物污染空气，被人吸入后会引起"鹦鹉热"和肺炎。鸟脱落的羽毛、绒毛则可能使某些人发生过敏反应。有一种黄夜莺常常使饲养者发生哮喘病。此外，有的鸟类带有鸟型结核杆菌，可能使人患上肺结核病。鸽子的呼吸道及唾液中常常含有隐球菌，这些细菌病毒如果进入人体呼吸道，就可能引起肺炎、肺脓肿及气管炎，甚至发生中枢神经系统的病变。

要预防养鸟可能导致的"养鸟病"，首先要将鸟笼挂在室外通风良好的地方，并保持鸟笼的清洁卫生，鸟粪要及时清除；每次玩鸟逗鸟的时间不宜太长；患病者暂时不要喂鸟和逗鸟。

陈允秀：对钓鱼上了瘾

陈君礼在《钓鱼乐》中所说：垂钓湖畔心悠然，嫩柳丝丝挂我肩；鸟语声声悦我耳，春风微微拂我脸；湖光水影收眼底，愁情杂念抛天边；渔竿拉成弯弓形，上钓鲫鱼活鲜鲜；村人笑笑问我言："为啥一钓就半天？""钓来锦绣不老春，钓来幸福益寿年！"

陈允秀老人住海门市开发区利北村四十组，从70岁起，老人就迷上了钓鱼，这一钓就是30年，这个爱好丰富了老人的生活，也让老人多了一份闲适心情。

据老人的儿媳施建萍说，30年前，老人见孙子在门前的河里钓鱼，不知怎么就喜欢上了，也要去"试试身手"。见老人兴致勃勃，家人给她找来了小矮凳，准备了渔具，穿上了鱼饵，老人像模像样地钓了起来，不一会儿，还真钓上来一条，虽然只是一条小得不够猫吃一口的鱼，可老人那开心劲，像打了个大胜仗，"咯咯咯"地笑个不停。

自此之后，老人对钓鱼就上了瘾，没事就搬个小矮凳，坐在门前的小河边一钓就是老半天。渐渐地，老人也摸到了些门道，钓的鱼也渐渐多了起来。有一天，家人有事出去了，老人又到小河边钓起鱼来。中午孩子们回来后，老人得意地展示了她的辉煌战果——10多条大小不一的鱼，一家人美美地享受了一顿鲜美的鱼宴。

垂钓是一项有益身心健康的娱乐体育活动。椐古籍记载，我国早在周代就有"姜太公钓鱼——愿者上钩"之美谈。它是调节人体内在平衡的良方，治疗慢性病的"妙药"。我国明朝医学家李时珍从医疗学角度阐明，垂钓有解除"心脾燥热"的疗效。

现代医学证明，垂钓对老年人的养生健身至少有以下几点好处。

一是自然而然的健体活动。钓鱼出发前整理钓具，制作钓饵，准备野餐食物；继之，天不明起床，身背钓具，或步行，或骑车，有的甚至跋山涉水；垂钓过程中不断地抛竿投食，或蹲，或站，或坐，经常改变姿势，使全身各部位的机能得到充分的锻炼。这些锻炼是在钓鱼的兴趣诱惑下，不知不觉自然而然的活动，这是其他下意识体育运所不能相比的。

二是宁静致使人心旷神怡。钓鱼不仅需要环境安静，尤其需要心情平静。在青山绿水，薄雾朦朦之中，抛竿投竿于湖塘池沟，眼睛紧盯着浮漂的动静，此时你必会自然而然地排除杂念，精神高度集中，什么人间的烦恼，生活中的不如意，统统忘之脑后，达到静心怡神，陶冶情操和磨炼意志之功效。

三是发自内心找回长久的快乐。若你初始垂钓幸得一条大鱼、小鱼，会令你兴奋的手舞足蹈，这种乐趣会在你脑海中经久不忘，每当提起总要津津乐道、眉飞色舞。

四是空气清新健脑益智。钓鱼是一种离开空气浑浊的城市而回归大自然的野外活动，垂钓之处水浪翻花、草木葱茏、散发出氧气、负离子、杀菌素和芳香的物质吸入这清新的空气，有益大脑健康，增强记忆力。

五是风、花、蝶、鸟诱人耳聪目明。河道池塘水库垂钓，视野开阔，既可看到那身边的流水，天空翔鸟、左右山景、水中印影、野花丛蝶飞等美景，又可聆听那哗哗水声、呼呼风声、婉转鸟声、沥沥雨声，等等，此皆可调节视听，使人耳聪目明。

俗话说：善钓者谋趣，不善钓者谋鱼。以一颗平常心去垂钓，才能悟出其中的乐趣，达到怡神养心的目的。那如何保持平常心呢？

一忌"躁"。持竿垂钓多时，鱼就是不咬钩，切莫急躁，要冷静下来，进入"放松入静、恬淡虚无、安闲清静"的状态。

二忌"贪"。垂钓是一项保健活动，垂钓和其他活动一样，要有度，过分贪钓会因小失大。

三忌"攀"。有人比钓具，看谁的竿、轮、钩是进口的名牌，价格贵；有人比钓鱼收获，看谁钓的鱼大，谁钓的鱼多，谁钓的鱼好。相互攀比不足取，通过垂钓达到怡心养性，有份好心情足够了。

陈葵：编织是一种养生、休息的方法

《中老年保健》2007年第7期曾写道："编织既是一种工艺劳动，又是养生保健的一剂'良药'；既能获得成果，又能健脑益智。"

陈葵，1898年4月19日生，广东省三水市东平镇碧湖村人。现住在广州市海幢街毓华东14号退休的大儿子邓汉家 (1999年资料)。

老人现在生活上基本能自理，虽然腿脚没有以前那样灵巧，但每天仍坚持步行，牙齿还没有掉光，听力有点下降，但说话还是十分清楚。

老人1945年来到广州后，一直在市第一染织厂工作至退休。平时，她很喜欢编织一些毛衣、围巾等纺织品，她的儿子补充说，即使她退休回家后，也没有停过，一有空她就编织，款式花样很多，很受人称赞，有时也送给别人。后来有了孙儿女，曾孙儿女，也织些小玩具给他们作为奖励，老人织的东西很美观，而且很精致。

很多人都不知道这样一个故事：英国前首相丘吉尔，尽管在炮火连天的第二次世界大战时期任职，日理万机且环境险恶，仍活了91岁才含笑告别人间。丘吉尔何以如此长寿？当然离不开他乐观、坚毅、兴趣广泛、善于劳逸结合的养生之道。然而，令人感兴趣的是，这位首相还会编织毛衣，当德国军队对伦敦狂轰滥炸时，却能见到他悠然自得编织毛衣的情景。据丘吉尔说，这是一种自创的养生、休息方法。

祖国传统医学表明，人体的十二经中有六条起止于两手的十指端。在编织操作中，手部活动最多的是拇指、食指和中指，分别有手太阴肺经、手阳明大肠经、手厥阴心包经。另外，十指端还有奇穴——十宣穴。在编织时，手持毛线、毛衣针等不停地进行穿拉、缠绕，就会刺激手部各穴位，间接的起到疏通经络、活血化瘀的功效。

现代科学研究证实，编织养生法在某种程度上来说，是一种促进心理健康的有效方法。编织的过程是凝神、养性和健脑益智的过程。编织者为了设计新样式，先向有经验的师傅、编织书刊学习，然后聚精会神地琢磨、构思、绘样，好像练气功、打太极拳一样。编织的本身也要求编织者专心致志、心静手动、动静结合。每次编织时，会让编织者在不自觉中将那些因患病而产生的急躁、失望情绪全都忘光。长期从事编织活动，还会使编织者养成精神高度集中、耐心细致的好习惯，许多时候还能达到万虑皆息独存一念的境地。凝神静思、排除杂念的过程就是思想过滤净化的过程。这个过程能够充分调节人的心理，消除紧张、焦虑的情绪，使人恢复平和。

其次，编织操作程序需调动双侧大脑和小脑运动中枢神经系统共同协调、指挥上肢肌肉，带动手指，达到准确无误的要求。编织时手脑并用，两只手的手指及臂肘所有关节、肌肉都参与了运动，促进了局部血液循环和新陈代谢，既增强了上肢关节的功能，又调节了大脑神经功能，手指的运动对脑细胞、神经系统形成良好的刺激，有助于延缓大脑的衰老。

通过实践表明，编织养生法对神经衰弱、精神抑郁症、寂寞孤闷、心情烦躁不安、高血压等慢性疾病均有一定的辅助疗效。

胡家芝：剪纸剪出健康

《剪纸养生歌》中唱道："开剪亦开心，生活添欢笑。艺海任遨游，细琢与精雕。剪纸能收藏，借鉴可仿效。动手又动脑，陶情抗衰老。装点生活美，装点心情好。闲愁尽消散，精神换新貌。生活多惬意，自信又自豪。养生求长寿，剪纸是良药。老有为而乐，美丽是夕照。"

在江苏省南京市曾有一位百岁的民间艺术家，她叫胡家芝，1897年2月23日生于浙江省桐庐县，2012年2月23日去逝。胡老寿星晚年身体健康，耳不聋，眼不花，头脑清醒，思维敏捷，生活完全自理。自己洗衣服，自己做早餐。

桐庐，是有名的刺绣和剪纸的故乡。胡老寿星从小上过私塾，女子学校，并对剪纸艺术有浓厚的兴趣，加上她聪慧好学手又巧，很快就学会了剪纸。她剪的作品，构图生动，形象丰满，栩栩如生，剪法细腻，灵活多样。1995年，她在南京省美术馆举办了"剪纸艺术展览"，展出的有窗花、壁花、顶棚花、灯彩、十二生肖及近十年创作的"万象更新"、"美满民间"等一批精品，还有20多种双喜字等，其构思、形象、布局、剪法各具特色，其艺术功力令人惊叹。

剪纸在胡老看来，是一项综合性的艺术创作。剪纸时，她全神贯注，折叠有巧，手中的宝剪随构图的意念而动，随心创意.尽情翻新，剪剪成形，剪剪传神，她心情好，精神愉悦，作品也有神韵。剪纸，成了她的享受，成了她的精神寄托。胡老寿星的一生，就是这样生活在快活之中，她从来不生气，她的身心当然健康。

剪纸是一种民间传统工艺品。早在汉、唐时代，民间妇女即有使用金银箔和彩帛剪成方胜、花鸟贴上鬓角为饰的风尚。后来逐步发展，在节日中，用色纸剪成各种花草、动物或人物故事，贴在窗户上、门楣上作为装饰，也有作为礼品装饰或刺绣花样之用的。

在剪纸艺术创作中能够对中老年人的艺术兴趣、需要、主动性有良好的培养作用。此外，通过剪纸能够增加老年人动脑、动手的机会，从而间接的起到养生保健之功效。

首先，剪纸能够培养老年人动手的能力。剪纸活动主要是发展老年人的动手能力。瑞典科学家研究表明，当手活动时，脑血流量约比手不动时增加10%。但在手指做复杂、精巧的动作如弹奏钢琴时，脑血流量就会增加35%以上。脑血流量相对增加了，也就有利于思维的敏捷。我们要健脑，就要学会"动手"。这里强调两点：一是左右手同时锻炼，二是持之以恒。

其次，剪纸能够培养老年人动脑的能力。用手剪纸时是离不开大脑支配的。大脑是人的指挥部，不但人的一言一行均由脑来指挥，而且人的所有器官的健康状况也与脑的健康直接相关。人体的大脑功能是不用则废，勤用则健。现代医学的研究发现，脑子动得越多，人体思维越敏捷，人也不容易衰老。那些未老先衰者，往往是思想懒惰的人。

最后，剪纸能够培培养老年人的兴趣爱好。医学专家认为，人到老年以后，发展和培养一种新兴趣，可以增加老人的心理弹性，调适各种心理障碍，驱除各种寂寞、孤独和惆怅。因为，寂寞孤独，会给人带来精神上的空虚和痛苦，从而影响到中枢神经系统的正常功能，使神经—体液的调节失去平衡，免疫系统的防御机能下降，随着机体内在"防线"的崩溃，病邪的入侵也就有了可乘之机。培养兴趣爱好，这对于过去没有爱好的老年人来说，就显得更加重要。

曹晓初：电子游戏玩不厌

日本东北大学神经学教授川岛隆太表示："游戏可让阿尔茨海默病发病率降低，这在痴呆研究历史上具有里程碑式的意义。"

家住江西省南昌市井冈山大道 729 号的曹晓初老人，曾是当地有名的老寿星。在她 103 岁时，依然精神矍铄，而且特别喜欢玩电子游戏，且水平之高与熟练，令人十分惊叹。

曹晓初老人有一种让左邻右合与亲戚叹服的"本领"，就是擅长玩电子游戏，她为了玩电子游戏，这些年前后敲坏了几个游戏机操作键盘。

很多人都喜欢玩"电游"（电子游戏），理由没有什么神秘的，就是游戏可以提供乐趣或是某种程度上的教育。本应是年轻人喜爱的游戏机却成为银发老人的"宠儿"，是因为这类游戏机以益智游戏为主，从简单的算术、拼图到脑筋急转弯都有，越快完成所有题目，表示脑部年龄愈接近壮年。

日本是世界上人口老龄化速度最快的国家之一，日本老人越来越重视对自己进行脑力训练，这也成为长寿的一个秘诀。诸如各种有助于脑部训练的电子产品曾风靡一时。由于效果显著，加上日本老年人健康意识越来越强，这种以成人为对象，旨在防止头脑老化、阿尔茨海默病的游戏一上市就受到了退休老人的喜爱。

诺丁汉大学游戏研究教授马克·格里菲斯曾在《英国医学杂志》上发表的论文表示，玩电子游戏可以转移病人的痛楚，并且还可以被用来进行物理治疗或者来帮助提高病人的体力，加快康复的进度。这些游戏可以令病人集中精力，而转移潜在的不适，这就不像传统的治疗方法，传统的治疗方法往往是依靠被动的行为和四肢的痛苦操纵。此外，游戏还可以减轻老人精神上的压力，当游戏取胜过关时，能舒缓老人的情绪，可以使老人有一个愉悦的心情。作为一种让人放松的工具，电子游戏非常有效。

虽然脑部训练可以延缓阿尔茨海默病的发病，但却不能最终阻止这种病的发生。因为迄今为止，阿尔茨海默病的发病机理并没有被完全证实。另外，专家也警告，迷上游戏机，忽略身体其他部分的活动，对老人的健康可能会带来反效果。想要预防老年痴呆症的发生，还是要改善饮食习惯，要有好的睡眠质量，控制血压和胆固醇，禁止过量饮酒抽烟，多走路，多动脑，多参与社区活动。

高永生：桥牌，时尚大脑健美操

欧洲有谚语说得好："要想结交美丽的姑娘，就得学跳舞；要想结识名流

显贵，必须打桥牌。"如今，桥牌早已大众化，与象棋、围棋一起并称为"世界三大智力运动"。

江苏省东海县的西柳村的高永生老人既是一位年高103岁的老寿星，也是一位桥牌高手。老人个头不高，腰板挺直，性格乐观，说笑起来声如铜钟，看起来要比他的实际年龄小一二十岁的样子。

高老身体结实，手脚都闲不住，又是个农活的行家里手，所以家里农活忙时，他见缺人手就也跟着干。儿孙们担心老人劳累，多次劝阻都不能使老人"安分"起来。后来小孙子就拉他学打桥牌，真的让老人入了迷。由此打桥牌成了老人的一大爱好，几乎每天都打。有时跟孙儿们打，也有时与村里人打。打桥牌的爱好占去了老人不少的时间，也为他增加了很多乐趣。老人玩桥牌赢了不自满，输了不生气。但对搞小动作的行为不高兴。他说："人要行得正，坐得直，不要算计别人。"

桥牌对于现代人来说并不陌生，国家领导人邓小平、万里、阿沛·阿旺晋美等就是它的爱好者。桥牌之所以能够吸引众多爱好者，从健身角度讲，是因为它素有"大脑健美操"之称。

学打桥牌与喝咖啡的感觉差不多，是一个先苦后甜的过程，一旦你学会了打桥牌，想不上瘾都难！那么打桥牌究竟有什么吸引力呢？

从科学角度来讲，桥牌中包含许多方面的知识。首先，打牌过程中要不断地计算每种花色的牌，这就需要运用不超过13的简单加减法；其次，你要分辨怎样打牌成功机会大，这要用到数学中的概率计算；最后，你还要假设那些看不见的牌有各种各样的分配可能，并制定出相应的对策，这就是逻辑学的内容；另外，有时你还要给敌方制造假象，或是破敌方的计策，这又用到心理学；如果要想成为一名高级牌手，那涉及的科学知识就多了。因此，被桥牌那高贵气质吸引入门的牌友，最初心中难免会忧虑重重。

不过，只要跨过这个门槛，桥牌培养出的多方面良好素质，如搭档间的默契合作，相互理解等，就让牌友们信心大增，抖擞精神开始作战。

无论桥牌运动有多少优点，更吸引人的地方还在于它自身的趣味性。52张牌变化无穷，可以让人们尽情地运用自己的智慧，而智力的发挥要以体力来保证，这恰恰弥补了桥牌这项看似静态运动的不足。

由于桥牌对器械、设施的要求很低，所以很容易普及。从个人的角度来讲，桥牌是朋友间相互联系的媒介，即所谓以牌会友；从团体角度来说，桥牌也可以成为社会各界间联络的一种纽带。每当看到朋友们在叫牌时表现出的睿智机敏，在搏击中用到的斗智斗勇，在胜利时脸上挂着的喜悦与欢欣，无不体现了桥牌世界的精彩绝伦，这种欢乐与幸福，真的只有牌中人才会知晓。

我想对还徘徊在桥牌门外的朋友们说，如果你觉得自己聪明伶俐，就应该去学桥牌；如果你不愿让自己的大脑迟钝，你应该去学桥牌；如果你想寻找一种高雅的娱乐方式，最佳选择就是桥牌。而当你真正学会了桥牌以后，你将被它那无穷的奥妙吸引，初始的动机就全不见了。

范秀英：打麻将是最大爱好

《养生寻乐歌》曰："老牌算番，讲智讲谋，心定神注，乐以忘忧。机关算尽，推知未来，精气神足，不会痴呆。新牌算台，对倒却胡，不费脑筋，立见赢输。固我友谊，健脑健身，扬国粹，复我青春。一天八圈，不可无眠，做好运动，福寿绵延。"

享年115岁的范秀英，祖籍安徽合肥，家住重庆市南坪街道七一村。生于1892年4月11日，卒于2008年3月30日，在世时为中国及世界最年长者。

晚年，满头银发的范婆婆脸色红润，脚上还穿了一双绣花的大红色休闲布鞋。说起自己的最大爱好，老人道："我最喜欢打麻将！"老人很快从上衣口袋里掏出一大把折叠整齐的一角零钞。张庆平赶紧解释道："婆婆打一角的小麻将，每天1块钱封顶。"范婆婆笑呵呵地应和说："对头，对头，每天输赢最多

1块钱。"

范婆婆不喜欢看电视，但每天下午1点到5点准时打麻将。76岁的张奶奶称，范婆婆打麻将时思维清晰、出牌快，还经常赢她们的钱。

打麻将竟然能和长寿联系在一起，这是许多人没有想到的。打麻将的确是一种益智性娱乐活动，它一方面可联络朋友，一方面可找点寄托，打麻将就等于是运动，只要老年人能够适当参与，不要沉迷于它，对健康长寿是有好处的。

1.打麻将可以消除老年人的孤独感。人到老年，生活圈日渐缩小，听自己倾诉内心情感的人也日益减少，致使孤独感常与老人相伴。孤独既影响老人的生活质量，又增加患病的可能。而打麻将将可以使老年人情感有所寄托，在说说笑笑中不知觉度过快乐时光。

2.打麻将有利于防治阿尔茨海默病的发生。香港仁济医院与岭南大学合作的一项研究结果颇受人们欢迎。他们发现，打麻将可以治疗阿尔茨海默病。研究者将100名阿尔茨海默病患者分成两组，第一组人每星期打4次麻将，每次打4圈；而另外一组每星期只打两次麻将。5个月后，研究者对患者的思考及记忆能力进行了测试。他们发现，较长时间打麻将的那组患者，思考力、记忆力和反应速度，远胜过一周只打两次麻将的那组人。

3.打麻将可以延缓老花眼的发生。中医认为，人的手指上有6条经络的起止点，其中3条与眼部直接相关，他们分别是起于小指内侧的手少阴心经、起于小指外侧的手少阳小肠经和起于四指的手少阳三焦经。这几条经络沟通表里、联络脏腑、运行气血。通过手指的活动，会对这些经络的穴位产生按摩刺激功效，不仅可以达到眼保健的目的，对眼病的治疗也有辅助作用。经常活动手指，通过刺激血管、神经，能间接到起到保护眼睛的作用。

但需要提醒的是，老年人打麻将要选择适当的时间，更要控制时间的长短。刚吃过午饭和晚饭后，立即坐下来打麻将，会直接影响人的肠胃消化功能，对身体健康不利。老年人全身各系统器官的功能都有不同程度的蜕变，长时间全神贯注地坐着打麻将，影响全身的血液循环，尤其影响下肢血液回流，甚至会形成静脉血栓。

另外，如果老人打麻将的时间过长，精神一直处于高度兴奋状态，有时会因为输赢而激动过度导致中风。老年人特别是有高血压等病史的老人应该选择适合自己的娱乐方式，切不可长时间打麻将，或进行其他容易引起大脑强烈兴奋的活动。

谢侠逊：嗜棋如命

南宋诗人楼钥在《棋会》一诗中云："琴弈相寻诗间作，笑谈终日有余欢。"

《弈棋养生歌》中说："弈棋有乐趣，变化称神奇。锻炼脑思维，培养注意力。""棋弈利养生，棋枰祛暮气。调适在心态，舒心又惬意。防止痴呆症，健脑能强体。"

享年104岁老寿星谢侠逊是浙江平阳县人。从小就从父学棋，读书之余，嗜棋如命。1934年他参加在沙面举行的中、英、美、德、奥五国"银龙杯"国际象棋赛，以胜18局、和1局、负1局夺得冠军。可以说谢老寿星的一生，是象棋活动的一生，是中国近代象棋史上一个重要侧面。

谢老寿星驰骋棋坛90多年，编著棋书29本，在90多岁还写成30万字的《象棋指要》。在他102岁高龄时，上海市老年医院的专家给他会诊，发现他的心肺功能属于基本正常，左、右手握力都是9千克，视力甚佳，看书不用戴眼镜，记忆力也很好。

1981年，他听说全国棋类联赛在温州举行，兴奋不已，以93岁高龄执意赴会。在会上，谢侠逊见到新中国第一代象棋冠军杨官璘，第三代冠军柳大华，感到象棋事业后继有人，心里十分高兴。他还与温州棋坛老将沈志弈举行公开表演，一时传为佳话。

我国棋类有很多，如围棋、象棋、军棋，雅俗共赏，变化万千，趣味无穷。弈棋之时，精神专一，意守棋局，杂念皆消，神情有弛有张。古人就有"善弈者长寿"之说，弈棋不仅是紧张激烈的智力竞赛，更是有利身心、延年益寿的娱乐活动。

下棋不但是紧张激烈的智力竞赛，更是有利于身心健康，延年益寿的文体娱乐活动。总而言之，经常下棋对老年人有以下 4 个好处。

1.有精神寄托。老年人，尤其是离退休后的老人，时间大多充裕，下棋则可成为一种有益的娱乐项目。邀上几位志气相投的棋友，饮茶品茗，横车跃马，或黑白互围，你来我往，杀他个天翻地覆，是何等有趣。

2.可养身怡性。不少老年人患有慢性病，如高血压、心脏病、肺病等，不宜进行激烈的体育活动，往往需要安心静养，或动静结合，以利身体的恢复，而下棋只需一桌数凳，闲时开合，气平心静，谋定而动，成竹在胸，谈笑之间分出高下，性情从中得以陶冶。

3.能健脑防衰。对弈是一种充满乐趣的有意义的脑力游戏。棋盘之上，虽然只有寥寥数子，却是韵味无穷。两军对垒，是智力的角逐，行兵布阵，是思维的较量。老年人经常下棋，能锻炼思维、保持智力、防止脑细胞的衰老。

4.使身心愉快。离退休后的老人，也难免会感到孤独寂寞。外出走走，与棋友会会，也是一种有益的社交活动。如此，可增进友谊、加强往来、消除孤寂感，使身心舒畅。

下棋本意在于娱乐，而不在胜负，不必斤斤计较。如果为了一盘的胜负，争论不休两不相让，斤斤计较，情绪时起时伏，可促使老人血压升高，诱发心绞痛、心肌梗死、脑血管意外等严重疾患。所以，决不要为一子争执不让。

另外，不要过度疲劳，或是久坐下棋。有的老人下棋常常废寝忘食，处于极度疲劳、睡眠不足的状态，很容易诱发神经衰弱，还可导致消化不良，胃肠道紊乱及大便燥结。

王青云：喜欢洋娃娃玩具

《健康时报》曾着重报道："老年人的好奇心特别重，玩具可以满足他们的精神需要；一些老人生活孤独，如果能培养起喜爱玩具的兴趣，会给生活增加许多调味剂，对患有轻度老年痴呆症的老人，不仅可以提高生活的质量，还可以促进健康而延年益寿。"

2007年10月13日，家住四川省成都市武侯祠大街交通厅设计院宿舍的王青云一家喜气洋洋，因为今天是王青云老人103岁寿辰！王奶奶家五代50多人相聚一堂，为老寿星大摆寿宴。一家人热闹异常。王奶奶则在亲人们的簇拥下，端坐在客厅的沙发上，头戴红色的帽子，脖上还围着一条鲜艳的围巾。

"看嘛，我的洋娃娃又被祖祖拿到她房间里了！"正当大家开心说笑的时候，王奶奶的曾孙女、10岁的刘可人淘气的声音让大家吃了一惊。原来，103岁高龄的老寿星还有一可爱的小"秘密"——喜欢洋娃娃玩具。"祖祖经常把我的玩具拿到她的房间去。"刘可人说，每次发现祖祖拿走了她的娃娃后，她就会趁祖祖睡觉的时候，悄悄把玩具拿回来。不过让她苦恼的是，不久之后她发现自己的玩具又"飞"到了祖祖的房间。这样"一来一往"，两个年龄相差近100岁的老少顽童经常在家里上演抢洋娃娃的开心游戏。不过，这次可人没有把洋娃娃拿走，因为她知道，今天是祖祖的生日。

我们都知道给孩子买玩具，因为玩具能提高他们的认知能力。可是，您也许不知道，玩具对老人也有同样的作用。

专家说，随着年龄的增长，人体机能逐渐退化，反应也会越来越迟钝。再加上老年人退休后用脑机会减少，注意力和认知能力会进一步下降。延缓大脑衰老，除了要保持良好的生活习惯和适度锻炼外，手脑并用是最有效的方法，而玩玩具恰能做到这一点。医学专家研究发现，50岁以前开始玩成人益智玩具的人患阿尔茨海默病的发病率大大少于不玩益智玩具的人，而且，一些轻度阿尔茨海默病患者玩成人益智玩具，可以减缓甚至阻止病情的发展，少数人还有一定程度的智力恢复。

现在儿童玩具很多，老年玩具却几乎等于零。提起玩具，很多人只想到孩子，从没想到老年人。虽然没有适合老年人的玩具，但到儿童玩具堆里来淘"玩具"的老人也不少。许多老人对跳棋、风筝、星际保龄球、草丛迷宫之类的准玩具很感兴趣；声控音乐鸟、长毛绒考拉、电动黑猩猩这些儿童玩具正悄悄地被一些老年人视为排遣寂寞的宝贝。

为老人选购玩具时得注意以下两点。

1.玩具的难度要适中，以老人经过两三天努力能够学会为宜。太简单了，老人觉得没兴趣，起不到锻炼大脑的作用；太难了，老人学起来太费劲，反而弄巧成拙，让老人产生挫败感，不利于他们的心理健康。

2.给老人买玩具要考虑他们的心理接受问题。事先最好和老人沟通一下，说明自己的想法。最好的方法是买一件老少皆宜的玩具，像简单的拼图或手工制作的航模等，让孩子和爷爷奶奶一起玩。这样祖孙同乐，老人在不知不觉中锻炼了大脑。

李李氏：聊天使生活充满阳光

著名心理学家默里说："人类至少有20种心理需要，通过聊天可以满足其中部分心理需要，使精神愉悦。与同龄人聊天，忆往昔，说说当年的情谊、当年胜利的喜悦与成功的激动；与青少年聊天，'早上八九点钟的太阳'朝气蓬勃，能感染中老年人，年轻的心理自会不期而至；与异性朋友聊天，男性的阳刚之气，女性的温柔之美，对中老年人的心理都能起到'滋补'作用。"

104 岁的百岁老人李李氏，住山东省青岛市市北区。老人生有一双女儿，老伴 30 多岁早逝，养家糊口的重担落在了老人的肩上。那时，她一个人既要起早贪黑做工挣钱，还要养育未成年的孩子。生活的艰辛练就了不畏困难、辛勤劳作的性格。后来，老人的女儿有了孩子，她主动帮着带小孩，等孙辈有了孩子，她还能缝做孩子穿的衣服和鞋子。

老人非常喜欢聊天。她的聊性浓，聊资多，聊劲足。许多生活中的忧愁、烦恼统统痛痛快快地"一说了之"，不再为疙疙瘩瘩而牵肠挂肚。每当女儿与孙辈闹意见，她总是在女儿和孙辈之间调解撮合。和家人聊，她感受亲情；和邻居聊，她感受温暖；和晚辈聊，她感受童心。聊天谈得高兴，谈得舒心，谈得无忧无虑，生活中充满了阳光、鲜花和笑脸。

过去住拥挤狭小的旧房，现在住明亮宽敞的套房，老人感觉十分满足和无限幸福。老人正满怀喜悦翘首期待着"双喜临门"：一是她的家族又将添人丁，那时将五世同堂；二是老人将迎来 101 岁寿辰。

人到老年，大多赋闲在家，帮助照看孙辈。但是当儿孙上班、上学后，家里只剩下老人，长期如此，老人的失落感、自卑感和孤独感就会滋长。科学研究发现，聊天是促进老年人心理健康的一味良药。通过聊天，对中老年人有以下益处。

1.推迟大脑的衰老。聊天可以交流思想，使人思考，从而推迟大脑的衰老。英国作家萧伯纳说："如果你有一种思想，我有一种思想，彼此交换之后，我们每个人都会有两种思想，甚至两种思想之外的思想。"老年人通过聊天，既可以从中获取信息，拓宽知识面，还可以使自己的心理产生一种奇妙的满足感。同时，老年人通过闲谈还可以锻炼脑子，使之在与别人的沟通中，保持活力，增进思维的敏捷。这也符合"用进废退"的科学道理。

2.聊天可以消除忧愁，解除烦闷。俗语说，"人生不如意事常八九"。当自己遇到不愉快的事情时，不要独自生闷气，此时可以找人聊聊天，侃侃"海阔天空"，倾诉"肺腑之言"，通过聊天使自己的不良心境转移，从而摆脱愤怒、忧愁、烦闷和委屈等情绪，这对老年人的健康十分重要。

3.聊天可以使人广交朋友，消除晚年的孤独感。美国心理学家罗杰斯说："生活就好像在一个水桶之中，我们在里面敲打桶壁，希望有人会听见我们的声音而有所回应。"当你与人交谈而听到对方回应时，顿时内心会觉得十分踏实。与人接触，既可以与中老年人接触，也可以和儿童逗乐，使自己的生活丰富多彩，充实愉快，从而减少孤独感。

老年人走家串户，寻朋访友，少不了走路、登楼梯，这样既可活动四肢，放松筋骨，达到强健身体的目的，又能在海阔天空的闲话家常中解除精神疲劳，一举两得，何乐而不为呢?

斯特·马丁：乐此不疲地工作

宋美龄说过："工作是半个生命，越忙越有精神。人要年轻，要健康，就要积极工作。反之，懒散是生命之敌，一懒生百病。要使生命之树常青，只有不断地工作，防止智力衰退，保持身心健康。"

曾经，一位英国最年老的工人为了庆祝自己的一百岁生日，给自己放了一天假，而平时他一直在工作。这位老人名叫布斯特·马丁，曾是伦敦南部一家公司的技工，在97岁的时候他曾尝试让自己退休，但最后发现自己无法面对无聊生活。

他说："我重新回来工作是因为我喜欢保持活跃的状态。无聊是人类一个致命的杀手。"

布斯特·马丁在孤儿院长大，14岁时他第一次结了婚。他参加过英国精锐部队的近卫步兵，并参与了第二次世界大战，之后又转到了海军。

现在他一直住在伦敦的南部，在那里他向现代科技做出妥协的唯一象征是一台电视机。"在我的一生中从来没有电话——它们太讨厌了。"他说，"当你很安静地坐在家里时，它们就开始响了。"同时，他对出国旅游也不感兴趣。

每天工作太辛苦，早点退休，然后过着养花种草的悠闲生活是我们多数现代人向往拥有的晚年生活。但是现在科学家却研究证明：过早退休不利于人健康长寿，多工作、晚退休的人更长寿。

据美国《波士顿邮报》报道，美国科学家对3500名自愿者进行跟踪调查26年后发现，排除社会经济地位等因素，55岁之前退休的人比60岁和65岁才退休的人的平均寿命要短，而60岁和65岁才退休的人的平均寿命则基本一致。发表于《英国医学杂志》网点的一份报告也称，晚退休的人比早退休的人更长寿。研究者在对美国壳牌石油公司的退休员工进行调查后发现如下一组数据：55岁退休者平均年龄为72岁；60岁退休者平均年龄为76岁；65岁退休者平均年龄为80岁。

对于这个研究结论，科学家解释，导致早退休的人短寿的直接原因是疾病。科学家说："从整体上看，55岁退休的人更容易在以后的晚年生活中受到疾病的困扰，抵御疾病的能力要差。"人们处于工作状态时，精神上有追求，每天有事做，作息时间有规律，身体各部分运转正常。一旦停止工作，往往变得茫然若失，无所适从，有的人身体很快垮了下来。

正常地、适度的紧张工作，是保持健康的一剂良药(退休后专心致志于某项业余爱好也可称之为工作)。适度紧张的工作和学习，能够使人保持豁达、快乐的心情，可使体内分泌更多的益于健康的激素，这种激素能增强机体的免疫力，有效地预防各种疾病；工作还能排除人的孤独感和忧愁感，工作使人与现实生活之间架起了桥梁，使人们能与社会广泛接触，参加集体活动，得到友谊和温暖，这对身心健康非常有利。

所以，适度紧张工作有利于健康，而过度劳累则有损于健康。我们应该在快节奏的紧张工作与生活中，注意劳逸结合，注意保健之法和养生之道，这样才能够在紧张的工作中既提高工作效率，又能预防疾病的产生。

晏济元：园艺劳动陶冶情操，有利健康

我国民间流传着许多民谚，诸如"养花乃雅事，清心而增寿"，"养花种草不急不恼；有动有静，不生杂病。"

晏济元，生于 1901 年，四川内江人氏，现居重庆。中国美术家协会会员、重庆国画院名誉院长、曾任重庆美术家协会副主席、重庆国画院副院长等职。晏老自幼从父读书，习字学画，与张大千为总角之交，情同手足，多次和张大千联合办展，饮誉中外，大千先生曾赞誉其画"作家士气兼到"。1997 年至 2001 年晏济元先生先后在香港、上海、汕头、顺德、深圳展出，均大获成功。晏老品格高尚，为人豁达谦逊，虽 108 岁高龄，仍身心两健，作画写字，治印不减当年，对艺术孜孜以求，欲达最高境界！

当谈到晏老怎样获得百岁高寿时，他总是笑嘻嘻地告诉人们说："我虽然108 岁了，但我根本不在乎年龄，在精神上总感觉自己还年轻。"他平易近人，从来不做居高临下状，有时还不乏幽默。他业余生活丰富多彩。每天早起后，少不了要去他自办的屋顶花园，拔弄他精心栽培的竹、兰、松、柏，不是浇水，就是施肥，或是拔草，忙得不亦乐乎。每到星期天，他都要乘公共汽车去花市逛一逛，碰到有中意的花草，总要购买一两盆回家扩充他的屋顶花园。这一爱好，多年来风雨无阻。问他为何有这么大的雅兴，他说园艺活动一方面可以陶冶情操，有利健康，另一方面在于给写生、画画提供素材，真是一举两得，何乐而不为呢？

从事园艺活动有助于减轻精神压力和忧郁，可以降低血压、促进血液循环以及保护关节等，并称之为"园艺疗法"。

的确，园艺劳动是一项有益于身心健康的活动。例如，种植、浇水、锄草等劳动，不仅能增加身体活动量，运动四肢筋骨关节，而且可调节人的情绪，给精神上带来某种寄托和安慰。大量的观察及研究发现，园艺劳动对神经官能症、高血压、心脏病等患者具有很好的辅助治疗作用，尤其是上述病人在病情相对稳定后适当地进行园艺劳动，有利于改善神经系统、心血管系统功能，起到增强心脏功能、降低血压、稳定情绪及消除失眠等效果。

一些老年孤独症患者，在参加了园艺劳动后，生活增添了乐趣，其寂寞和孤独感也会减少许多。有研究还证实：经常从事园艺劳动能使人骨骼坚固，特别是对年过50岁，面对缺钙威胁的妇女来说，种花、锄草等确能起到延缓和制止钙质过快丢失的作用。

此外，爱种花草的人还很少患癌症。由于花草树木生长的地方空气清新、负氧离子浓度较高，人经常在此环境中，大脑和肌肉都会得到充足的氧气，对人体的新陈代谢有益。同时，当人们投入自然的怀抱，一边种植培土，一边浇水、观赏，沉醉其中时，就会把不愉快之事尽抛脑后，精神得到松弛。这就为调节人体神经系统功能、提高机体免疫力和防癌提供了有利条件。

如今，"园艺疗法"在西方国家较为盛行。据粗略统计，仅美国就有已配备园艺治疗设备和专业人员的医院近300家，其中一些医院是专为有心理障碍病人准备的。这种新颖疗法值得借鉴和推广。

费桐藻："老来俏"

《北京社会报》曾经报道说：让老年人的生活增添一点情趣，增添一点色彩，是永葆他们心理活力的"青春宝典"。

有专家在《社会周刊》上撰文说：老年人适宜的修饰和美容，会给自身带来青春的活力，潇洒大方的仪容常使老年人感到年轻。这种"我还年轻"的心理状态对身体健康是十分有益的。

　　几年前，时值 106 多岁的费桐藻是武汉市武昌区福利院年龄最长，也是最有名的老人了。连她自己都不记得上过多少回报纸、多少次电视了。每次在电视上看见自己，或护理员读报念到关于自己的消息时，她都会骄傲地问旁人："你看见我上电视没？""你看见我上报没？"所以对于我们的突然造访，老人没有一丝的恐慌和反感。倒是老人家得体的语言、爽朗的笑声，让我们感受到悠悠岁月赋予老人深厚的人生底蕴。

　　有次，有记者去采访她，费老寿星穿着大红的衣服，十个指甲都涂上了鲜艳的红色指甲油，格外漂亮。护理人员说，费婆婆很爱美，福利院给老人买衣服时她都会要红色的，袜子也要红色的，有时还要穿皮鞋。有一次，福利院作为示范福利院迎接众人的参观，护理人员为她涂了一次红色的指甲油，老人觉得漂亮极了，从此经常要求为她涂指甲油，有时还要涂点口红。老人自己也很爱美，经常照照镜子，打扮一下自己。

　　费老寿星看电视也喜欢看画面优美的，乐意看戏曲，看歌舞，看当时热播的《还珠格格》之类的古装电视剧。

　　爱美之心，人皆有之。人们往往习惯于按照生命的发展阶段来看待美，总认为代表新生命力的婴儿是美的，活泼可爱的儿童是美的，朝气蓬勃的青年人是美的，大有作为的中年人是美的。但是，自到壮年以后，美就悄悄地与你告别了，人到老年，还谈什么美呢!

　　其实，老年人也像青年人一样爱美。不要误认为美容修饰是年轻人的事，人老了只要吃饱穿暖就行了。其实，老年人追求美、讲究美，有利于身心健康。因为适当的淡妆可以弥补自己的不足之处，加之服装追求新款式和整洁漂亮的色彩，能给老人的生命带来活力，从而产生一种自我感觉：我并不老，还年轻。这种心情更有利于健康长寿。

　　国外学者曾对 60-80 岁衣着讲究的老年人作过调查，发现 90% 以上的人比他们的实际年龄要年轻得多，有的看上去甚至要比实际年龄小 20 岁以上。心理学家们也认为，老年人恰当而适宜地修饰与美容会带来青春的活力，经过打扮而显得大方潇洒、有风度。庄重、高雅、富有时代感的服饰对容颜恰到好处的修饰，是美的享受，能使老年人感到自己还年轻。这种"我还年轻"的心理有利于消除衰老感、无用感，这对身心健康、延年益寿十分有利。毕竟，人在心情愉快时，机体可通过调节分泌某些激素、酶等生化物质，使其血液流畅，神经细胞的兴奋状态以及脏器功能和机体的代谢处于最佳状态，从而有利于整个身心的稳定和平衡。同时，免疫系统功能也会增强，这样就加强了防病、抗病、抗衰老的能力，从而有助于自己的健康长寿。

由此可见，"老来俏"，是一种健康的心理，若俏得适度，还是别有风韵和魅力的。